现代医学实验仪器及应用

苏 州 大 学 出 版 社

图书在版编目(CIP)数据

现代医学实验仪器及应用/诸葛洪祥主编. —苏州：苏州大学出版社，2005.9
ISBN 7-81090-554-6

Ⅰ.现… Ⅱ.诸… Ⅲ.医疗器械-基本知识 Ⅳ.TH77

中国版本图书馆 CIP 数据核字(2005)第 107686 号

现代医学实验仪器及应用
诸葛洪祥 主编
责任编辑 肖丽娟

苏州大学出版社出版发行
(地址：苏州市干将东路 200 号 邮编：215021)
丹阳教育印刷厂印装
(地址：丹阳市西门外 邮编：212300)

开本 787mm×1 092mm 1/16 印张 16 字数 394 千
2005 年 9 月第 1 版 2005 年 9 月第 1 次印刷
ISBN 7-81090-554-6/TH · 8(课) 定价：35.00 元

苏州大学版图书若有印装错误，本社负责调换
苏州大学出版社营销部 电话：0512-67258835

编 委 名 单

前　言

现代医学实验仪器是用于医学实验和医学科研的一类大型、复杂的智能化仪器。本教材以机械、电子技术、光学及计算机等学科为基础，以医学院校医疗、教学和科研常用的大型、复杂的新型仪器及相关设备为重点，系统地介绍了医学实验仪器的原理、结构、性能和应用范围。全书共六章，根据医学教学和科研的实践，分别介绍了医学实验室净化、生物安全及冷暖设备、形态学实验仪器、纯化分离仪器、普通分析仪器和现代分析仪器。

随着相关学科的发展，生物医学相关产业成为全球发展最快的高技术之一，如20世纪70年代以来创建的DNA技术和杂交瘤技术、动物转基因技术、离子通道记录技术以及近几年相继发展起来的基因组学、蛋白质组学、生物信息学、组合化学和生物芯片等技术。国际间人才竞争日趋激烈，培养开拓型的创新医学人才越来越显得重要。新型的医学人才除了具有扎实的医学基础和专业知识及获取信息的能力外，还要较系统地了解和掌握先进的医学实验仪器的原理和应用，为医学科研设计和科学研究奠定扎实的基础。

《现代医学实验仪器及应用》是把医学实验室净化设备、生物安全设备及冷暖设备等医学研究综合仪器与纯化分析仪、普通和现代分析仪器系统地结合在一起的专业教材。本书内容丰富、技术性强、涉及领域广，既可作为医药专业、生物技术和生物制药专业的本科生和研究生教材，也可作为教师和科研人员的参考用书。该书的编写分工如下：第一章由诸葛洪祥、诸葛纯一编写；第二章由诸葛洪祥、张介寿、薛智谋、詹春芳编写；第三章由诸葛洪祥、周洪福、许菊、王玉芳、王佳编写；第四章由周霞、姜旭淦、金东华、陈盛霞编写；第五章由张梦寒、姜旭淦、陈盛霞、金东华、许菊、石永兵编写；第六章由诸葛洪祥、张梦寒、宋军、蒋星红编写。

在编写本教材过程中，编者翻译了大量实验室引进的新型仪器说明书，参阅了有关书籍和文献，尽可能使用新实验仪器型号，但由于水平有限、编写时间仓促、搜集资料不够充分，难免存在遗漏或错误之处，恳请广大读者不吝赐教。

编　者

2005年3月

目 录

第一章 概论

一、医学实验仪器设备与医学研究的关系 …………………… (1)
二、医学实验仪器及设备的特点 …………………… (1)
三、医学实验仪器的分类 …………………… (2)
四、医学实验仪器的主要性能指标 …………………… (2)
五、传感器在医学实验仪器中的应用 …………………… (5)

第二章 实验室净化、生物安全及冷暖设备

第一节 正压净化实验柜及实验室 …………………… (11)
一、空气净化的基本概念与知识 …………………… (11)
二、空气净化的基本方法 …………………… (13)
三、医学科研设施中的暖通设计 …………………… (15)
四、医用大型诊治机室内环境要求 …………………… (16)
五、医院内几种生物洁净病房 …………………… (17)
第二节 负压生物安全柜及实验室 …………………… (18)
一、标准 …………………… (18)
二、隔离方式 …………………… (19)
三、生物安全柜 …………………… (19)
第三节 独立通气笼盒(IVC) …………………… (22)
一、主机 …………………… (22)
二、独立通气笼盒的标准化操作规范 …………………… (25)
第四节 冷暖设备 …………………… (36)
一、电热设备 …………………… (36)
二、高压灭菌设备 …………………… (40)
三、制冷设备 …………………… (41)

第三章 形态学实验仪器

第一节 显微镜 …………………… (43)
一、概述 …………………… (43)
二、显微镜的构造 …………………… (46)
三、显微镜的调节 …………………… (50)
四、几类显微镜的应用简介 …………………… (52)
五、原子力显微镜 …………………… (67)

第二节　切片机 …………………………………………………………………………………… (69)
一、超薄切片机 ……………………………………………………………………………… (69)
二、冷冻切片机 ……………………………………………………………………………… (70)
第三节　图像分析仪 …………………………………………………………………………… (71)
一、J-WSW 微生物图像处理系统 …………………………………………………………… (71)
二、捷达-501 病理图像分析系统 …………………………………………………………… (71)
三、SYNGENE——全自动凝胶成像分析系统 ……………………………………………… (74)
四、复日 FR-980 生物电泳图像分析系统…………………………………………………… (76)

第四章　纯化分离仪器

第一节　离心机 ………………………………………………………………………………… (77)
一、离心机原理 ……………………………………………………………………………… (77)
二、离心机分类 ……………………………………………………………………………… (78)
三、离心机的结构 …………………………………………………………………………… (79)
四、离心方法概述 …………………………………………………………………………… (84)
五、离心机的使用与保养 …………………………………………………………………… (87)
第二节　色谱柱层析概述 ……………………………………………………………………… (92)
一、吸附柱色谱法 …………………………………………………………………………… (92)
二、分配柱色谱 ……………………………………………………………………………… (95)
三、柱色谱操作方法 ………………………………………………………………………… (96)
四、柱色谱分离法的应用 …………………………………………………………………… (96)
第三节　亲和纯化 ……………………………………………………………………………… (96)
一、概述 ……………………………………………………………………………………… (96)
二、操作 ……………………………………………………………………………………… (97)
三、影响亲和作用的因素 …………………………………………………………………… (98)
第四节　电泳仪………………………………………………………………………………… (100)
一、概述………………………………………………………………………………………… (100)
二、电泳基本原理……………………………………………………………………………… (101)
三、常用电泳方法简介………………………………………………………………………… (103)
四、电泳仪……………………………………………………………………………………… (105)
五、电泳的操作………………………………………………………………………………… (109)

第五章　普通分析仪器

第一节　酶标仪………………………………………………………………………………… (111)
一、概述………………………………………………………………………………………… (111)
二、μ-Quant 型酶标仪的工作原理 ………………………………………………………… (111)
三、μ-Quant 型酶标仪的结构 ……………………………………………………………… (113)
四、系统分析软件……………………………………………………………………………… (113)
五、在医学研究中的应用……………………………………………………………………… (114)

六、注意事项……………………………………………………………………………………(115)
第二节 PCR仪及其应用 ……………………………………………………………………(115)
一、概述……………………………………………………………………………………(115)
二、PCR的技术原理 ………………………………………………………………………(116)
三、PCR仪的操作 …………………………………………………………………………(117)
四、PCR技术的发展 ………………………………………………………………………(119)
五、荧光定量PCR技术 ……………………………………………………………………(122)
六、PCR技术在医学上的应用 ……………………………………………………………(124)
第三节 流式细胞仪…………………………………………………………………………(125)
一、概述……………………………………………………………………………………(125)
二、基本结构………………………………………………………………………………(126)
三、工作原理………………………………………………………………………………(127)
四、商品仪器介绍…………………………………………………………………………(130)
五、流式细胞仪在各学科中的应用………………………………………………………(131)
第四节 紫外-可见光分光光度计 …………………………………………………………(132)
一、概述……………………………………………………………………………………(132)
二、基本原理………………………………………………………………………………(134)
三、紫外-可见光分光光度计的主要组成部分 ……………………………………………(136)
四、分光光度计的校正……………………………………………………………………(141)
五、常见的紫外-可见光分光光度计 ………………………………………………………(142)
六、紫外-可见光分光光度计的发展动向及应用 …………………………………………(148)
第五节 红外分光光度计……………………………………………………………………(151)
一、概述……………………………………………………………………………………(151)
二、基本原理………………………………………………………………………………(152)
三、常见的红外分光光度计………………………………………………………………(154)
四、傅里叶变换红外分光光度计(FTIR) …………………………………………………(160)
五、红外分光光度计的安装与性能指标…………………………………………………(167)
六、红外吸收光谱应用简介………………………………………………………………(169)
七、制样……………………………………………………………………………………(169)
第六节 荧光分光光度计……………………………………………………………………(170)
一、概述……………………………………………………………………………………(170)
二、荧光分析的基本原理…………………………………………………………………(171)
三、荧光分光光度计………………………………………………………………………(172)
四、荧光仪器的应用和荧光分析新技术简介……………………………………………(178)
第七节 色谱仪………………………………………………………………………………(179)
一、色谱法概述……………………………………………………………………………(179)
二、气相色谱仪……………………………………………………………………………(182)
三、高效液相色谱仪………………………………………………………………………(191)

第六章　现代分析仪器

第一节　质谱仪…………………………………………………………（200）
一、概述…………………………………………………………（200）
二、基本原理……………………………………………………（201）
三、离子检测器和质谱…………………………………………（206）
四、质谱仪的应用………………………………………………（208）
第二节　X射线晶体衍射仪……………………………………………（209）
一、概述…………………………………………………………（209）
二、晶体的X射线衍射原理……………………………………（210）
三、衍射图………………………………………………………（214）
第三节　磁共振波谱仪………………………………………………（218）
一、概述…………………………………………………………（218）
二、磁共振的基本原理…………………………………………（218）
三、磁共振波谱仪………………………………………………（223）
四、MR在生物医学中的应用……………………………………（225）
第四节　基因芯片技术………………………………………………（226）
一、概述…………………………………………………………（226）
二、基因芯片的制备……………………………………………（227）
三、靶基因样品的制备和杂交检测……………………………（229）
四、基因芯片设计和杂交图像分析……………………………（230）
五、传统检测方法与基因芯片检测方法比较…………………（231）
六、基因芯片的应用……………………………………………（231）
七、基因芯片的研究和发展趋势………………………………（232）
第五节　电生理仪器…………………………………………………（233）
一、电生理仪使用注意事项……………………………………（233）
二、普通电生理仪………………………………………………（234）
三、膜片钳技术…………………………………………………（238）

主要参考文献……………………………………………………（245）

第一章　概　论

一、医学实验仪器设备与医学研究的关系

医学实验仪器是用于医学科学研究的实验仪器，其相关设备包括正、负压实验室，净化室及超净工作台，生物安全实验室，生物安全柜，冷暖设备，形态研究实验仪器，普通分析仪器，特殊分析仪器和现代分析仪器。

医学实验分析仪器是指用以测定某物质的存在、化学组成、分子结构及某些物理特性的定性研究，并且给出定量结果的一类仪器。随着新型材料的广泛应用，制造工艺不断创新和计算机技术迅速发展，光机电一体化使得仪器多功能和高度自动化已成为可能。在人类认识物质的组成、结构分布状态、物质特性，揭示生命规律，诊断和治疗疾病的过程中，医学实验仪器发挥了重要的作用。

医学实验研究经历了从整体水平到器官、组织、细胞和亚细胞水平的研究，再到微观研究，从人类基因结构和功能研究到原子力水平研究的过程。相关学科发展和多功能高精度新型仪器的不断推出，使生物医学得以长足地发展。进行现代病原生物学、分子生物学和分子免疫学等学科研究必须要求对各类医学实验仪器的原理和应用有较全面的了解和掌握。

二、医学实验仪器及设备的特点

医学实验仪器绝大多数属精密仪器，其科学技术含量高，并大量使用新材料制造，原理涉及物理学、物理化学、电化学、生物物理学、结构分析、电子技术、材料学、计算机技术等多个领域，是多学科技术相互渗透的产物。医学实验仪器在结构上有以下特点：

(1) 技术先进，涉及领域广：医学实验仪器紧跟各相关学科前沿，涉及电子、机械、光学、计算机、材料、生物化学等多门学科，是一种多学科技术相互渗透、完美结合的产物。

(2) 结构复杂：医学仪器大多是集光、机、电于一体的仪器，使用的器件种类繁多，尤其是仪器自动化程度愈高和仪器愈小型化，仪器各种功能就愈强大，仪器结构也就更紧凑和更加复杂。

(3) 灵敏度高：分析仪器的灵敏度都在1/100万，甚至达到1/10亿，较化学分析的灵敏度高很多，因而特别适用于超纯物质中杂质含量的测定和环境监测中微量成分的分析。

(4) 选择性好：分析仪器的选择性比化学分析的好得多，所以分析仪器可同时进行多组分的测定，虽然部分分析仪器每次只能测定一种组分，但调整到适当条件后，其他组分的干扰通常都可避免，故用分析仪器检测复杂组分试样就更方便了。

(5) 速度快：现代分析仪器中广泛采用高科技、新技术和计算机技术，实现了分析操作自

动化、结果自动记录、数据自动处理。分析仪器的一机多用、多机联用的发展，使分析仪器的测试速度愈来愈快，分析的范围也愈来愈宽，试样经预处理后直接上机分析，仅需数十秒至数分钟便可得出分析结果。而一些分析仪器如色谱仪、原子发射光谱仪和极谱仪等，可一次测定多种样品。分析测试的自动化，可在很短的时间内批量分析同种样品。

(6) 适应性强，用途广：分析仪器种类繁多，分析测试的方法各不相同，故分析仪器的适应性很强。不但可以用于结构状态、空间分布、微观分布等有关特征的分析，还可进行微区分析、遥测分析等；不仅可以进行定性分析，还可以进行定量分析。由于分析仪器灵敏度很高，所需试样量极少，有时仅需数微克，甚至可对样品进行无损伤分析，这对于活体组织、考古分析、产品仿制都有重要的意义。因而分析仪器在各领域都得到了广泛的应用。

三、医学实验仪器的分类

医学实验仪器种类多、工作原理广泛，以致这类仪器的分类变得非常复杂。传统的分类是以仪器的工作原理进行分类的。如电化学式分析仪、热学式分析仪、磁学式分析仪、光学式分析仪、射线式分析仪、色谱分析仪、电光学和离子光分析仪、物性测定仪和其他分析仪 9 大类。

医学实验仪器涉及医学学科分类、医学实验方法、物理学和化学原理等非常广泛的领域，应尽可能使分类合理，有利于教学、科研和管理。随着科学技术发展日臻完善，仪器分类也将日趋完善。结合本教材涉及的医学实验仪器和设备，将医学实验仪器分为以下几类：

(1) 医学实验室净化、生物安全及冷暖设备：正压净化实验室和超净工作台，负压生物安全实验室及生物安全柜，独立通气笼盒，医学实验用冷暖设备等。

(2) 形态实验仪器：光学显微镜、特种显微镜、电子显微镜、扫描隧道显微镜、原子力显微镜；切片机；显微图像分析仪等。

(3) 纯化分离仪器：普通离心机、冷冻高速离心机、超速离心机；层析设备、离子交换层析、凝胶层析；亲和纯化设备；电泳仪及凝胶图像分析仪等。

(4) 普通分析仪器：酶标仪、PCR 仪、流式细胞仪、紫外可见光分光光度计、红外分光光度计、荧光分光光度计、色谱仪等。

(5) 现代分析仪器：质谱仪、X 射线单晶体衍射仪、磁共振波谱仪、基因芯片扫描仪、电生理仪器等。

四、医学实验仪器的主要性能指标

分析仪器作为测量仪器，其性能指标主要是衡量仪器的分析和测试能力，如精度、分辨率、灵敏度、检测极限、选择性、响应时间、线性范围、稳定性、重复性等。

（一）精度

精度是判断分析仪器性能的重要指标，通常用误差来表示。误差愈小，说明仪器精度愈高；反之亦然。

表示误差大小的量有两种：一是绝对误差，是说明仪器指示值偏差真实值大小的程度，即指示值有规律偏离真实值的程度，又称为准确度。常用准确度衡量仪器系统误差的大小，数值愈小，系统误差愈小；二是相对误差，用仪器绝对误差的平均值与量程范围之比的百分数来表示，即：

$$Q=\pm\frac{\Delta N}{\Delta D}\times 100\% \tag{1.1}$$

式中，ΔN 表示平均误差，ΔD 表示量程范围，“±”表示测量结果可大于或小于真实值，但不能超过 ΔN。

在仪器指标中常用“精度等级”来表示仪器的误差，“精度等级”代表的误差是指在规定的使用条件下，用该仪器测定的最大误差。其意义是式(1.1)中去掉百分号和“±”即可。通常把仪器表的精度等级由高到低分为1.0、1.5、2.0、2.5、4.0、5.0、6.0、10.0、15.0、20.0 10级。在仪器精度等级前加上“±”和“%”，即构成仪器的基本误差，如精度等级为1.0的仪器，精度为1.0%；精度为2.5%的仪器，其精度等级为2.5。

（二）分辨率

分辨率又称鉴别率或分辨本领，是仪器区分特性相近成分的能力。分辨率愈高，说明仪器将几种性能相比的成分区分开的能力愈强；反之亦然。

不同的分析仪器，分辨率的表现形式也不尽相同。对于显微镜，分辨率是指显微镜分辨被检物体的微细结构的能力，与显微镜分辨距离成反比；分光系统的分辨率是指分光元件分辨相邻两谱的能力。由于质谱仪是区分物质的质量数，故其分辨率是指区别样品质量数的能力。总而言之，分辨率这个概念较复杂，对于不同的仪器，分辨率有不同的含义，但其基本概念是一致的。

（三）灵敏度

灵敏度是指分析仪器在稳定条件下对被测量物微小变化的响应，也即仪器的输出量与输入量之比。灵敏度等于分析仪器的指示值增量与被测量增量之比，用下式表示：

$$S=\frac{\Delta y}{\Delta x} \tag{1.2}$$

式中，Δy 表示输出增量，Δx 表示输入增量，此式只能反映特性是线性的情况，若反映特性是非线性的，则式(1.2)应写成导数形式：

$$S=\frac{\mathrm{d}y}{\mathrm{d}x} \tag{1.3}$$

它是仪器在稳态下输出与输入特性曲线上各点的斜率。

由于各种仪器作用机制不同，灵敏度的计算式和量纲也不同。如用气相色谱仪测试气体样品，若使用浓度型检测器所得灵敏度单位是 $\mathrm{mV\cdot mL\cdot mL^{-1}}$；而使用质量型检测所得灵敏度单位是 $\mathrm{mL\cdot s\cdot g^{-1}}$。

对于一台仪器，其灵敏度在测量不同含量、不同对象时是不相同的。因此，要比较仪器的灵敏度，必须给定一定条件，如某一量程范围的平均值、满量程的平均值、某一具体浓度或含量、测量某一对象的值等。

显然，灵敏度值愈高，仪器就愈灵敏。

（四）检测极限

检测极限指仪器能确切检测的最小物质含量，又称检出极限或最小检测量。检测极限也是一个衡量分析仪器性能优劣的重要指标，它比灵敏度更具明确的意义，它考虑到了噪声影响，并明确地指出了测定的可靠性。

一台仪器的检测极限与仪器自身的噪声水平关系极大，这是因为检测系统和电子线路都有一定的噪声。噪声在灵敏度较高时将被如实地放大，噪声太大时，测量信号将被放大的噪声淹没而不能被确切地辨认。因此检测极限就受到噪声信号的限制，用公式表示为：

$$d=\frac{nN}{S} \tag{1.4}$$

式中，N 表示噪声水平，n 为安全系数，S 表示仪器的灵敏度，d 为检测极限。噪声水平 N 一般由实测得到，为了保险起见，将实测的噪声水平放大若干倍，n 值一般取 1～5，如在气相色谱中取 $n=2$。

由式(1.4)可见，在提高仪器灵敏度 S 的同时，可最大限度地抑制噪声，这是改善检测极限的有效途径。如果单纯提高仪器的灵敏度，则噪声也会成比例增大，那么提高灵敏度对降低检测极限将毫无意义。

由于同一台仪器对不同物质的灵敏度不同，所以对不同物质的检测极限也就不同，在比较仪器性能时，需用相同的样品进行测量。

（五）选择性

选择性主要是对单组分分析仪器而言的，它表示分析仪器区分待分析组分与非待分析组分的能力，并用选择性系数表示该能力的大小。选择性系数定义为取得相等的输出信号时非待分析组分的含量变化 ΔC_m 与待分析组分的含量变化 ΔC 之比，用公式表示为：

$$K=\frac{\Delta C_m}{\Delta C} \tag{1.5}$$

式中，K 为选择性系数，ΔC_m 为非待分析组分变化量，ΔC 为待分析组分变化量。

（六）响应时间

响应时间是衡量仪器动态特性的一个参数，它反映了被测样品参数发生变化后仪器的输出信号能否及时、准确地跟随被测信号参数的变化而变化。响应时间有两种表示法：

(1) 被测信号发生变化后，仪器响应达到最后值的 63%时所需的时间，即时间常数 T。如样品突然从 20%变到 30%，则响应时间是指从开始变化起到指示值到达时所经历的时间：

$$20\%+(30-20)\%\times 63\%=26.3\% \tag{1.6}$$

(2) 从被测信号发生变化起到仪器响应达到最后指示值的 90%所经历的时间，同上例，则呼应时间为：

$$20\%+(30-20)\%\times 90\%=29.0\% \tag{1.7}$$

所经历的响应时间一般采用后一种表示法。

响应时间与样品含量变化的关系曲线如图 1-1 所示，在 t_0 时刻样品浓度突然发生变化，仪器指示值变化情况从图中可见曲线①响应最快，曲线②次之，曲线③最慢。

为使输出指示值能快速跟随被测样品含量的变化，在分析过程中总希望响应时间愈快愈好。特别是在被测参数变化较快的场合更应给予足够的重视。

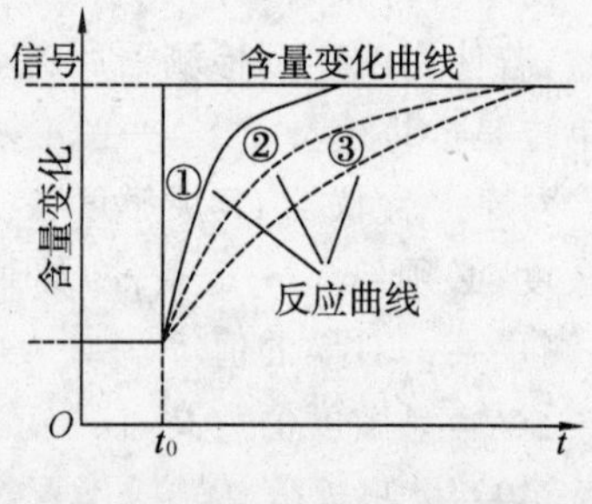

图 1-1　响应时间与样品含量变化的关系

（七）线性范围

线性范围是指仪器检测系统检测信号与被测物质浓度或质量成线性关系的范围，可用该物质在线性范围内的最大和最小进样量之比来表示。线性范围愈宽，在定时分析中可测定的浓度范围就愈宽。如图 1-2 所示，在 A～B 区间，反应曲线对应的物质含量范围即为线性范围，反应曲线低于 B 或高于 A 时，曲线开始弯曲，也就不属于线性范围了。

对于一台分析仪器,人们总希望它具有线性特性,这样既可以使指示部分刻度均匀,又可以在整个测量范围内具有相同的灵敏度,并且不需采用线性化环节,从而简化测量电路。然而实际上许多分析仪器,尤其是传感器总是具有不同程度的非线性。将一个小范围内的或在特定条件下的曲线处理成近似于直线的方法称为“线性化”。经“线性化”处理后,仪器的输出量与输入量将按比例变化。

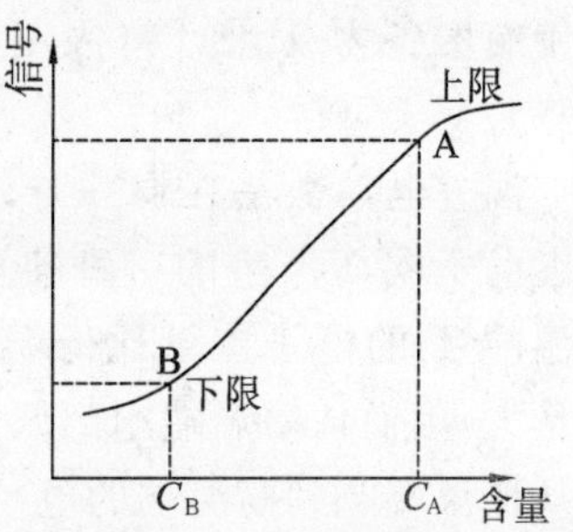

图 1-2 线性范围

(八) 稳定性

稳定性是指在规定的时间内,测量条件不变的情况下仪器指示值的变化。影响仪器指示值变化的因素很多,一般由仪器中随机性变动、周期性变动、漂移等引起;也可因外界环境的变化,如温度、湿度、气压、电源电压、电网频率变化引起。稳定性常用单位时间仪器漂移满量程的百分数来表示。如某仪器电压指示值在任意 1 h 变化 1.3 mV,则稳定性可表示为 1.3 mV/h,有的仪器也用漂移、噪声等来表示稳定性特征。

(九) 重复性

理想状态下的分析仪器在相同条件下应具有一致的重复试验性,也就是说经多次循环试验所得到的变化规律是一致的,各个对应点上的量值是完全重合的。但实际试验中不同次的试验结果所得到的输出量总有一定的差异,这个差异就形成了重复性误差。所以,重复性说明仪器测量值的分散性,即对某一稳定的被测量物由同一操作者用同一台仪器在短时间内连续重复测定多次,其测量结果的分散程度。如某台酸度计的重复性为 5%,意即用该酸度计多次测量结果的分散程度小于 0.05 pH。重复性与精度的关系非常密切,重复性必然在精度范围内。

五、传感器在医学实验仪器中的应用

(一) 传感器的定义及分类

传感器是实现自动检测和自动控制的首要环节。如果没有传感器对原始参数进行精确可靠的测量,那么无论是信号转换或信息处理,或者最佳数据的显示与控制都是不可能实现的。

在非电量测试技术中,将各种非电量变换为电量,我们称能够完成变换功能的装置为传感器。

传感器的种类很多,一般可按以下几种方法分类:

(1) 根据输入物理量可分为:位移传感器、压力传感器、速度传感器、温度传感器及气敏传感器等。

(2) 根据工作原理可分为:电阻式、电感式、电容式及电势式传感器等。

(3) 根据输出信号的性质可分为:模拟式传感器和数字式传感器。即模拟式传感器输出模拟信号,数字式传感器输出数字信号。

(4) 根据能量转换原理可分为:有源传感器和无源传感器。有源传感器将非电量转换为电能量,如电动势、电荷式传感器等;无源传感器不起能量转换作用,只是将被测非电量转换为电参数的量,如电阻式、电感式及电容式传感器等。

(二) 热电偶的理论基础

把两种不同的导体或半导体连接成图 1-3 所示的闭合回路,如果将它们的两个接点分别

置于温度各为 T 及 T_0（假定 $T>T_0$）的热源中，则在该回路内就会产生热电动势和温差电动势。

温差电动势是在同一导体的两端因其温度的不同而产生的一种热电动势。由于高温端 T 的电子能量比低温端 T_0 的电子能量大，因而从高温端跑到低温端的电子数比从低温端跑到高温端的电子数多，结果高温端因失去电子而带正电荷，低温端因得到电子而带负电荷，从而形成一个静电场。此时，在导体的两端便产生一个相应的电位差 U_T-U_{T0}，此即温差电势。图 1-3 中的 A、B 导体分别都有温差电动势。根据物理学的推导有下列公式：

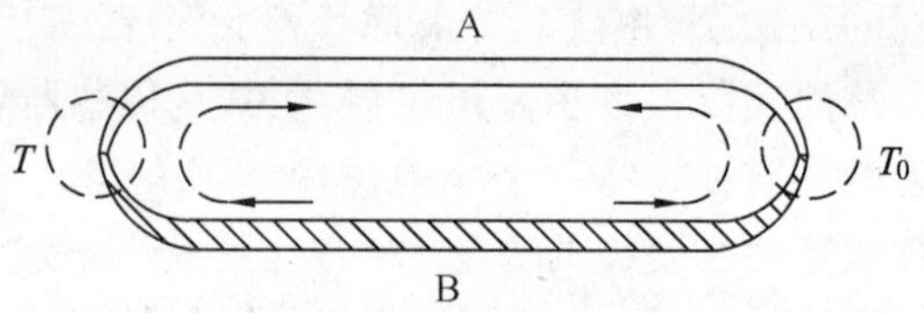

图 1-3　热电偶回路

$$e_A(T,T_0)=U_{AT}-U_{AT_0}=\frac{k}{e}\int_{T_0}^{T}\frac{1}{N_A}\frac{d(N_A t)}{dt}dt \quad (1.8)$$

$$e_B(T,T_0)=U_{BT}-U_{BT_0}=\frac{k}{e}\int_{T_0}^{T}\frac{1}{N_B}\frac{d(N_B t)}{dt}dt \quad (1.9)$$

式中，$e_A(T,T_0)$ 和 $e_B(T,T_0)$ 为导体 A 和 B 在两端温度分别为 T 和 T_0 时的温差电动势；e 为单位电荷；k 为波耳兹曼常数；N_A 和 N_B 为导体 A 和 B 的自由电子密度，它们均为温度 t 的函数。

（三）压电传感器

1. 压电传感器的定义

压电传感器是一种典型的电能量型传感器，它以某些电介质的压电效应为基础，在外力作用下在电介质的表面上产生电荷，从而实现力—电荷的转换，所以它可以测量最终能变换成力（动态）的那些物理量，如压力、应力、加速度等。

2. 压电传感器及其应用

（1）压电加速度传感器

压电加速度传感器是一种常用的加速度计。因其固有频率高，高频（几千赫至十几千赫范围）响应好，如配以电荷放大器，低频率特性也很好（可低至 0.3Hz）。压电加速度传感器的优点是体积小、重量轻，缺点是要经常校正灵敏度。

（2）压电压力传感器

压电压力传感器主要用于发动机内部燃烧压力的测量与真空度的测量，它既可用来测量大的压力，也可以用来测量微小的压力（如图 1-4 所示）。

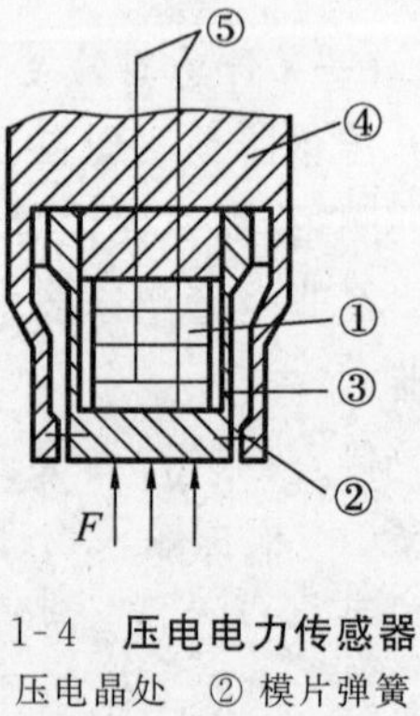

图 1-4　压电电力传感器

① 压电晶处　② 模片弹簧
③ 薄壁圆筒　④ 外壳
⑤ 引线

（四）压力传感器

图 1-5 是压力传感器，它是利用弹性元件先将压力转换成力，然后再转换成应变，从而使应变片电阻发生变化。从结构示意图 1-5 可见，应变片粘贴在悬臂梁上，悬臂梁的刚度应比压力敏感元件更高，这样可降低这些应变片所固有的不稳定性和迟滞。这种传感器在适当选择尺寸和制作材料后，可测量较低压力。此种类型传感器的缺点是：自振频率低，因而不适于测量瞬态过程。

（五）光电阻传感器

光电阻传感器是将光信号转换为电阻变换的一种传感器。若用这种传感器测量其他非电量时，只要将被测非电量的变化转换成光信号的变化即可。此种测量方法具有结构简单、非接触、高可靠性、高精度和反应快等优点，故广泛用于自动检测系统中。

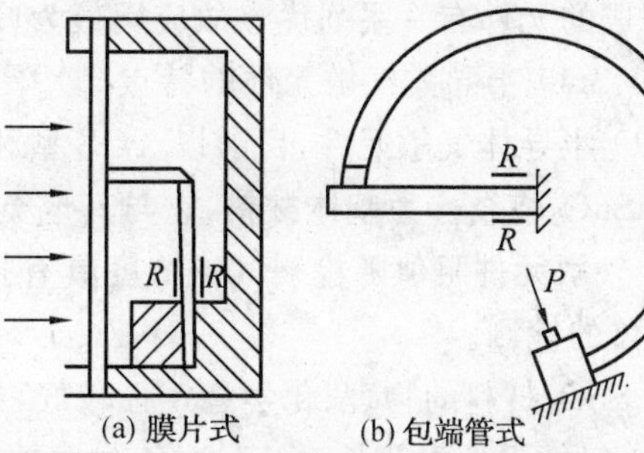

图 1-5　组合式压力传感器

（六）常用半导体传感器

用半导体敏感元件构成的半导体传感器，近几年发展较快，在国防和国民经济各个部门以及人们的日常生活中得到越来越广泛的应用。

半导体敏感元件种类繁多，能够把力、热、光、磁、气、温度、射线、离子等一些物理量、化学量和生物量转换成电量信息。此外，还具有体积小、重量轻、精度高、成本低、便于集成化、多功能化、易于微机接口等优点，因此，被广泛用于过程自动检测、灾害自动报警、自动测量、自动计量、自动控制等各个领域中。

1. 霍尔传感器

（1）霍尔效应

如图 1-6 所示的金属或半导体薄片，若在它的两端通过控制电流 I，并在薄片的垂直方向上施加磁感应强度为 B 的磁场，那么，在垂直于电流和磁场方向上（即霍尔输出端之间）将产生电动势 U_H（霍尔电动势或称霍尔电压）。这种现象称为霍尔效应。

霍尔效应的产生是由于运动电荷受磁场中洛伦兹力作用的结果。假设在 N 型半导体薄片的控制电流端通过电流 I，那么，半导体中的载流子（电子）将沿着与电流相反的方向运动，若在垂直于半导体薄片平面的方向上加以磁场 B，则由于洛伦兹力 f_L 的作用，电子向一边偏转（见图中虚线方向），并使该边积累电子，而另一边则积累电荷，于是产生电场。该电场阻止运动电子的继续偏转。当电场作用在运动电子上的电场力 f_E 与洛伦兹力 f_L 相等时，电子积累达到动态平衡。这时，在薄片两端面之间建立的电场称为霍尔电场 E_H，相应的电动势称为霍尔电动势 U_H。

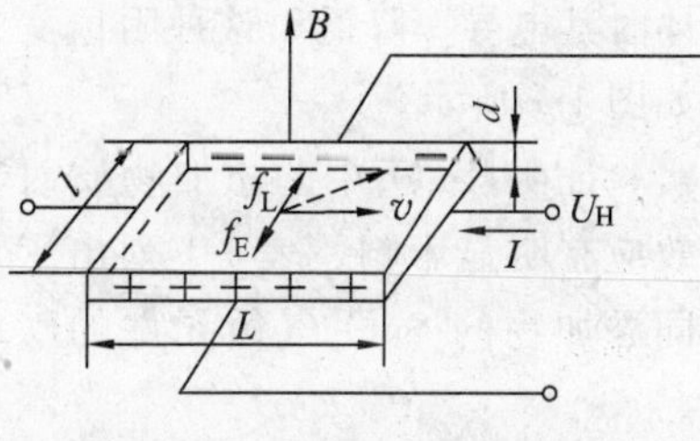

图 1-6　霍尔效应原理示意图

（2）霍尔传感器的应用

由于霍尔元件具有对磁场敏感，结构简单，体积小，频带响应宽，输出电动势的变化范围大，无活动部件，使用寿命长等优点，因而在测试技术、自动化技术和信息处理等方面有着广泛的应用。

2. 气敏传感器

为了确保安全，需对各种可燃性气体、有毒性气体进行检测。目前实用气体检测方法很多，其中接触燃烧法和用半导体气敏传感器检测法具有使用方便、费用低和可把气体浓度转换成相应电量输出的特点。由于接触燃烧法中使用的催化剂长期使用时容易劣化和中毒，灵敏度又较低，故在应用时不如使用半导体气敏传感器。在诸多的半导体气敏元件中，由于用

SnO_2制成的元件有一系列优点故应用最为广泛。

(1) SnO_2半导体气敏元件的特点

SnO_2半导体气敏元件，目前以 TGS 型和 QM－N5 型气敏元件为主要代表。这类器件以多孔质 SnO_2烧结体为基体材料，它与其他类型气敏元件相比，具有以下特点：

① 气敏元件阻值随检测气体浓度具有指数变化关系，因此，这种器件非常适用于微量低浓度气体的检测。

② SnO_2材料的物理、化学稳定性较好，与其他类型气敏元件（如接触燃烧式气敏元件）相比，SnO_2气敏元件寿命长、稳定性好、耐腐蚀性强。

③ SnO_2气敏元件对气体检测是可逆的，而且吸附、脱吸附时间短，可连续长时间使用。

④ 元件结构简单，成本低，可靠性高，力学性能良好。

⑤ 对气体检测不需要复杂的处理设备。待检气体可通过元件电阻直接转变为电信号，且元件电阻率变化大。因此信号处理可不用高倍数放大电路就可实现。

由于上述特点，SnO_2半导体气敏元件一直是目前世界上生产量大、应用面广的气敏元件。

(2) SnO_2的基本性质

SnO_2的气敏效应是在多晶 SnO_2材料上发现的。经实验发现，SnO_2对多种气体具有气敏特性。用烧结法或制膜法制备的多孔型 SnO_2半导体材料，其电导率随接触的气体种类而变化。一般吸附还原性气体时电导率升高，而吸附氧化性气体时其电导率降低。这种阻值变化情况如图 1-7 所示。

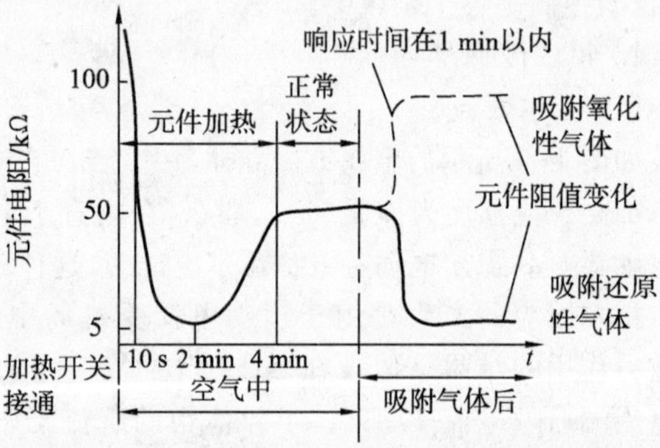

图 1-7　SnO_2 气敏元件电阻与吸附气体的关系

实验证明，SnO_2中的添加物质对其气敏效应有明显影响。表 1-1 列出了具有不同添加物的 SnO_2气敏元件的气敏效应。

实验证明，制作元件的烧结温度和元件工作时的加热温度，对其气敏性能也有明显影响。因此，利用元件这一特性可进行选择性检测。

表 1-1　添加物对 SnO_2 气敏效应的影响

添加物质	检测气体	使用温度(℃)
PdO，Pd	CO，C_3H_8，酒精	200～300
Pd，Pt，过渡金属	CO，C_3H_8	200～300
$PdCl_2$，$SbCl_3$	CH_4，C_3H_8，CO	200～300
PdO＋MgO	还原性气体	150
Sb_2O_3，TiO_2，TlO_3	LPG，CO，城市煤气，酒精	250～300
V_2O_5，Cu	酒精，丙酮	250～400
稀土类	酒精系可燃性气体	—
过渡金属	还原性气体	250～300
Sb_2O_3，Bi_2O_3	还原性气体	500～800
高岭土(陶土)，Bi_2O_3，WO	碳氢系还原性气体	200～300

(3) 气敏传感器的应用

半导体气敏元件由于具有高灵敏度、响应时间和恢复时间短、使用寿命长和成本低等优点，所以自其实现商品化以来，得到了广泛的应用。我们以烧结型 SnO_2 半导体气敏元件的应用为主，重点介绍已开发的应用领域。

① 检漏仪或称探测器：它是利用气敏元件的气敏特性，将其作为电路中的气—电转换元件，配以相应的电路、指示仪表或声光显示部分而组成的气体探测仪器。这类仪器通常都要求有较高的敏度。

② 报警器：这类仪器是对泄漏气体达到危险限值时自动进行报警的仪器。

③ 自动控制仪器：它是利用气敏元件的气敏特性实现电气设备自动控制的仪器。如电子灶烹调自动控制、换气扇自动换气控制等。

④ 测试仪器：它是利用气敏元件对不同气体具有不同的元件电阻—气体浓度关系来测量、确定气体种类和浓度的。这种应用对气敏元件的性能要求较高，测试部分也要配以高精度测量电路。

3. 湿敏传感器

(1) 概述

近年来工农业生产甚至人类的生活环境，对湿度测量与控制的要求愈来愈严格。例如，温室作物栽培时的湿度若不合理控制，势必影响产量；空调房间不只是温度一个参数控制得好就令人感到舒适，实验表明，只有将相对湿度控制在40%～70%RH 的状态下，再配合以适当的温度调节才能获得满意的效果。

所谓湿度，就是空气中所含水蒸气的量。空气可分为干燥空气和潮湿空气两类。理想状态的干燥空气只含有约78%的氮气、21%的氧气和1%的其他气体成分而不应含水蒸气。把潮湿空气看成理想气体与水蒸气的混合气体，那么它就应当符合多尔顿分压定律，即潮湿气体的全压应等于该混合物中各种气体分压之和。因此设法测得空气中水蒸气的分压，也等于测出了空气的湿度。

气体的水蒸气分压与同温度下饱和水蒸气压的比值，或者其绝对湿度与同温度时饱和状态的绝对湿度的比值称为相对湿度。相对湿度一般用百分数来表示，记为“%RH”。

在湿敏元件发展的过程中，金属氧化物半导体陶瓷材料由于具有较好的热稳定性及抗沾污的特点，因而相继出现了各种各样的烧结型半导体陶瓷湿敏元件。

(2) 烧结型半导体陶瓷湿敏元件的工作原理

烧结型半导体陶瓷材料，一般为多孔结构的多晶体，而且在其形成过程中伴随着半导体化过程。半导体陶瓷多系金属氧化物材料，其半导体化过程通常是通过调整配方，进行掺杂或通过控制烧结气氛有意造成氧元素过剩或不足而得以实现的。半导体化过程的结果，使晶粒中产生了大量的载流子——电子或空穴。一方面使晶粒体内的电阻率降低，另一方面又使晶粒之间的界面处形成界面势垒，致使晶粒界面处的载流子耗尽而出现耗尽层。因此晶粒界面的电阻率将远大于晶粒体内的电阻率，而成为半导体陶瓷材料在通电状态下电阻的主要部分，湿敏半导体陶瓷材料正是由于水分子在其表面和晶粒界面间的吸收所引起的表面和晶粒界面处电阻率的变化，具有湿敏特性的。大多数半导体陶瓷属于负感湿特性的半导体陶瓷，其电阻随环境(空气)湿度的增大而减小。

金属氧化物半导体陶瓷材料，结构不甚致密，各晶粒之间带有一定的空隙，呈多孔毛细管状。因此水分子可以通过陶瓷材料中的细孔，在各晶粒表面和晶粒间界上吸附，并在晶粒间界处凝聚。材料的细孔孔径愈小，水分子愈容易凝聚，因此这种凝聚现象就容易发生在各晶粒间界的颈部部位。晶粒间界的颈部接触电阻是陶瓷体整体电阻的主要部分，水分子在该部位的凝聚，其结果必将引起晶粒间界面处接触电阻明显下降。当环境湿度增大时，水分子将在整个晶粒表面由于物理吸附而形成多层水分子层，从而在测量电极之间将存在一个均匀的电离质层，使材料的电阻率明显地降低。

第二章

实验室净化、生物安全及冷暖设备

第一节　正压净化实验柜及实验室

随着医学科学技术的不断进步和诊治设备的不断完善，医疗建筑中的暖通、空气调节系统也日趋完善，特别是生物洁净技术在医疗和医学科研部门的逐步推广使用，标志着我国医学科研设施水平迈出了新的一步。

生物洁净技术，尽管在其他工业部门如食品、制药、化妆品等已使用多年，但在医疗科研设施中的使用还是起步较晚的。为满足医学科学研究诊断及治疗的多种要求，各部门对温度、湿度、洁净度等有着不同的要求。

一、空气净化的基本概念与知识

（一）洁净空气与空气净化

经常说的“空气洁净”一词可以从两个关联的方面来理解，一是指空气净化，表示洁净空气的“行为”；二是指干净空气所处的洁净状态。

空气净化的目的是使受到污染的空气被洁净到生产和医学科学研究所需的状态，或达到某种洁净度。洁净度通常用一定体积或一定重量的空气中，含有≥0.5 μm 的悬浮微粒数有 n 个来表示。

历年来各个国家先后制定了有关空气洁净度等级的不少标准，如美国的联邦标准。我国建设部于 1985 年也制定了洁净厂房设计规范，分 4 个洁净等级。最近为了与国际相关的通用标准接轨，公布了洁净厂房设计规范 GB50073－2001，于 2002 年 1 月 1 日正式实施。其中有关空气洁净度等级见表 2-1。

表 2-1　洁净室及洁净区空气悬浮粒子洁净度等级

空气洁净度	大于或等于表中粒径的最大浓度限值（PC/m³）					
等级(N)	0.1 μm	0.2 μm	0.3 μm	0.5 μm	1 μm	5 μm
1	10	2				
2	100	24	10	4		
3	1 000	237	102	35	8	
4	10 000	2 370	1 020	352	83	

续表

空气洁净度等级(N)	大于或等于表中粒径的最大浓度限值(PC/m³)					
	0.1 μm	0.2 μm	0.3 μm	0.5 μm	1 μm	5 μm
5	100 000	23 700	10 200	3 520	832	29
6	1 000 000	237 000	102 000	35 200	8 320	293
7				352 000	83 200	2 930
8				3 520 000	832 000	29 300
9				35 200 000	8 320 000	293 000

对大气污染的净化主要是各种气体、废弃物的处理问题，是以高浓度污染空气为对象，这是环保部门的职责。而各种洁净室面临的是室内送风的净化问题，当然它与外环境是分不开的，因为它要补充新风，而新风直接采自外界大气，外界大气污染愈重，则净化负担也愈重。洁净室是以超低污染空气为对象的。

对于电子、宇航、高精密的机械制造，某些医疗科研部门及制药等一些对生产环境要求严格的工艺过程或房间，是一般净化无法满足的。往往高精尖产品要求净化级别高的房间，如超大规模集成电路。

（二）微生物及其生物粒子

由污染流产生的污染物质，当混入或者悬浮在空气中就构成了空气的污染。室内气体中悬浮的某些生物粒子，如微生物、植物花蕊、花絮及绒毛等是制药工业空调设计与运行比较关注的对象。

病原生物一般包括病毒、立克次体、细菌、原虫和医学节肢动物。其中与生物洁净技术关系较直接的是细菌和病毒等，它是区别于工业洁净室的特点之一。

空气中的微生物主要附着在灰尘上，个别情况也可能单独悬浮在空气中。微生物的特点是只要条件适宜，就会通过细胞分裂，繁殖成大细菌，在温度、湿度适宜的条件下，一般1/3～1/2 h就可分裂繁殖一次。此外，细菌的生存能力极强，许多细菌对恶劣环境有极强的抵抗力。它们能耐高温、高寒及抗宇宙辐射和太阳紫外线。

细菌的形状是多种多样的，有球状、杆状、螺旋状等。多数个体，大小在1～10 μm范围，也有个别小的≤1 μm，多数细菌经常是附着在可提供它水分和养分的尘粒上。

针对上面微生物的特点，灭菌的方法就有一定的针对性了。

（三）室内污染发生源

近些年来，包括制药厂在内的各种洁净室，由于建筑、装修材料不断改善，特别是各种贴塑、喷涂的材料、金属壁板、仿搪瓷材料、塑胶地板等的应用，使来自建筑表面的产尘量日益减少，其所占室内总产尘量的份额已经较低。

对于医学科研设施和其他一些生物洁净室，如净化室、手术室、无菌病房、食品加工厂等，尽管随着室内操作人员的服装材料、样式的改进和管理上的不断规范化等，人体产尘、产菌的总量也日渐减少，但一般情况下，室内最主要的污染源仍然是人——洁净室内的操作人员。

人体产尘主要来自于穿着的衣服和鞋，也来自于人的手及人体表面，以及人员步行时从地面上扬起的尘粒和纤维。有关人员曾对穿着不同的洁净服式及不同的动作的人做过些试验，结果见表2-2。

表 2-2 不同衣着及不同动作时的人体散发菌量(个/P. min^{-1})

服装＼动作	踏步	起坐	抬臂
普通服装	3 309(1 706～5 845)	1 998(1 788～2 209)	1 652(1 119～2 487)
连体式洁净服	770(631～842)	630(626～634)	

目前洁净室工作人员平均散发菌量宜按 1 500～2 000 个/P · min^{-1} 计，而手术室对消毒服隔离衣要求较严，因此宜按 1 000～1 500 个/P · min^{-1} 计。

(四) 空气含尘浓度与含菌浓度的关系

前面已提到空气中微生物特别是细菌通常是附着在尘体上的，由此可判断空气中含尘浓度低，其含菌浓度必然较低，但空气中的含尘浓度与含菌浓度的比值具有不确定性，在局部环境或室内表现得尤为突出。在实验室，由于采取了多方面的消毒、灭菌措施，因此飘浮在空气中由药棉、纱布等敷料所携带的尘粒、纤维数量很多，但细菌数量并不多。

例如，某校园夏季上午 9:00 到下午 5:00 测得≥5 μm 含尘浓度与含菌浓度之比变化为 1 029 : 1→273 : 1→401 : 1。可是在某一药厂的压片洁净室(10 万级)测到的比值是 3 494 : 1。所以洁净车间空气中含尘浓度与含菌浓度的比值，比空气中的比值大许多。

二、空气净化的基本方法

(一) 维持空气洁净度的方法

为保证生产环境或其他用途洁净室所要求的空气洁净度，要采取多方面的综合措施。这些综合措施包括：尽量采用产生污染物质少的工艺及设备，或采取必要的隔离和负压措施，防止污染物质向周围扩散；采用产尘少，不易孳生微生物的室内装修材料；维持洁净度高的相对于洁净度低的或洁净室相对于室外等级要求低的邻室有一定的正压差，以防止室外或邻室的污染空气通过门窗或缝隙、孔洞侵入室内，从而影响洁净度。图 2-1 为设有余压阀的正压控制系统。

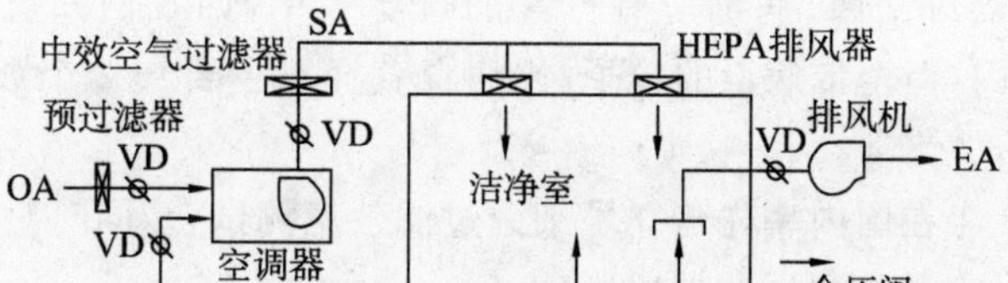

图 2-1 设有余压阀的正压控制系统

SA: 送风 RA: 回风 EA: 排风 OA: 新风 VD: 风阀

除采取上面措施外，为使洁净室控制在所要求的洁净级别范围内，对送入空气进行净化处理是十分关键的环节。

空气污染物质主要有以下三类：悬浮在空气中的固态、液态粒子，属无机物；霉菌、致病菌等悬浮在空气中的微生物；在实验过程中产生的对人体有害的气体。

按照不同的污染物，采用相应的净化方式，如表 2-3 所示。

表 2-3　空气中主要污染物质的净化方式

污染物质类别	主要净化方法
悬浮微粒	过滤法，洗涤分离法，静电沉积法，重力沉降法，离心力和惯性力分离法等
细菌等微生物	过滤法，紫外线杀菌法，消毒剂喷雾法，高温灭菌法，臭氧杀菌法，焚烧等
有害气体	吸附法，吸收法，溶解法，催化剂氧化法

目前在净化工程中，使用最广泛的方式是空气过滤法。送入洁净室的洁净空气主要靠送风系统各部位设置的不同性能的空气过滤器去除空气中悬浮的粒子和微生物。这种过滤器通常采用矿物、植物、动物或化学合成纤维、泡沫塑料等制成，它制作成毡、网、纸、无纺布等形式。干式空气过滤器之所以能阻留下流经它的被处理空气中的粒子或细菌，其过滤机制是比较复杂的，它是集中了截留效应、惯性捕集、扩散捕集、静电效应、重力效应及筛滤效应等综合作用的结果。

根据其功能和实际的需要，干式过滤面通常做成板框式、卷绕式、折叠式、袋式等多种形式。

另外根据过滤器在空气净化系统中所处的位置和作用的不同，空气过滤器又可分为预过滤器、中效过滤器及终端过滤器，由此组成三级过滤。终端过滤器通常设在洁净室的吊顶或围护壁上，各类过滤器的效率和阻力见表 2-4。

表 2-4　各类过滤器按性能分类(GB14295－93)

性能指标类别	额定风量下的效率(%)	额定风量下的初阻力(P_a)
粗　效	粒径≥5 μm　80>η≥20	≤50
中　效	粒径≥1 μm　70>η≥20	≤80
亚高效	粒径≥0.5 μm　99.9>η≥95	≤120
高　效	粒径≥0.3 μm　η≥99.99	≤220

(二) 空气过滤器的滤菌效率与滤尘效率

很明显空气过滤器对细菌、病毒应有更高的过滤效率，如我们知道病毒很微小，一般在 0.005～0.8 μm 范围内，但携带病毒的粒子，比病毒直径至少要大 2 个数量级，国内外大量实验也证实了这个结果。

天津大学自 1983 年在国内率先建立了细菌过滤效率测试台，同时对各种滤材进行了相当数量的实验，取得了一定量的测试数据，见表 2-5。

表 2-5　BCN－100 高-中效空气滤材滤菌与滤尘效率

滤速 (m/s)	阻力 (mmH_2O)	滤菌效率									滤尘效率				
		实验室大气菌			大肠杆菌			医院门诊大气菌			≥0.3 μm	≥0.5 μm	≥0.7 μm	≥2 μm	≥5 μm
		采样次数	效率(%)	偏差	采样次数	效率(%)	偏差	采样次数	效率(%)	偏差					
0.15	9	3	99		10	95.6	+1.4 −1.3	4	99.5	+0.5 −0.7	47.3	76.4	94.5	98.7	100
0.22	12	3	99.4		11	94.7	+5.3 −3.8				49.8	75.8	95	99	100
0.28	15.8	3	99.7		10	97.2	+2.8 −7.2				48.6	71.1	94.6	99.4	100

(三) 洁净室的气流

洁净室的气流分布(air distribution)不同于一般空调房间,其首要目的是供给足量的经过多级过滤的洁净空气,替换、稀释室内所产生的污染物质,使室内的洁净度保持在允许值状态。

1. 洁净室气流的特点

首先是将送入洁净室的空气流能尽快均匀分布或扩散到整个洁净区,以冲淡室内污染源散发的尘和菌对空气的污染,与此同时将部分或全部污染的气体排到室外。尽量避免或减少涡流和死角,缩短尘菌在室内滞留时间,以减小与产品接触几率。同时兼顾室内温度、湿度均匀性及工作人员的舒适要求。

2. 洁净室的气流流型

洁净室的气流组织或气流形态主要分为两类,一类是非单向流,并称乱流,见图 2-2;另一类是单向流,惯称层流,见图2-3。上述两类的混合型称为混合流洁净室,它既有单向流,又有乱流。当局部区域要求高洁净度时,局部采用单向流,其他部位则采用乱流型。

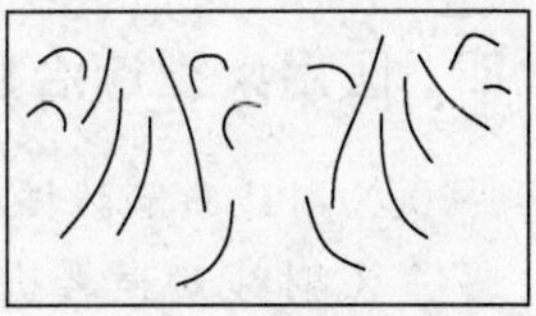

图 2-2 非单向流洁净室的气流概况

此外还有一种较为特殊的气流型式,称之为矢流或辐射流,见图 2-4。此种形式应属于非单向流,但又有比较接近水平单向流的效果,在结构上远较单向流简单。此种形式在美国应用较多。

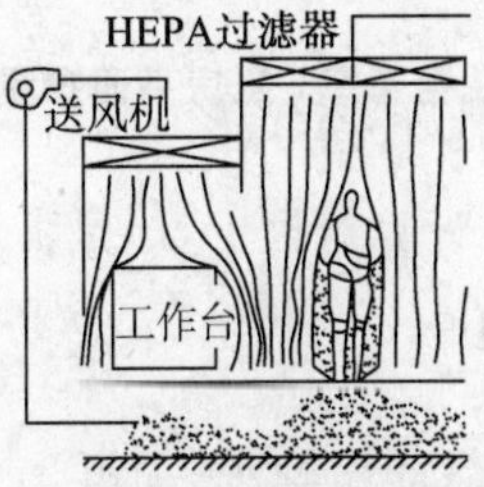

图 2-3 单向流洁室防污染扩散原理

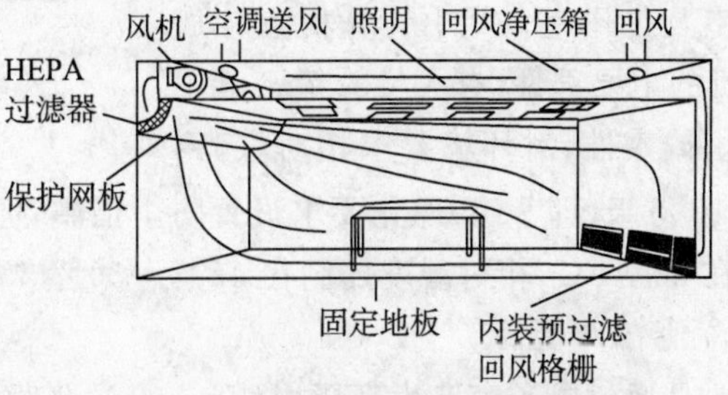

图 2-4 带加压风机的矢流风口

非单向流适用于低于 5 级洁净度的洁净室。其送回风气流组织形式,以顶送下侧回最为普遍。高效送风口在吊顶上的布置宜均匀,置于多点送风及要求高洁净度的工艺设备上方。这将直接影响洁净效果。此外对回风口的布局要求均匀,数量不宜过少。

单向流流型有水平和垂直之分。当侧墙一侧满布高效过滤面,而相对一侧满布回风格栅,即为水平单向流;当顶棚满布高效过滤器,而地板制作成格栅地面,在其下方形成一个回风区,或在侧墙下方布置回风口,此属垂直层流型洁净室。凡≥5 级的洁净室均采用此种类型。该类型的特点是在污染源散发出来的尘菌污染物还未扩散前,就被挤压出室外,实际上起了隔离作用;其次是风量大,为非单向流的 10~20 倍。因此它的造价和运行费用远高于非单向流。

三、医学科研设施中的暖通设计

(一) 医疗环境的基本要求

当患者一旦入院治疗,如果能创造一个良好的室内环境,去促使患者的心理起作用,从而起到治疗的积极效果。这是近代医疗建筑必须考虑的。

患者对房间内的温、湿度,基本要求大致相同。夏季为 26~27℃,相对湿度 45%~50%,冬季为 22~23℃,相对温度 40%~45%,而在手术室中进行手术的医生,由于精力集中,不适宜的温、湿度，将分散医生的注意力；湿度过低，对手术切口将产生不利影响；病房中的消毒剂气味如不及时排走，也将给患者带来不适，特别是手术室中使用的灭菌剂及麻醉剂，对医护人员将产生刺激或麻醉作用，这都说明了空气调节的必要性。

（二）空气调节及洁净室

随着医疗技术的不断进步，先进的诊治仪器对室内空气参数也有一定的要求，它也要求设置净化空气调节系统，以控制室内的温度、湿度、气流、洁净度、噪音、压差等各种参数。它不仅能给患者提供舒适的环境，而且已发展为治疗疾病、减少感染、降低病死率的一种技术保障。如在治疗白血病、烧伤患者，由于采用了净化技术，控制了病菌的感染，从而收到了良好的效果。

四、医用大型诊治机室内环境要求

（一）X射线断层扫描机（CT机室）

通过X射线对患者进行摄影扫描，经电子仪器放大后进入电子计算机记录储存，变频制成模拟量输出，将患者身体的横断面图像重现在电视荧光屏幕上。在平面布置上一般包括扫描室、控制室、计算机室及工作室。其中计算机室存放有CT机的主要部件，有大量的精密电子元件和机械零件，对环境要求相对较高，一般按10万级（即8级）净化要求设置防尘措施，但送风不能在计算机框上方，是下送上回，室温控制在20±1℃，相对湿度控制在45%～50%。如图2-5所示。

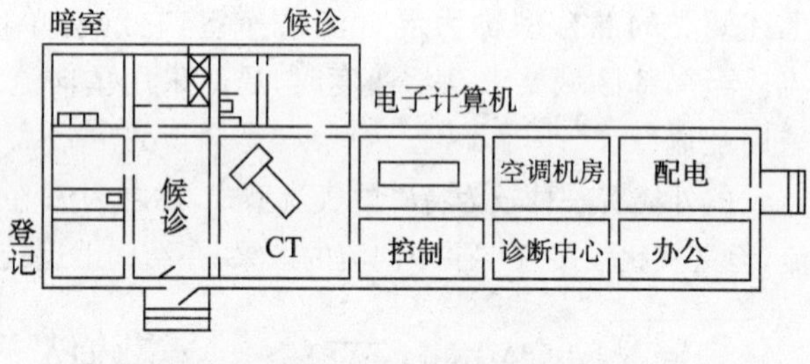

图2-5　北京某医院全身CT机房平面布置示意图

（二）电子加速器

主要是通过电子束产生高压射线，它的关键部件是治疗机的能源部件，如电子发生器、加速器、靶位等设备。设备运行时有噪声发出，发热量大，达23.45 kW；室温应控制在<30℃，相对湿度<60%，并需注意防尘。如图2-6所示。

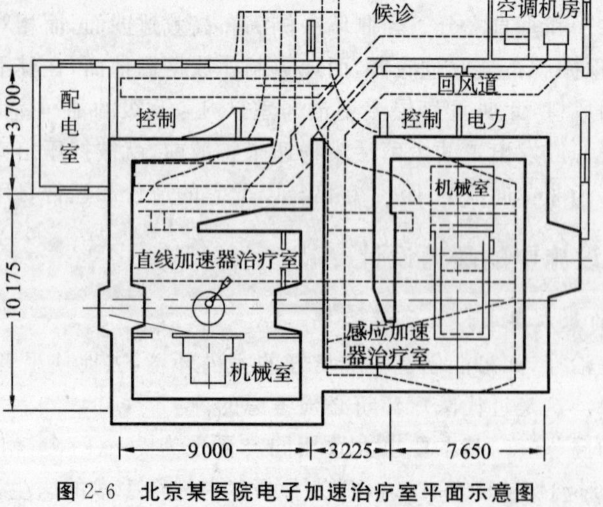

图2-6　北京某医院电子加速治疗室平面示意图

（三）磁共振机（MRI）

该设备对许多疾病的诊断，如多发性硬化、脑肿瘤、小脑扁桃体疝、脑梗死等方面都较 X 线、CT 机优越。

MRI 有超导线圈结构，采用液氧及液氮冷却装置。计算机房也是关键部位，要求环境温度在（18±2）℃，洁净度要求 10 万级。

MRI 扫描机是建立在磁场原理上的，应特别防止外来的磁干扰，它可分为磁场干扰及射频干扰两大类。工程上采用了建筑体、屏蔽、铝合金吊顶、铝板钢管和柔静电活动地板等多种防干扰措施，如图 2-7 所示。

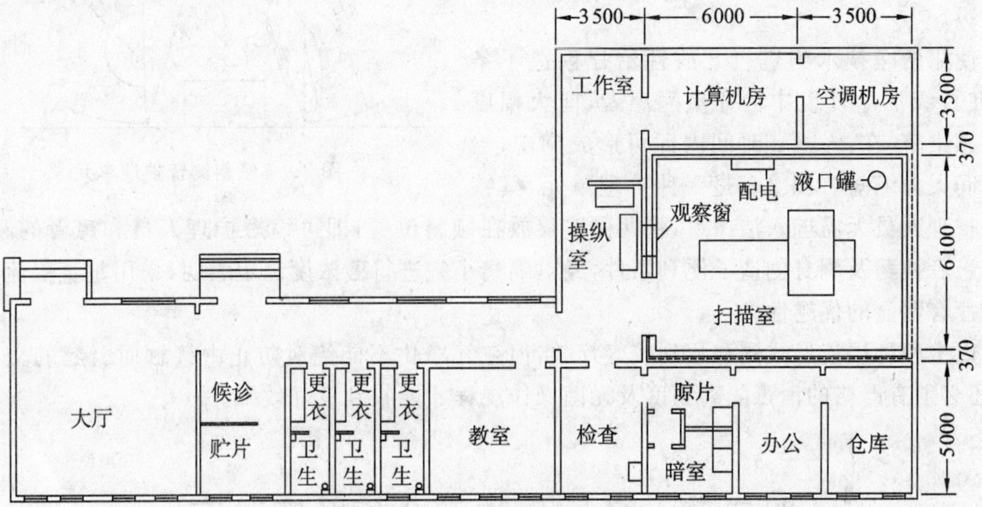

图 2-7　MRI 机房平面示意图

五、医院内几种生物洁净病房

随着医疗设施不断完善，除建立洁净手术室外，对于某些不能采用开放性治疗的疾病，已开始建立各类无菌病房，并摸索出一套行之有效的管理办法。因而使感染率大为降低，缩短了治疗周期，提高了疗效。这种生物洁净病房已经扩展到各类护理室，洁净等级一般在万级到 10 万级。

（一）白血病病房

白血病患者往往由于白细胞未成熟，导致对疾病缺乏抵抗力。当前主要通过化学疗法或通过骨髓移植的方法治疗。由于化疗使患者几乎完全丧失对疾病的抵抗能力，因此，只有在无菌环境中治疗，才能防止感染其他疾病。这种治疗周期较长，一般为 2 个月左右。这方面上海新华医院摸索出了一套行之有效的经验。除了对室内及患者进行有效的消毒外，患者需口服肠道不吸收的抗生

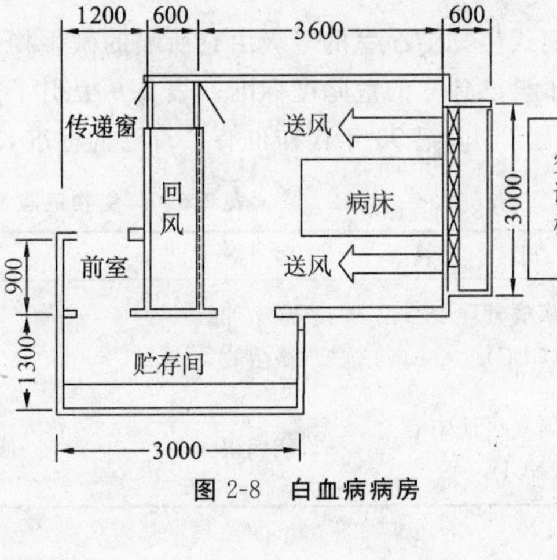

图 2-8　白血病病房

素，进无菌饮食，同时室内需保持舒适的空调环境。风速保持在 0.15～0.3 m/s，而白天与晚上要保持不同风速，病房洁净度为百级。送入的洁净气流首先达到患者的头部，使口鼻呼吸区处在送风侧，所以采用水平层流较好，见图 2-8。

（二）烧伤病房

烧伤患者最重要的是防止感染，感染主要来自绿脓杆菌和金黄色葡萄球菌，且局部菌量急剧增加，并向邻近非烧伤组织侵入，因此它有严格的隔离制度要求。视烧伤的程度分为一级、二级和三级。

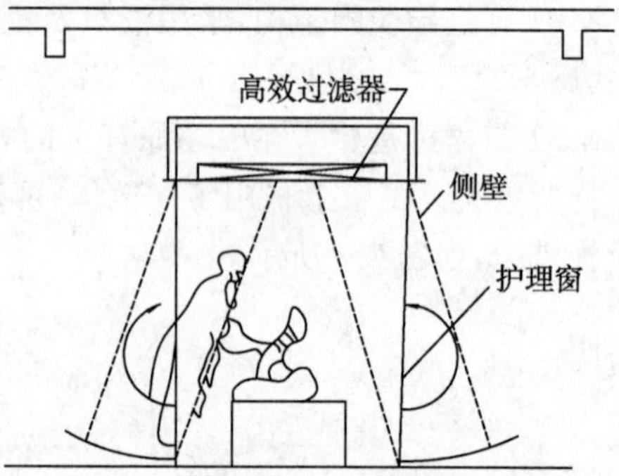

图 2-9　倾斜侧壁护理单元

使用洁净技术为进行开放性治疗创造了条件，在百级洁净环境中治疗重病患者，能大幅度降低感染率，在 2～3 d 时间内即可形成痂皮，治疗时间大为缩短。图 2-9 是一种护理单元，其特点是护理人员无需进入洁净室，将两侧壁移放在倾斜位置，即可缩短护理人员和患者的距离，为给患者换药及翻身创造了便利条件，经对隔离小室进行菌浓度测定表明，采用垂直层流对开放治疗有明显的优越性。

以上两种层流形式同样达到较好疗效，但空气净化不能绝对防止由接触而引起的交叉感染，还必须有严格的消毒隔离制度及无菌操作规程才能收到良好效果。

第二节　负压生物安全柜及实验室

隔离式生物洁净室和一般生物洁净室的不同点是，以防止微生物污染的外逸为目的，它不仅要求除菌，更要隔离。隔离式生物洁净室也被叫做具有生物危险性的生物洁净室或简称危险性生物洁净室，通常多称之为生物安全洁净室。

一、标准

隔离式生物洁净室的等级由它所隔的微生物的危险程度确定，国外一些权威性研究机构已经有了自己独立的危险度标准。表 2-6 援引了美国、日本有关机构和卫生组织制定的该标准，我国于 20 世纪 90 年代初也有了自己的标准，现和美、日标准列于同一表中。

表 2-6　生物危险性的危险度标准

机构	对象	←低		危险度级别		高→	
美国疾病管理中心（CDC）	病原微生物	1	2	3	4	5	6
美国国立癌症中心（NCI）	癌病毒		低	中	高		

续表

机　　构	对　象	←低		危险度级别			高→
美国国立卫生研究所（NIH）	遗传基因的组合	P_1		P_2		P_3	P_4
日本国立预防卫生研究所	微生物 病　毒	2_a	2_b	3_a	3_b	4_a	4_b
中　　国	微生物 病　毒	4		3		2	1

危险度级别在表中每一纵列中都是相同的，如美国 NIH 的 P_3 级相当于日本的 3 级和我国的 2 级。

1983 年世界卫生组织（WHO）出版的《实验室生物安全手册》，于 1985 年委托我国卫生部在我国出版，它列出的四级危险度的说明见表 2-7。

表 2-7　WHO 制定的实验室类型与危险类别

危险类别	实验室分类	实验室实例	微生物实例
Ⅰ 对个体及公众危险较低	基础	基础教学	枯草杆菌 大肠埃希杆菌 K_{12}
Ⅱ 对个体有轻度危险，对公众的危险有限	基础 （在必要时配备生物安全柜或其他适合个人防护的机械密闭设备）	初级卫生单位 初级医院 医生办公室 诊断实验室 大学医学单位及公共卫生实验室	伤寒沙门菌 乙型肝炎病毒 结核分枝杆菌 淋巴细胞性脉络丛脑膜炎病毒
Ⅲ 对个体有较高危险，对公众危险较低	密闭	特殊诊断实验室	布鲁菌属 拉沙热病毒 荚膜组织胞浆菌
Ⅳ 对个体及公众均有较高危险	高度密闭	危险病原体单位	埃波拉-玛堡病毒 口蹄疫病毒

二、隔离方式

隔离的概念包括一次隔离和二次隔离。一次隔离是指工作人员和病原体的隔离；二次隔离是指实验或工作区和外界的隔离。对于高的生物危险度级别，不仅需要采取一次隔离措施，还要采取二次隔离措施。目前国外采用的一次隔离方式主要是用生物安全柜或称生物安全工作台，它是阻止危险微生物外逸的一道屏障。二次隔离则是将工作区变为负压区，人出入要通过空气闸最好是缓冲室，物品的进出要通过高压灭菌器等装置。

必须注意的是，隔离式生物洁净室对人员更衣的要求，出来时比进入时更严格，不仅要换工作服，而且要经过淋浴、干燥等处理，所有衣物必须先消毒再清洗。

三、生物安全柜

这是隔离式生物洁净室中进行第一次隔离的手段，是被广泛应用的一种负压洁净工作台。

目前国外流行的有 3 种规格，其构造要求如图 2-10 和图 2-11 所示。

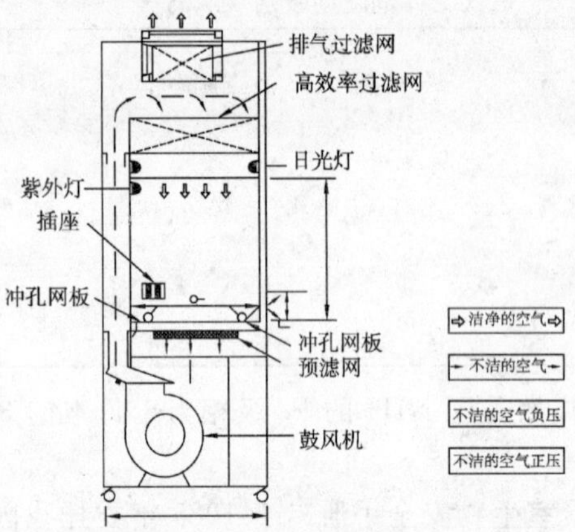

图 2-10　生物安全柜结构剖面图

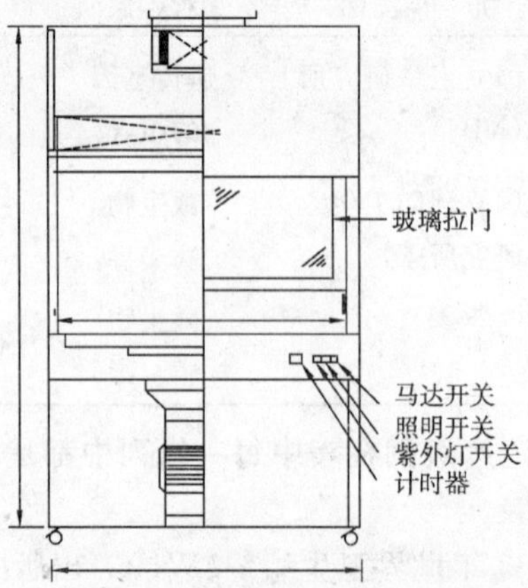

图 2-11　生物安全柜侧面观

必须要指出的是，按照一般规定，如果安全柜内有转动机械，则当转动机械使用时，由于增加了柜内污染的可能性，因此在此期间内室内不允许进行其他操作。当安全柜内操作完毕后，不允许立即停止其运行，而是要继续运行几分钟再停止。

表 2-8 为我国关于危险度分类的详细说明。

表 2-8　有害微生物及病毒分类表

类　别	危害程度	代表性微生物及病毒
1	高度危害性	鼠疫耶尔森菌，霍乱弧菌，天花病毒，黄热病毒（野毒株），新疆出血热（克里米亚刚果出血热）病毒，东、西方马脑炎病毒，委内瑞拉马脑炎病毒，拉沙热（Lassa）病毒，马堡（Marburg）病毒，埃波拉（Ebola）病毒，猴疱毒病毒（猴 B 病毒），冠状病毒，禽流感病毒 粗球掘子菌，荚膜组织胞浆菌，杜波组织胞浆菌
2	中度危害性	土拉弗郎西斯菌，布氏菌，炭疽芽孢菌，肉梭菌，鼻疽假单孢菌，类鼻疽假单孢菌，麻风分枝杆菌，结核分枝杆菌 狂犬病病毒，森林脑炎病毒，流行性出血热病毒，登革热病毒，甲、乙型肝炎病毒，外引起脑脊髓炎病毒 各种立克次体（包括斑疹伤寒、Q 热） 鹦鹉热，鸟疫衣原体，淋巴肉芽肿衣原体 马纳青霉，北美芽生菌，副球孢子菌，新型隐球菌，马西芬生菌，烟曲霉菌，色霉菌
3	低度危害性	脑膜炎奈瑟菌，肺炎双球菌，葡萄状球菌，链球菌，淋病奈瑟氏菌其他致病性奈瑟菌，百日咳博德特菌，白喉棒杆菌及其他致病性棒杆菌，流感嗜血杆菌，沙门菌，志贺菌，致病性大肠埃希菌，小肠结肠炎耶尔森菌，幽门螺杆菌，歇米尔黄杆菌，副溶血性弧菌，变形杆菌，李斯特菌，铜绿色假单孢菌，炭疽杆菌，产气荚膜杆菌，破伤风杆菌及其他致病杆菌 钩端螺旋体，梅毒螺旋体，雅司螺旋体

续表

类别	危害程度	代表性微生物及病毒
		乙型脑炎病毒，脑心肌炎病毒，淋巴细胞性脉络丛脑膜炎病毒以及未列入1、2类的其他虫媒病毒，新必斯(Sindbis)病毒，疱性口炎病毒，流感病毒，副流感病毒，呼吸道合胞病毒，腮腺炎病毒，麻疹病毒，脊髓灰质炎病毒，疱疹类病毒，腺病毒，柯萨奇(A及B组)病毒，埃可(ECHO)病毒及其他肠道病毒，疱疹类病毒(包括单纯疱疹、巨细胞、EB病毒、水痘病毒)，狂犬病毒，风疹病毒 致病性支原体，黄曲霉，杂色曲霉，梨孢镰刀菌，蛀类霉菌，放线菌属，奴卡氏菌属，石膏样毛癣菌(粉型)，孢子丝菌
4	微度危害性	生物制品，菌苗，疫苗生产用各种减毒、弱毒菌种及不属于上述三类的各种低致病性的微生物菌种

以日本的危险度级别为例，根据人在这种洁净室内工作时对微生物的感染机会，而把这种洁净室区分为若干级别(见表2-9)。

表2-9　以危险度区分的洁净室级别(日本)

对微生物的感染机会	洁净室级别	隔离要求
当大多数情况下无感染可能时	适用1级	对实验区隔离与否无特殊规定
当多数情况下无感染可能，即使感染了，发病可能性也很小时	适用2_a级	对实验区隔离与否无特殊规定，进行实验时禁止非工作人员进入
当按一般微生物学操作规程进行操作即可防止感染，假如感染了发病可能性也很小时	适用2_b级	仅限于实验区要求一次隔离，进行实验时禁止非工作人员进入
当感染机会较多，但感染后症状较轻；或者由于一般成人有免疫能力，很少感染，但一旦感染却出现较重的症状时	适用3_a级	要求两次隔离，地面材料不许有接缝，其他表面接缝处都要密封，平时也禁止非工作人员进入，循环风和排风要通过高效过滤器，室内保持负压
当感染机会较多，但感染后症状较重；或者，虽然按有效的预防措施可以防止感染，但感染了则出现严重症状或少见的症状；或者，按一般微生物学操作规程进行操作即可防止感染，但如感染了就有致命危险时	适用3_b级	除同"3_b"级以外，气流组织要求单向流
当感染机会较多，感染了就出现严重症状，而且有致命危险，又缺乏有效的预防治疗方法时	适用4级	独立的建筑，在建筑物内还要求两次隔离。气制门采用自动联锁，内表面装修用整体材料，平时也禁止非工作人员进入。要求单向流，全新风，从安全柜和室内分别经过高效过滤器排气。送排风要联锁，排风停止之前必须先停止送风，室内负压要在－15 Pa以上

第三节　独立通气笼盒(IVC)

独立通气笼盒(individually ventilated cages,IVC)是小型啮齿类实验动物新一代 SPF 级笼内净化通气的饲养设备。国际上从 20 世纪 70 年代开始研制,90 年代广泛应用于昂贵的转基因动物、基因剔除动物和动物实验试验的繁育、饲养之中,是传统净化屏障系统设施(动物房净化)的替代性设备,其最大的优点是:节省能源、保护环境、操作简便、防止交叉感染和易于运行管理。但考虑到该设备可安放在开放环境中使用,为防止污染,独立通气笼盒的操作程序和原则,应按照超净台内微生物学实验的程序和无菌操作原则,结合实验动物的特点进行合理使用,方能保证笼盒内实验动物的微生物控制达到 SPF 级国家标准。

一、主机

1. 结构

IVC 由主机、笼架和笼盒三大部分组成。主机是 IVC 的"心脏",以提供动物舒适的洁净空气。包括送风过滤系统、排风过滤系统和电气控制系统,见图 2-12。主机箱体由冷轧板折弯焊接成型,表面经过静电喷塑处理,具有防腐蚀、外形美观等优点。

送风过滤系统由板式粗效、低噪音风机和高效过滤器组成;排风过滤系统由板式粗效、低噪音风机和高效过滤器组成;电气控制系统包括风量调节系统、监视系统(监视温度、湿度、压差)和室内报警系统。

2. 自动调节压差工作原理

用变调器进行变风量控制的过程:测试笼盒与房间的压力差通过压力传感器变送出电信号,对微电脑控制器进行智能分析、与预先设定的压差值进行比较,然后输出控制信号给"变频器"来控制"变频风机"进行风量调节。若实测压差值高于设定值,微电脑控制器输出模拟量信号给变频器,减小送风系统或加大排风系统风机的工作频率,从而降低压差。反之,若实测压差值低于设定值,微电脑控制器输出模拟量信号给变频器,加大送风系统或减小排风系统风机的工作频率,从而增大压差,保持笼盒内压差恒定在设定值。其工作原理如图 2-13 所示。

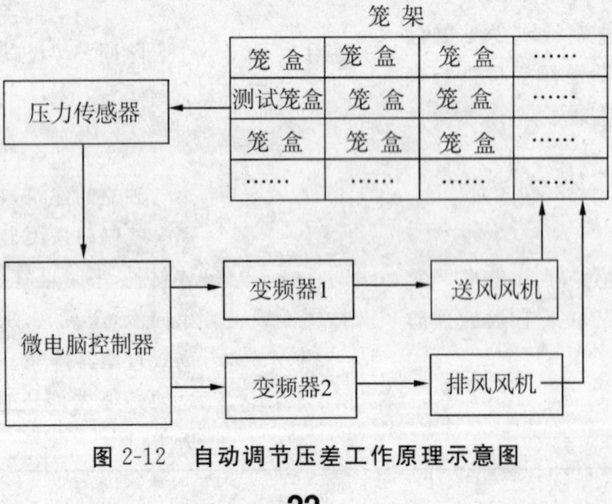

图 2-12　自动调节压差工作原理示意图

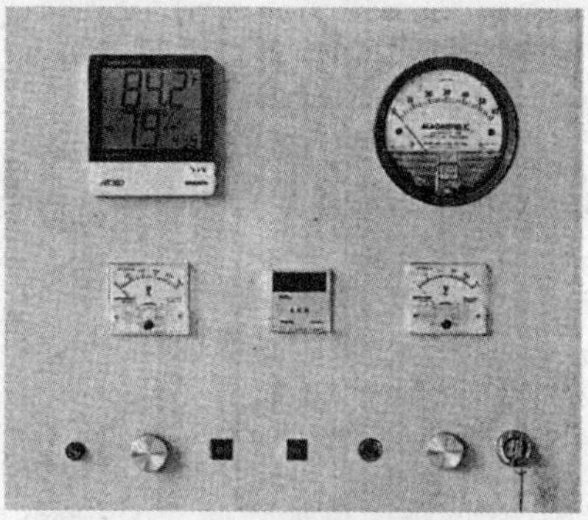

图 2-13　独立通气笼盒控制面板

3. 普通型主机的操作(开机、调整压差及关机)

(1) 用钥匙打开主机门,将里面一个空气开关合上。

(2) 关上门,锁上并拔出钥匙(为了笼盒内动物的安全,主机箱的钥匙应由专人负责保管,在现场墙壁上应挂有一个应急钥匙)。

(3) 顺时针旋转电源钥匙开关,再顺时针旋转送风系统风量调节开关,并查看电压表,高速旋钮使风机工作电压在 120～220V 之间。同样旋转排风系统风量调节开关,并查看电压表,调整旋钮使风机工作电压在 100～220V 之间。

(4) 查看压差表指针,范围应为 20～50Pa;通过加大送风系统工作电压或减小排风系统电压来增大压差,通过减小送风系统工作电压或加大排风系统电压来减小压差。

(5) 取下一个笼盒,用手感觉∅10 mm 送风管是否有微风吹出。

(6) 计时器工作应与送风系统风量调节开关同步,根据累计的数值提醒用户更换过滤装置。零复位:显示数字达到 9999.9 后,将自动归零,如不归零请与本厂技术部联系。

(7) 关机:用力逆时针旋转送风系统风量调节旋钮,关闭电位器开关,同样关闭排风系统开关。再逆时针旋转电源钥匙开关关闭电源,并拔出钥匙,此时蜂鸣器鸣叫,再打开机箱,关闭空气开关(注:空气开关为报警系统的电源开关,切断电流可保持电瓶内的电不耗尽)。

(8) 报警后的应急处理(见笼盒的操作)。

4. 智能型主机的操作(开机、调整压差及关机)

(1) 打开门锁,合上“蓄电池开关”(“电源开关”处于断开状态),检查操作面板上黄色“停电指示”灯是否亮,“蜂鸣器”是否蜂鸣,若“停电指示”灯亮且“蜂鸣器”报警,说明停电报警装置工作正常。按下“消音按钮”,检查消音是否解除,再旋转开关手柄(按箭头所示方向),检查是否又恢复报警,若报警可以解除、恢复,说明“消音按钮”工作正常。

(2) 合上“电源开关”,检查操作面板上黄色“停电指示”灯是否熄灭,“蜂鸣器”是否停止蜂鸣,若“停电指示”灯熄灭且“蜂鸣器”停止报警,说明“停电报警,来电解除报警”工作正常。可以进行下个操作。

(3) 关上门,锁上并拔出钥匙(为了笼盒内动物的安全,主机箱的钥匙应由专人负责保管,在现场墙壁上应挂有一个应急钥匙)。

(4) 揿下“启/停按钮”,查看风机是否运转(用手感觉笼架上送风管内吹出的风),且绿色指示灯亮。观察微电脑控制器显示屏内容。

(5) 关机。揿下“启/停按钮”,绿色指示灯熄灭,打开门,关闭“电源开关”和“蓄电池开关”,关上门锁,拔出钥匙,并挂于墙壁上或交专人保管(注:关闭机箱内空气开关可切断蓄电池电源,使蓄电池内电量不耗尽)。

(6) 报警后的应急处理(见笼盒的操作)。

(7) 压差 B1,温度上下限 B2、B3,湿度 B4 数值设定。

① B1 压差设定:

◇ 按“▷”或“◁”,直到屏幕显示“B1:20.0”;

◇ 按“SEL”键 3 次,使下面一个数值“20.0”闪动;

◇ 按"△"、"▽"键输入压差设定值(范围 20～50Pa);

◇ 按"SEL"键 1 次,完成设定。

② B2 温度上限设定:

◇ 按"▷"或"◁",直到屏幕显示"B2:26.0";

◇ 按"SEL"键 2 次,数值"26.0"开始闪动;

◇ 按"△"、"▽",调整温度上限设定值;

◇ 按"SEL"键 1 次,完成设定。

③ B3 温度下限设定:

同 B2 设定操作一样。IS3 型智能型主机湿度上下限设置无报警功能,不需要修改 B4。

5. 送风、排风系统工作频率上下限设定

警告!此设定出厂前已设置好,请用户不要擅自修改,以免误操作导致程序出错。若必要时需进行修改设置,请操作人员仔细阅读说明书,谨慎操作,出现异常情况,请及时与本厂技术服务部联系!

操作步骤:

(1) 同时按住"△"、"▽"键几秒,直到显示屏出现"PARA 2"(跳出"PARA 1"时,请不要松开按键),立即松开按键。

(2) 连续按"▷"键 25 下,翻转液晶屏显示,直到屏幕出现图 2-14 所示内容,此时 Y1 闪显,可以对 Y1 值进行修改(注:Y1 为送风系统工作上限和下限,Y2 为排风系统工作上限和下限)。

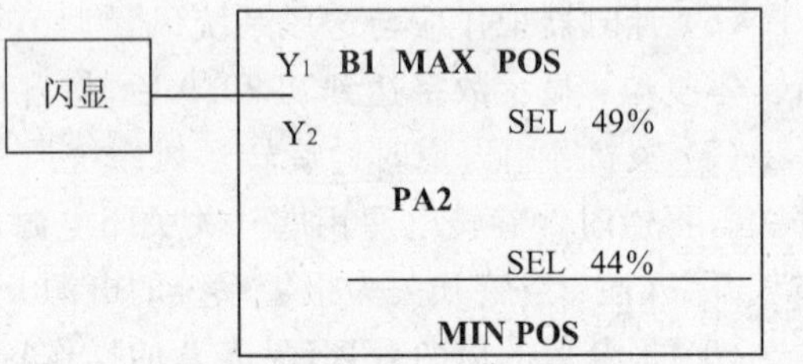

图 2-14 微机控制显示图

(3) 按一下"SEL"键,上面一个百分数闪显,按"△"、"▽"键调整设定值,例如,设定 Y1 上限为 49%;再按一下"SEL"键,下面一个百分数开始闪显,按"△"、"▽"键调整设定,例如,设定 Y1 下限为 44%,再按一下"SEL"键,完成 Y1 修改,Y1 又开始闪显。

(4) 按"▷"键,Y2 闪显,按步骤 3 设置 Y2 上下限值。

(5) 连续按"▷"键 6 下,退出设置,查看 B1 数值。

6. 主机的维护保养

(1) 每月保养(或按运行 1 000 h 保养)

① 清洗送风系统粗效的操作:抽出板式粗效,用水冲洗,晾干后插入即可。

② 清洁沉积在两侧的百叶进风窗的灰尘。

(2) 季度保养(或按运行 5 000 h 保养)

清洗排风系统粗效的操作:用螺丝刀卸下盖板螺丝,抽出板式粗效,用水冲洗,晾干后插入槽内并拧紧盖板螺丝。

(3) 年度保养(或按运行 10 000 h 保养)

经过约 10 000 h 的运行后,高铲过滤器内已经沉积了许多粉尘,须予以更换。如设备的使用环境比较干净或在屏障系统内使用的,则可适当延长高效过滤器的使用寿命,2～3 年更换也可以,以调节风量压差保持在 20 Pa 以上,且换气次数达到 10 次以上来检验是否应更换。高效过滤器更换须由生产厂家专业技术人员更换,更换后须重新检测技术指标。更换高效过滤器后第一次使用前须进行管道消毒灭菌。

7. 注意事项

(1) 电气箱内有220V电，须常关闭门锁，妥善保管钥匙，非操作人员不得接触电气控制柜钥匙。

(2) 打开机箱门更换滤材时，操作人员须应小心操作，注意电器安全。

(3) 更换高效过滤器时，排风系统盖板压紧螺丝应拧紧，确保盖板密封。有条件的可进行检测和消毒杀菌。

二、独立通气笼盒的标准化操作规范

(一) 饲养或实验人员进出IVC实验动物室(或动物实验室)管理规范

1. 环境中放置的IVC动物室

(1) 开放环境对人员的要求与进入普通办公室或实验室一样，可以说没有任何强制性的约束要求，只要穿上整洁的白大衣即可在IVC外面观察动物。

(2) 在开放环境的100级洁净层流台上操作时，为防止污染，操作人员必须带上灭菌医用乳胶手套、一次性无菌口罩和帽子。

(3) 饲养或实验人员工作完毕离开IVC室时，必须检查一下动物和IVC设备，确保处于正常状态，然后关门离开。

2. 简易洁净环境中放置的IVC动物室

(1) 简易洁净环境即在基本密闭的房间中，适量补充新鲜空气，经初效过滤器过滤，室内相对洁净的环境。人员进入须在穿衣间换穿清洁工作衣、鞋，戴上一次性无菌口罩帽子，方可进入室内操作和观察动物。

(2) 在100级洁净层流台上操作时，也需戴上无菌医用乳胶手套。

(3) 饲养或实验人员工作完毕离开IVC室时，也必须检查一下动物和IVC设备，确保处于正常状态，然后在穿衣间脱下工作衣、鞋，把一次性物品和IVC室的废弃物一起放入黑色垃圾塑料袋内，扎紧带子，顺便带出并关门离开。

3. 屏障系统环境中放置的IVC动物室

(1) 人员进出路线，应按屏障系统"单向"规定进行，不得逆向进出(如图2-15所示)。

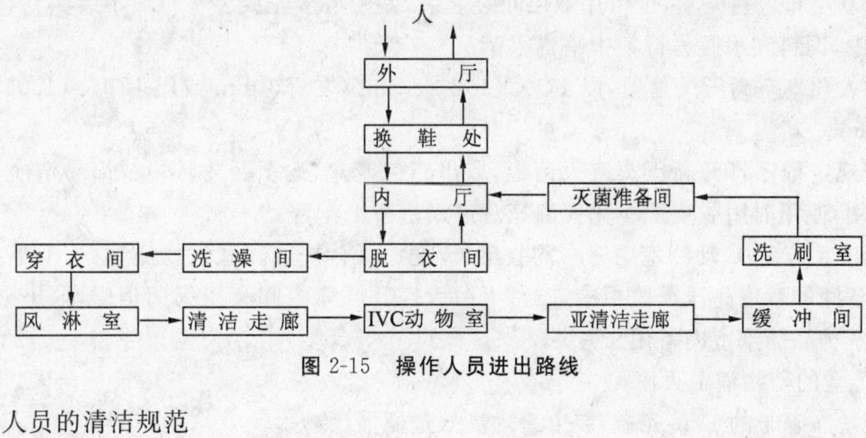

图2-15 操作人员进出路线

(2) 人员的清洁规范

① 人员进入外厅先脱去外衣，将个人物品一并放入自己的衣柜中，在换鞋处第一次换鞋，进入内厅。

② 在进入洗澡间前的脱衣间，脱去全部衣服，第二次换鞋。

③ 进入洗澡间沐浴，并用指刷刷净指甲沟。

④ 在穿衣间穿上封闭式无菌工作衣，戴上一次性无菌口罩和帽子，并第三次换鞋。

⑤ 进入风淋室，关上门风淋 3 min，然后打开清洁走廊的门，进入清洁走廊。

⑥ 进入灭菌锅内室的清洁物品储藏室，取灭菌笼器具、饲料、垫料以及通过传递窗和药液渡槽进来的实验器材，从清洁走廊进入 IVC 动物饲育室或动物实验室。

⑦ 在 IVC 室操作完成后，打开通向亚清洁走廊的门，将废弃物、换下的笼器具及不用的实验器材随人员一并推入亚清洁走廊，关紧通向亚洁清走廊的 IVC 室门。

⑧ 若还有第二、第三间 IVC 动物室需要操作，则在把这间的废弃物推入亚清洁走廊后，从里面关上通向亚清洁走廊的门，人员可从 IVC 动物室进入清洁走廊，然后再进入另一间 IVC 动物室。

⑨ 工作结束，人员从最后一间 IVC 动物室进入亚清洁走廊，用推车收集各室推入亚清洁走廊中的废弃物、换下的笼器具等物品，经缓冲间过渡，送入洗刷室洗涤和废物打包处理。

⑩ 人员从洗刷室穿过灭菌准备间和内厅，回到脱衣间，脱下工作服、帽、鞋和口罩，放入洗衣筐，换上自己的衣服、换上第一次换鞋时穿过的鞋，离开脱衣间。在外面换鞋处换上自己的鞋，外厅换上自己的外衣，取回自己的物品，离开屏障系统 IVC 动物室。

(二) 饲育物品进出 IVC 实验动物室(或动物实验室)管理规范

1. IVC 笼盒的清洗、消毒灭菌

(1) 笼盒的清洗

① 收集 IVC 动物室已使用过的笼盒，实验动物繁育、生产使用的笼盒应与动物实验所使用的笼盒严格分开堆放，并有固定醒目的标记区分。

② 将笼盒中的垫料分别倒入废物倾倒箱中，倒完后取出废物倾倒箱中的垃圾塑料袋，扎紧、外运、焚烧。

③ 笼盒应用热水(80℃)浸泡 1～2 h，然后在加入适量洗涤剂的热水中刷洗，洗毕，再用清水冲净，斜位倒放在不锈钢架上自然晾干。

(2) 笼盒的高温高压消毒灭菌

① 用双层布包裹笼盒，也可用双层布袋套装，盒中可事先放装垫料或不装垫料，金属网盖可安放其中，饲料和水瓶另行集中消毒灭菌。

② 放入预真空高压灭菌柜，以 131℃($1.2\ kg/cm^2$)灭菌 3 min 或用 121 ℃($1.05\ kg/cm^2$)灭菌 30 min。

③ 按规定程序打开高压蒸汽灭菌柜，取出布包笼盒，运至开放环境或简易洁净环境 IVC 动物室备用，使用时用脱皮法净化灭菌笼盒进入超净工作台。

④ 屏障系统 IVC 动物室中笼盒的收集、清洗、灭菌，按屏障系统物流方向，汇集在洗刷室和灭菌准备间的双扉高压灭菌柜中进行，灭菌后打开屏障内侧高压灭菌柜门，取出灭菌笼盒，存放在清洗物品储藏室内备用。

(3) 笼盒的药物消毒灭菌

① 把洗净晾干的 IVC 笼盒，装上盒内高效过滤器(膜)。

② 用 2% 的过氧乙酸均匀喷洒在笼盒内壁上下，立即盖好笼盖，插入 IVC 笼架通气孔，通气、灭菌、排空 12 h，盒内过氧乙酸残余物已彻底排空，笼盒内已达到消毒灭菌要求。

2. IVC动物饲料的灭菌及传递

(1) IVC动物的微生物质量为SPF级，喂饲的饲料首选商品化的全价营养配合颗粒饲料。

(2) 实验动物饲料一般有繁殖料和育成料两种，繁殖料供繁殖哺乳动物使用；育成料供断奶生长发育动物使用，做动物实验的试验动物一般可喂饲繁殖料。

(3) VIC动物饲料的灭菌方法，首选Co60辐照灭菌的真空小包装饲料，在使用前请注意所用饲料的生产日期、保质期、真空包装有否破损及辐照灭菌指示剂是否变红，以确保饲料的质量及灭菌的效果。

(4) 若饲养的动物数量较多，也可用高温高压灭菌方法。将所选动物全价营养颗粒料放入有孔眼的不锈钢有盖容器中，用双层布料包裹，放入预真空高压蒸汽灭菌柜，灭菌温度、压力及时间等参数与笼盒灭菌相同。进入超净层流工作台的方法也一样。

(5) 屏障系统IVC动物室中，动物饲料的灭菌方法

① 使用Co60辐照灭菌的真空包装饲料，照例先检查所用饲料的生产日期、保质期、真空包装有否破损及辐照灭菌指示剂变色情况，确定其饲料质量，然后浸入屏障系统灭菌准备间外面药槽的消毒灭菌液中，进行包装外表灭菌，屏障系统内工作人员从里面取出，擦干液体，检查包装有否破损后，存放在清洁物品储藏室备用。药槽的药液可用1∶600“百毒杀”消毒灭菌。

② 若用屏障系统传递窗传递辐照灭菌饲料，可将已检查过质量状况的辐照饲料，依次放入传递窗(不要垒得太紧)，用2%的过氧乙酸喷洒或紫外灯对包装的表面进行消毒，关门密封30 min后，打开屏障系统传递窗内侧门，将灭菌后的饲料放入清洁物品储藏室备用。

③ 用屏障系统双扉高压预真空灭菌柜灭菌动物饲料的方法，与笼盒等物品一样，按屏障系统物流程序进行。

3. IVC动物饮用水的灭菌、灌装和管理

(1) 动物饮用水的灭菌、灌装

① 超滤加酸化除菌、抑菌水制作：自来水→加压水泵→砂滤器粗滤→活性碳过滤器→5 μ过滤器→1 μ过滤器→紫外线灭菌器→计量加液泵加入适量化学纯盐酸→不锈钢或无毒塑料容器储存→塑管进入超净工作台→灌装IVC笼盒内水瓶。

② 高温高压灭菌水制作：在洗净的动物饮水瓶中装上自来水，放入有孔眼的不锈钢容器中，排列紧密，防止倾倒，用双层布包裹，然后放进高温高压灭菌柜内，经121℃ 30 min高压灭菌，传至IVC动物室超净工作台门边，用脱皮法传入超净工作台内，备用。

(2) 动物饮用水的管理规范

① 设定加压水泵应每周对砂滤器反冲洗1次，每次30 min。

② 每天观察净水器的各个部件(加压水泵、砂滤器粗滤、活性碳过滤器、5 μ过滤器、1 μ过滤器、紫外线灭菌器、计量加液泵)运行是否正常。

③ 观察5 μ过滤器、1 μ过滤器的颜色是否变黄，适时更换过滤器。

④ 观察紫外线灯是否点亮。

⑤ 注意计量加液泵中的10%的化学纯盐酸的消耗进度，适时补充。

⑥ 每加过一次盐酸，都要对动物饮用水采样，作pH值检测，pH值控制在2.5～2.8的范围之内。

⑦ 同笼饮水瓶，在超净台内灌装酸化水，原则上可多次作用，如发现瓶中剩水混浊或有过

接触污染可能，则及时取出清洗、灭菌，方可使用，清洗、灭菌方法与高温高压灭菌水制作相同，也可用消毒灭菌浸泡法消毒灭菌。

⑧ 动物实验使用的动物数量较少，也可用技术监督部门认可的市售食用过滤净水，加适当化学纯盐酸，pH 值达到 2.5～2.8 范围，制成动物饮用酸化水，这就简化了过滤水管理的程序，质量也可保证。

4. IVC 动物垫料的选材和消毒灭菌

(1) 动物笼盒内使用的垫料，其作用主要是吸附动物排泄的水分和动物做窝的保温作用。垫料应选吸水性强、无刺激气味、无毒害、粉尘少、有一定柔软性、不会被动物所吃及便于清扫的材料。常用的垫料有木屑、刨花、碎玉米芯、碎纸条及膨化吸附材料，木材垫料切忌用有挥发性刺激气味和毒性的松木材料，会影响动物的正常生理和干扰实验的结果。随着饮水瓶质量的提高，人为漏水将减少，垫料使用时间可延长。在 IVC 笼盒中也可使用粗手纸作为垫料，效果更好。

(2) 垫料的原材料常常携带有各种病原微生物、寄生虫和昆虫卵，使用前必须经过高温高压消毒灭菌和除虫。高温高压灭菌方法与笼盒及饮用水消毒灭菌相同。另外，有条件的话，也可用射线辐照方法或化学熏蒸方法消毒灭菌。动物数量不多的 IVC 动物实验室，也可用牛皮纸袋包装粗手纸，在普通小型高压锅内消毒灭菌，或用家用微波炉消毒灭菌。

(三) 实验动物进出 IVC 实验动物(或动物实验室)管理规范

1. 引进实验动物的资质及来源

IVC 实验动物室的引种动物或 IVC 动物实验室使用的试验动物，必须来自国家认可的啮齿类动物保种中心或有生产许可证的地方实验动物供应基地，并附有该动物相应级别的有效合格证书。国外引进的稀缺和珍贵实验动物，必须办妥主管部门和海关的批准手续，方可引入。

2. 进入前检查

在引进 IVC 实验动物室(或动物实验室)前，应先检查核对动物运输盒上的各种标志(动物品种、品系、规格、数量等)，并检查包装箱及过滤膜有否破损，确认一切正确无损，方可移至 IVC 实验动物室或动物实验室(进入屏障系统中的 IVC 动物室，则应按屏障系统标准化程序操作进入)。

3. 灭菌、转移

用新配制的 2%的过氧乙酸溶液，喷洒动物运输盒外面，少许时间后把动物运输盒移至超净工作台内打开，同时把早已消毒灭菌并已放在超净工作台内的 IVC 笼盒盒盖轻轻打开，用消毒镊子夹住动物尾巴，把动物移放入 IVC 笼盒内。

4. 屏障系统 IVC 引进动物

屏障系统内的 IVC 动物室引进动物时，应先将动物运输盒放进传递窗，向传递窗中喷雾 2%的过氧乙酸或开紫外灯，经药物和紫外线消毒灭菌 3 min 后，打开屏障系统传递窗内的侧门，将动物运输盒移入屏障系统内，打开动物运输盒，用镊子把盒内动物移入事先准备好的 IVC 笼盒。

5. 外发动物传出 IVC 实验动物室的规范

(1) 先对动物运输盒用 15 mL/m^3 甲醛加 7.5 g/m^3 的高锰酸钾熏蒸，密封 24 h 进行盒内灭菌。

(2) 按动物引进法用2%的过氧乙酸喷洒盒外面消毒灭菌,再传入超净工作台。

(3) 发运动物饮用水胶冻制作,动物运输途中一般不放饮用水瓶,常用自来水1 000 mL加40 g琼脂粉,加热煮沸溶解,灌装密封在灭菌塑料袋中,15 min凝固后冷藏备用。

(4) 在超净台中打开动物运输盒盖,放入适当的灭菌垫料和灭菌颗粒饲料,用浸泡消毒灭菌方法灭菌后,用小剪刀剪开几个小口,放入运输盒内。

(5) 按IVC笼盒操作方法,喷洒IVC笼盒表面后移入超净工作台,打开IVC笼盒盖,用消毒镊子把所需外发的动物挟至动物运输盒中,按要求核对品系、日龄、体重及数量后,用封箱胶带封盖好。

(6) 移出超净工作台,在盒盖上对盒内动物写上明确标志,如品系、级别、谱系(代数)、日龄、体重、数量、许可证号、合格证号等。

(7) 送入外发动物待发室,进一步核对盒上标志后,发放外运。

(8) 屏障系统中IVC实验动物室外发动物的传出及发放,按屏障系统操作程序进行,即:动物运输盒→传递窗→清洁物品准备间→加入动物饲养物品→IVC动物室→动物装箱封盒→亚清洁走廊→缓冲间→外准备间→外发动物待发室。

6. 动物实验的试验动物携带出IVC动物实验室规范

(1) 动物实验使用的仪器设备,除小型的可放入超净工作台使用以外,大型仪器设备的试验和测试,都必须把动物携带出IVC动物实验室或屏障系统IVC室,IVC笼盒的密封性、安全性,确保SPF级实验动物方便带出,不被污染。

(2) 具有笼盒终端过滤器或有笼盒"生命之窗"的IVC设备均可方便地携带动物离开动物实验室。

(3) 当外面气温或试验场所温度与IVC动物实验室温度相差较大时,携出动物必须使用保温运输车,并调控试验场所温度达到实验动物环境及设施国家标准中所规定的要求。其他指标相应参照。

(4) 如要作接触动物机体的相关测试,试验场所(或其他实验室)必须准备有100级超净工作台,在超净台中按规定程序才能打开IVC笼盒,接触动物机体的换能探头或器械必须经高温消毒灭菌或药物灭菌处理。

(5) 利用大型仪器设备(如X光机、CT等)对实验动物进行检测,可把IVC笼盒在超净工作台中先取出不锈钢金属网盖、水瓶和食料,放入少许乙醚棉球,盖好笼盖,对动物适当麻醉。当动物不太活动时,连笼盒一起进行检测,确保动物不受污染。

(6) 屏障系统IVC室中的实验动物需外带出做试验,必须按屏障系统动物进出管理规范进行。

(四) 实验器材进入IVC实验动物室(或动物实验室)管理规范

1. 耐高温消毒灭菌器材——高温高压灭菌

(1) 耐高温消毒灭菌类器材指解剖刀、镊子、针头等金属类器材以及玻璃注射针筒、培养器皿、标本瓶等玻璃器材和工作服、手术巾、棉花、纱布等棉织品器材。

(2) 把这些耐高温消毒灭菌器材分门别类,用双层棉布包裹、打包、扎紧。

(3) 把器械、物品包放入高温高压柜(锅)中灭菌,灭菌温度、压力及时间同笼盒灭菌。

(4) 冷却后,以脱皮法移入早已开启的超净工作台中,备用。

2. 不耐高温消毒灭菌类器材——药液浸泡灭菌

（1）不耐高温消毒灭菌类器材指已经过辐照灭菌密封的一次性塑料注射器、橡胶导管、乳胶手套等封装橡塑制品表面灭菌以及蜡封瓶口的各种试剂、溶液等。

（2）用适当压力先检查不耐高温消毒灭菌类器材的外包装的密封性能，把试剂溶液瓶倒过来检查瓶口蜡封效果。只有密封性能好的才能用药液浸泡灭菌法灭菌。

（3）在药液容器中，按 1∶600 比例用自来水配置“百毒杀”灭菌药液，数量以完全浸泡器材为好。

（4）把适宜消毒灭菌的器材包及试剂溶液瓶，浸泡在药液容器中，浸泡 3 min 取出，传入超净工作台，并在台中用灭菌毛巾擦干表面，备用。

（5）实验中紧急需用的金属手术器械，也可用药液浸泡法消毒灭菌。

3. 不耐高温消毒灭菌，又不能用药物浸泡法消毒的小型仪器——熏蒸、紫外灭菌

（1）不耐高温消毒灭菌，又不能用药液浸泡法消毒灭菌的小型仪器，如微量天平、血压计、计数器、节拍器、计时钟及专用的小动物功能性模型训练器等。

（2）把这些实验必备仪器，事先放入超净工作台内，超净台停止运转，关闭移门并用封箱胶带封缝，只开紫外灯，用适量甲醛加高锰酸钾汽化熏蒸，辅以紫外线臭氧消毒灭菌。

（3）熏蒸 6～12 h（视用药量的多少而定）后，开启超净台风机及实验室室内排风机，排清残余甲醛气体后，即可使用。

4. 实验器材及小型仪器进入屏障系统 IVC 室

实验器材及小型仪器进入屏障系统 IVC 室，按屏障系统物品进入程序规范进行，三类不同性质的实验器材及仪器，可分别通过屏障系统双门高压灭菌柜、药液渡槽和传递窗进入屏障系统内 IVC 室。

（五）饲养和动物实验人员操作使用 IVC 管理规范

1. IVC 操作使用前的准备工作

（1）开启超净工作台风机，净化台内环境。打开工作灯达到工作照明度。

（2）检查超净工作台中已准备的各种灭菌饲料和实验物品（饲料、垫料、酸化水及实验用物）是否齐全。若需更换笼盒，检查灭菌笼盒准备情况，并用不锈钢推车移至超净台移门边。

（3）检查喷雾器喷洒效果及超净台内外擦抹用的药液是否已配置好。

（4）打开房间内排风系统，排除打开笼盒时逸出的有味气体。

（5）检查 IVC 机组各种表头指针及扫描目视各笼盒内的动物情况，估测 IVC 运行情况。

（6）记录影响实验动物繁殖、生长、发育的主要环境参数，如温度、相对湿度、日温差、笼盒内外压差等。

2. IVC 操作使用程序及规范

（1）人员戴好一次性口罩、帽子及医用乳胶手套（注意：戴手套前应洗净手及指甲，若指甲太长应适当修剪，以免戳破医用乳胶手套）。

（2）用双手轻轻抬起 IVC 笼盒外端，沿笼架搁挡向外移出笼盒，放在超净工作台旁的不锈钢小推车上（见图 2-16）。

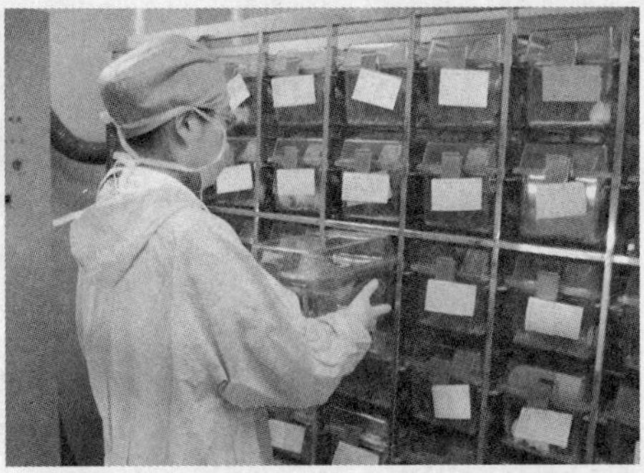

图 2-16 戴好手套、口罩和帽子，从IVC笼架上取下笼盒

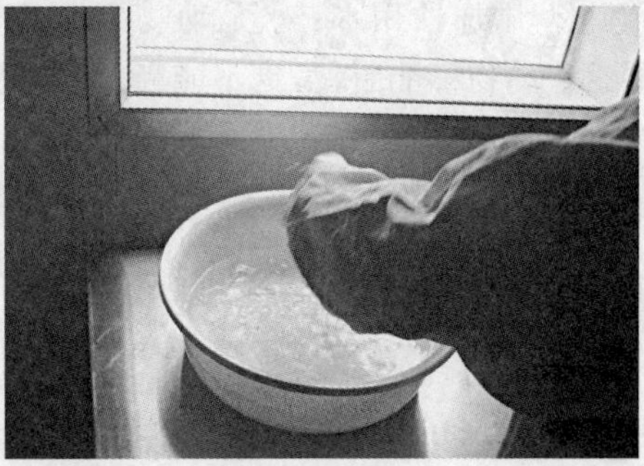

图 2-17 拧干消毒药液浸泡的毛巾

(3) 用药液喷雾器充分喷洒双手手套外表及 IVC 笼盒的外面，消毒灭菌并沾粘住表面的尘埃，防止进入超净台时被层流气体吹扬。也可用带手套的双手浸入药液容器中，捞起并拧干药液毛巾，擦干手套外液滴，同时擦一下笼盒的外表(见图 2-17～图 2-19)。

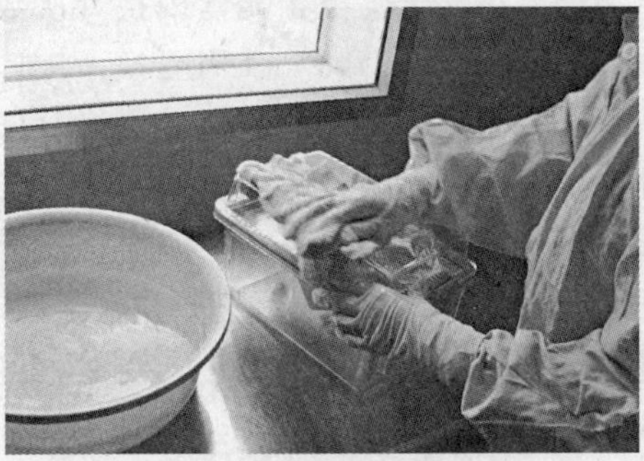

图 2-18 擦拭IVC笼盒外表

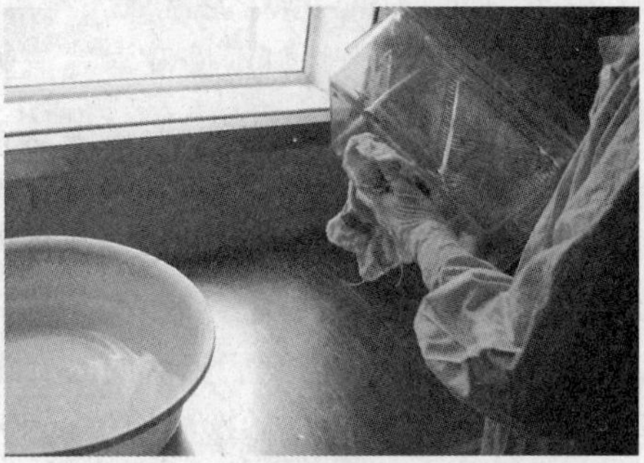

图 2-19 擦拭IVC笼盒底部

(4) 打开超净工作台移门(高度只要能使笼盒进入即可)，把笼盒移入超净工作台。

(5) 适当拉下超净工作台移门(高度只要操作者双手在台中活动自如即可)，打开 IVC 笼盒盖底之间的紧固扣并打开笼盖，侧卧放在一边(见图 2-20)。

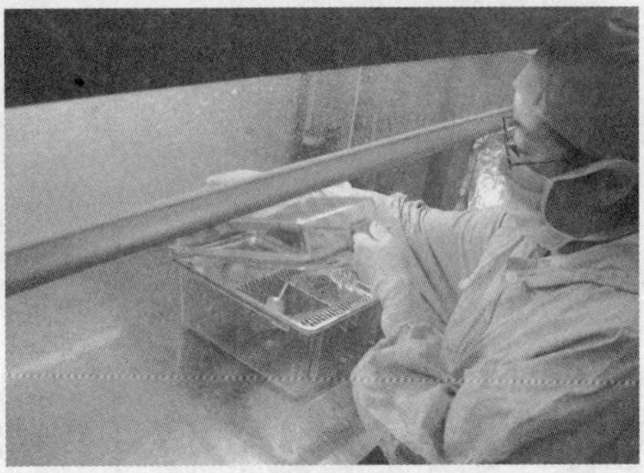

图 2-20 移放入超净工作台中打开盒盖

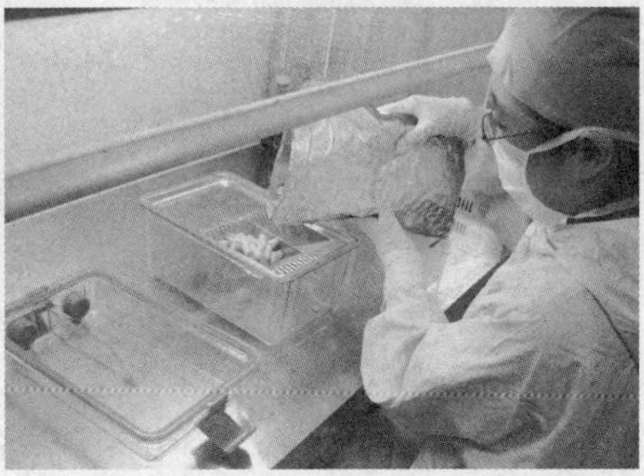

图 2-21 添加辐照灭菌饲料

(6) 目视笼盒中动物的生活情况，作出添料、加水、换盒、幼仔断乳分窝及动物实验的抉择，并实施。

① 添加饮饲料：啮齿类动物为自由采食(因实验需要，限量供给除外)，采食时间大多在夜晚，白天目视盒中应富余供给。添加时，用小剪刀剪开辐照饲料铝泊包装，加满料斗即可，根据动物的数量，一般加一次料可维持三天左右(见图 2-21)。

② 添加饮用水：水是动物生存的重要营养要素。动物不能断食，更不能断水。啮齿类动物的饮水量不大，一瓶 250 mL 的水对 4～8 只小鼠，维持三天足足有余。断水的主要原因是水瓶或饮水口漏水。防止断水的关键是选择优质水瓶和灌水后瓶盖的拧紧。打开笼盒，取出水瓶，观察水瓶中剩余水的水质是否混浊，如发现混浊，应立即更换水瓶，换上一瓶已清洗过水瓶并经灭菌的饮用水。若剩余水清澈，未发现有污染的情况，则可使用原来水瓶，在超净台中直接通过龙头灌装超滤酸化水，继续使用。灌装毕，关紧龙头阀门，防止泄漏、腐蚀超净工作台台面(见图 2-22)。

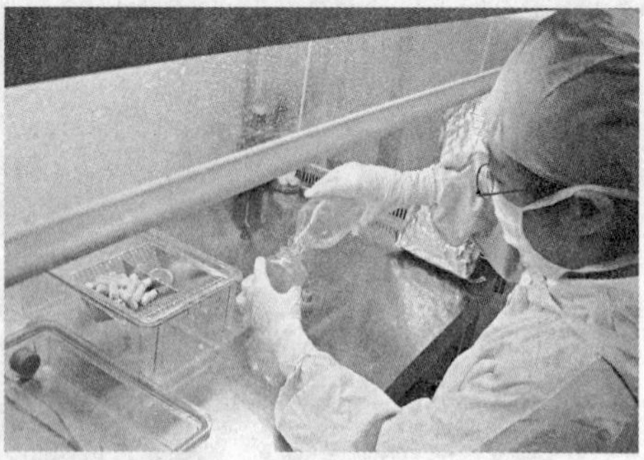

图 2-22　灌装超滤酸化水

③ 更换笼盒：动物笼盒是动物生活、活动、休息的场所，一定要保持干燥无有害气味，造就一个生活舒适的环境。IVC 笼盒最大特点是能满足上述要求。由于笼盒内换气次数高，带走了盒内水分，保持盒内垫料干燥及空气清爽。笼盒一般可延长到 2～3 周更换一次，减少了更换笼盒带来的一系列人力、物力的付出，大大提高了工作效率。IVC 笼盒的更换，可先将灭菌过的笼盒移入超净工作台中，铺放适量灭菌垫料，然后打开需换笼盒的金属网盖，用消毒灭菌过的大镊子(镊头最好套上一段乳胶管)，夹住动物尾巴，把动物移至新的笼盒，盖上金属网盖，加足饲料及饮用水，盖上盒盖，扣上紧固扣(见图 2-23、图 2-24)，最后把原笼盒上的动物卡片移插至新的笼盒上，并把换下笼盒放入专用塑料袋中，扎紧集中外运处理。当然，更换笼盒也可只换笼盒底盒，不换盒盖，这要视笼盒的使用情况而定。更换笼盒时，有时也可顺便检查一下盒盖上的终端过滤器情况，并作适当处理(互相对换、换膜等)。

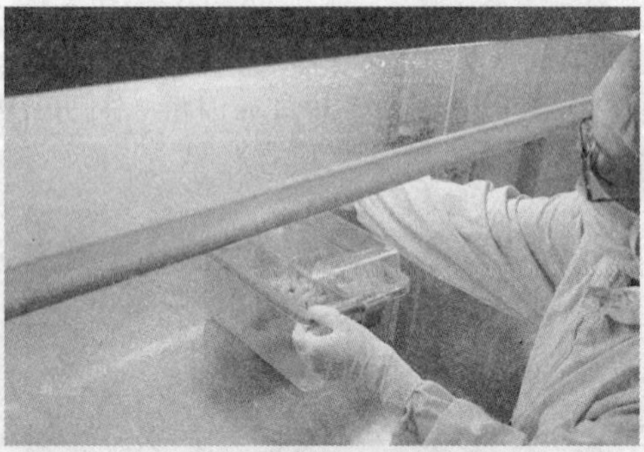

图 2-23　盖上IVC笼盖

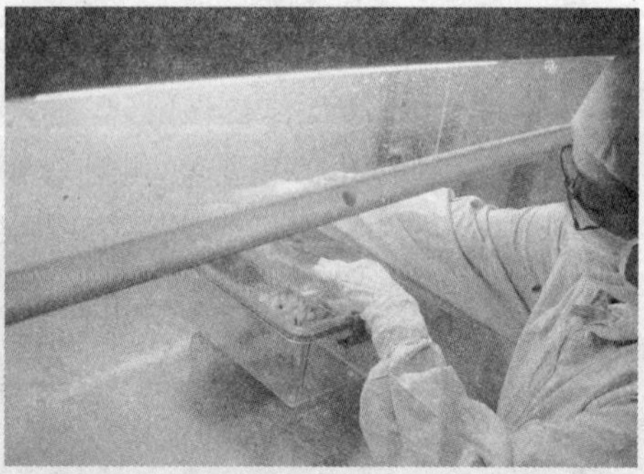

图 2-24　扣紧笼盒搭扣，送回IVC笼架

④ 幼仔断乳分窝：方法同更换笼盒。

⑤ 动物实验：按上述方法，打开笼盒盖，在超净工作台内再次对戴有乳胶手套的双手用 75%的酒精棉球擦拭消毒灭菌，从笼盒中取出动物，放在小动物手术台(板)上，麻醉、捆绑四肢、手术、止血、缝合，或灌药、注射、采血，或处死、解剖、取标本等。实验完毕，顺便检查一下动物饲料、饮水及笼盒的污染情况，该添就添，该加则加，该换就换，一切视情况而定(见图2-25、图 2-26)。

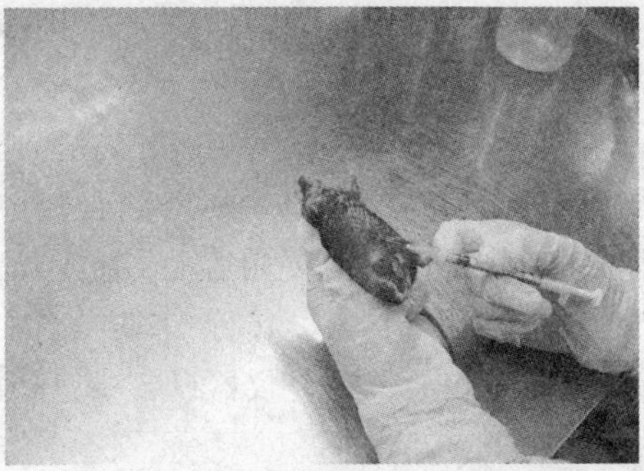

图 2-25 超净台中动物实验Ⅰ

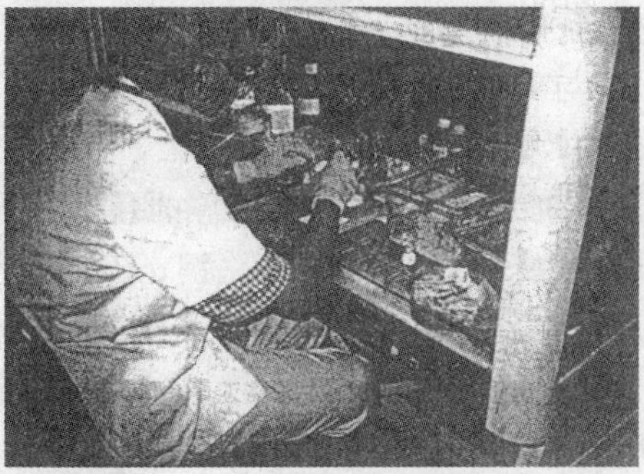

图 2-26 超净台中动物实验Ⅱ

⑥ 做完超净工作台中的饲养和实验工作，盖好笼盒，打开超净台移门，取出笼盒，放在IVC笼架上原位(如需更换位置，则另作别论)，对准笼架进出风口，沿笼架搁挡，轻轻推入，接口后在笼架固定钮内放下即可。

⑦ 依此操作第二个笼盒或做下一个组合的动物实验。

(六) IVC实验动物室(或动物实验室)清洁卫生管理规范

IVC设备可随意放置在任何环境中使用，即可放在屏障系统设施中使用，又可放置在简易洁净房间中使用，甚至可放在普通的开放系统实验室使用。当然环境越干净清洁，尘埃颗粒越少，对IVC设备中过滤膜的保护越好，过滤膜的使用寿命也将大大提高，操作时不慎污染的机会也将减少。因此，不论什么环境中安放使用IVC设备，实验动物室(或动物实验室)的清洁卫生都是至关重要的。每天都清扫、擦拭和保持整洁。

1. IVC操作使用完毕，及时打扫干净饲料、垫料、碎屑，然后应用药液依次擦拭超净工作台、不锈钢推车、IVC笼架、机箱等设备，清除死角尘埃，消毒灭菌。

2. 利用剩余药液拖擦地面。密切注意机箱底部、台脚、凳脚周围的干净。

3. 每周擦拭墙壁一次，每月擦拭顶棚一次，保持四角无尘、无蛛网、无污迹。

4. 每天操作结束，清扫完成后，开启定时控制紫外灯半小时，进行空气消毒。如大量笼盒换盒，为防止动物实验中试验动物有害微生物气溶胶的扩散、污染，换盒后应立即对动物实验室的空气进行一次喷雾消毒、灭菌。

5. IVC实验动物室(或动物实验室)内的各类饲育物品、用具，动物实验仪器及器材均需摆放整齐有序，药品及试剂标签清晰完好，与饲育动物及动物实验无关的物品，一律不得带入存放在IVC实验动物室(或动物实验室)内。

6. 每天工作结束将IVC实验动物室(或动物实验室)内废物垃圾袋扎好，带出集中处理。屏障系统设施内的IVC动物室，按屏障系统物流规范，通过亚清洁走廊和缓冲室带出。

7. 清洁卫生专用消毒灭菌液有：过氧乙酸(0.5%～1%喷雾)，百毒杀或消毒灵(0.2%～0.5%喷雾，0.1%擦拭)，新洁尔灭(0.1%擦拭)，漂白精片(每10 L水2片拖地)，次氯酸钠(1%喷雾)。

(七) IVC及辅助设备的维护、保养管理规范

IVC是新型的SPF实验动物笼具设备，高科技含量较高，价格昂贵，属大型贵重仪器设备之列，而且经常连续运转不停顿，对设备的维护保养至关重要。IVC实验动物室(或动物实验室)是SPF级的动物室。12项环境指标，均需达到实验动物环境设施国家标准中、小型啮齿类动物屏障系统环境(SPF级)的指标，有的项目将达到隔离系统的指标。为此，一个有生产或

使用许可证的动物室，还必须有相关辅助设备和设施来维持运行，才能达到要求。相关辅助设备的设施与 IVC 一样重要，均需经常维护、保养，方能经久连续运行。

1. IVC 设备的维护、保养

(1) 一般仪器设备维护、保养的目的是为了能及时处理解决仪器设备在运行过程中所出现的异常的技术状态，如脏、松、漏、干摩擦等。维护、保养工作的主要内容是：清洁、润滑、紧固、防腐蚀等，以保持仪器设备经常处于整洁、润滑、安全的运行状态。实行“三防”、“四定”，即“防尘、防潮、防震”和“定人保管、定期保养、定点存放、定期校验”，是使仪器设备一直处于良好技术状态的必要条件。

(2) IVC 设备是一种低噪声、高洁净级别、密封性好、可连续运行的净化专用设备，其维护、保养要点如下：

① 每天检查 IVC 机箱上所有表头的参数是否符合机组运行的要求，特别注意风机供电的电压表头，不得低于额定起动电压值。

② 检查笼内外压差表，是否维持在规定的数值范围。压差太大，说明过滤膜通透性好，进风量大于排风量，维持正压，抗逆向污染好，如加大排风量则换气量大。若加大进风机电压，压差还太小，则说明过滤膜已堵塞，进风量加不大，笼盒内外正压差小，如加大排风量，而笼盒密封性又差，则易于污染。应该逐级更换过滤膜，增加过滤膜通透性。

③ 检查和更换机箱内过滤膜的程序：初效过滤膜→中效过滤膜→高效过滤膜。过滤膜更换时间应根据 IVC 放置环境的洁净度(普通开放环境、简易洁净环境、屏障系统环境)不同有所不同。原则上 1～3 个月更换或清洗初效过滤膜，6～9 个月更换中效过滤膜，1～1.5 年更换高效过滤膜。

④ IVC 笼盒终端过滤膜的更换，主要是更换笼盒出风口的过滤膜。饲养动物的笼盒，由于垫料中的尘埃颗粒及饲料被咬成的碎末，加上动物活动的扬搅，造成笼盒中尘粒较多，四处飞扬。笼盒内通风，使盒内尘粒汇集趋向出风口，故出风口过滤膜极易堵塞，目视外观可见颜色逐渐变成浅黄色，时间一长，可见堆积一片尘埃，严重影响回风通透，使笼盒内的实际换气次数大大减少。由于笼盒内终端过滤膜的结构、大小，过滤膜有效面积，膜孔的通透性(膜的类别、型号)以及所用垫料的性质(尘埃率)，饲料的质量(硬度、黏度)等的不同，过滤膜的动态堵阻率或通透性变化也是千差百异。因此，很难提出更换过滤膜的参考时间表，只能以目视观察，前后对比，以笼盒内水汽的凝集(湿度变化)和盒内垫料的干湿度等作为更换笼盒终端过滤膜的依据。

⑤ 噪声是刺激啮齿类动物神经—内分泌系统的有害物理因素，严重干扰动物的繁殖和生长发育，造成动物流产、吃仔及产生精神症状。IVC 机械噪声的产生主要是风机老化(轮轴磨损、变形)或有异物进入风机造成。为此，必须经常静听机组噪声的变化，区别是由于调节电压使风机加速，风量增大时的正常噪声变化还是突然噪声增大或有奇怪异物噪声的变化。若有条件的话，可用噪声仪按一定方法自检 IVC 机组的噪声。如发现机组噪声明显增大或有异物声，应立即停机，请制造厂商派技术人员前来检查处理。

⑥ 屏障系统实验动物室(或动物实验室)都需有双回路电源或大型备用发电机，确保供电不间断。IVC 笼盒内空间很小，断电将对盒内动物生存构成极大的威胁，笼盒终端过滤器及“生命之窗”给断电时笼盒内动物的生存带来了一线希望。然而，经常检查双回路供电的切换装置和自备小型发电机的发电演练以及不间断电源(UPS)和动物室断电电话自动报警系统的

正常工作非常重要。好在 IVC 的耗电功率很小，配备各种自供电设备并不困难，而且即使发现断电，只要把笼盒脱开机架，利用笼盒终端过滤膜的保护和通透，盒中动物照样可以赖以生存很长时间，这也是 IVC 的重大优点之一。

⑦ 每月检查 IVC 机箱控制系统及报警系统的各种开关、换能器、电池、指示氖灯、表头和保险丝的接触状况、运行状况，确保机组运行正常。

2. 超净工作台的维护、保养

超净工作台是与 IVC 设备密切配套的主要专用净化设备，是 IVC 笼盒更换、给饲养动物添料、加水以及动物实验的净化场所。

(1) 定期检查超净台风量的大小。拉下移门，留出空隙 3～5 cm 时，可明显感到风量的大小，也可用风速测定仪准确测定风速，换算成风量。当风量减小到新工作台指标数一半时，说明过滤器已堵塞，应考虑请厂家来更换过滤器。

(2) 使用超净工作台时，应注意噪声是否增大或是否有异声。如发现有此情况，应立即停机，请厂家技术人员前来检修。

(3) 随时注意超净工作台移门的可动性，如发现移门阻力突然增大时，应考虑检查移门机械装置中的钢丝吊索是否准确镶嵌在滑轮槽中，如已脱离槽轨，则移门将无法上下移动或阻力大增。若移动阻力逐渐增大，则可在滑轮部位适当加点润滑油以解除。密切注意超净工作台中的紫外灯，照明灯以及电路控制板上各种氖灯和开关的正常运行状态，若发现坏了，请电工及时修复。紫外灯的有效工作寿命仅 300～500 h，随着时间的延长，虽然仍能起辉发出紫光，但紫外线的强度及臭氧的产生率已大为减小，灭菌效果大大下降，应及时考虑更换新管。

(4) 工作完毕，特别要注意超净工作台内的清洁，饲料和垫料碎屑很容易通过台面上的回风孔进入台下死角，时间一长就会变质发霉、发酵，影响整体环境，故经常清除台面下回风口夹层中的垃圾，事关重要。

(5) 超净工作台内设有过滤酸化水灌装阀门(开关)，酸化水具有一定的腐蚀性，灌接口下必须有漏液接收容器，预防漏液泄至台面，腐蚀台面，灌装完毕必须检查阀门关闭的情况，防止酸化水大量泄漏。

3. 空调机的维护、保养

实验动物室(或动物实验室)的温度与日温差的范围，在实验动物环境及设施国家标准中有明确的规定。温度对实验动物的繁殖、生长、发育以及动物实验数据的科学性、准确性有十分重要的影响，超标会造成实验动物的大批死亡。为了保持实验动物环境的达标和恒定，常年使用空调，连续运转空调机都是必须的，因此，空调机的维护、保养非常重要。

(1) 每天关注动物室内的温度，从机箱上的温度表头上可直接读出室内或笼盒内的温湿度。室内使用高低温温度计，就可读出一天 24 h 中室内的日温差，从而就可知道，空调机的运转是否正常。

(2) 每年春、秋两季分别对空调机进行两次预防性保养维修，重点是检漏，保证机内氟里昂或其他制冷剂的充盈确保制冷、产热效果。同时对室外机散热器去尘，螺丝紧固，轴承加油或更换轴承等工序进行保养和例行更换。

(3) 经常检查空调机的遥控温控装置，根据不同季节，设置不同温度挡次，一般夏天控温设置温度在国际规定范围近上限的附近，冬天设置温度在国际规定范围近下限的附近，尽量减小与环境温度差距，延长空调机的使用寿命。同时密切注意遥控器中电池的耗电情况，及时更换，防止腐蚀摇控器电路。

(4) IVC 实验动物室（或动物实验室）的空调机可用分体式空调机，利用室内循环制冷或产热，大大降低了空调机的功率和能耗，节省了运转费用。为提高室内挂机或柜机的冷热交换效率，应每月清除室内机过滤网罩上的尘埃，确保空调效果。

（八）IVC 实验动物室（动物实验室）数据记录管理规范

1. 进出 IVC 实验动物室（或动物实验室）的人员，必须在人员进出登记本上记录日期、姓名、单位（动物实验单位）、进室时间、离开时间、工作内容、机组运行情况等。

2. 工作人员每天下午两次观察温度计、湿度计及高低温温度计，记录当时的温度、相对湿度和 24 h 中的日温差（最高温度和最低温度）。

3. IVC 笼盒上应有与盒内动物一致的识别标签，并依次编号，排放整齐。

4. 必须认真、及时、完整地记录 IVC 笼盒标签上的各个项目。种群和繁殖群标签上的数据应立即输入计算机种群、繁殖群谱系数据库。动物实验笼盒标签必须保留存档，作为年度工作统计资料或备查用。

5. 认真记录 IVC 实验动物室（或动物实验室）工作日记，内容包括：当天的主要工作，引进动物品种、品系数量及笼盒编号，发出动物的品种、品系、数量及笼盒编号，配种动物数及笼盒编号，淘汰动物数及笼盒编号，动物死亡数及笼盒编号，动物实验内容（如：外科手术、移殖肿瘤、注射药剂、灌药、测量血压、采血、取标本等）及试验动物反应情况（如：麻醉苏醒、手术成功、出血渗血、肿瘤移殖失败、动物死亡等）。

6. 繁殖生产实验动物的 IVC 实验动物室，周末应按时完成实验动物“繁殖生产动态周报表”，交办公室资料室汇总。

7. IVC 实验动物室（或动物实验室）仪器、设备维护、保养和修养情况应及时详细记录在“仪器、设备维护、保养、修理记录本”上，记录应包括：日期、故障情况、检测记录、更换零件名称数量及维护、修理人员签名等。

8. 建立 IVC 实验动物室（或动物实验室）各种异常情况报告制度，及时报告主管人员，迅速协同处理并记录在案。

第四节　冷暖设备

一个正规的实验室应该有一个恒温、恒湿的环境，因为许多实验是在恒温、恒湿条件下操作才较为理想，所以最好具备空间装置；精密仪器室需要保持恒温。本节介绍化验常用的加热、制冷设备，包括电热恒温干燥箱、培养箱和水温箱及电炉、电热板、电热套、高温炉和高压灭菌设备及制冷设备等。

一、电热设备

（一）高温恒温箱、培养箱和水温箱

高温恒温箱、培养箱和水温箱都是用电进行加热恒温的箱体式结构。其中高温恒温箱用来干燥物品或干热灭菌，其恒温调节范围大致在 40～300 ℃。

培养箱用于培养细菌等。其恒温调节范围自高于室温 3 ℃起至 60 ℃。它有直热、隔水和油电两用三种形式。其中，直热式用电热丝直接加热。隔水式的恒温室被水箱包围，通电后，加热的是水，利用水为介质使箱内恒温，其特点是温度的上升或下降较为缓慢，更适合于细菌的培养。油电两用式既可以用电热管加热，亦可用煤油灯加热，适合于供电不正常或无电源的地区使用。

水温箱用水作传导来间接恒温加热，其恒温调节范围自高于室温 3 ℃起至 65 ℃。

1. 结构

电热恒温器。主要由箱体、电热器和温度控制三部分组成。其结构如图2-27所示。它配合现代研究的新设计采用微电脑 PID 温度控制方式，并有循环风扇，加热器具有耐药性和耐久性，并具有复杂的温度曲线设定功能，电脑综合了运转、管理、连载功能。

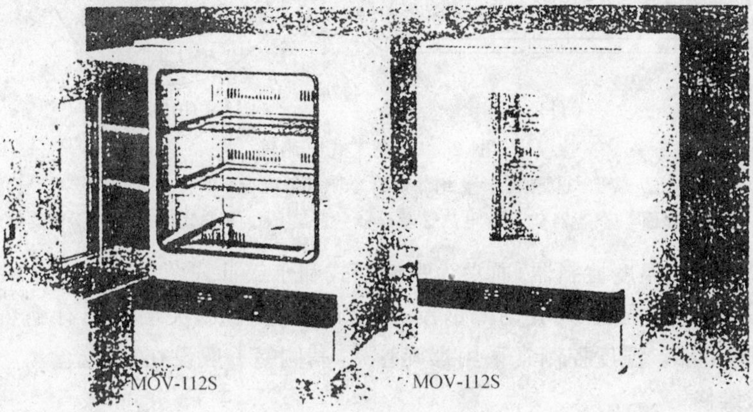

图 2-27　高温恒温器

(1) 箱体

箱体由箱壳、箱门、恒温室、进气孔、排气孔以及侧室等组成。

① 箱壳：烤箱的外壳用薄铁(钢)板制成。箱壁一般为三层。三层铁板之间形成内外两个夹层。外夹层中大多填充玻璃纤维或石棉板等隔热材料，内夹层作为空气对流层。

② 箱门：箱门都是双重门。内门为玻璃门，用于在减少热量散失的情况下观察所烘烤的物品。外门用于隔热保温。

③ 恒温室：最内层铁板所围绕的空间叫做恒温室。室内一般有 2～3 层网状搁架，用于放置物品。温度控制器的感温部分从左侧壁的上部伸入到恒温室内。底部夹层中装有加热用的电热丝。

(2) 电热丝

高温恒温器的电热丝通常由四根并联组成。和普通的电炉类似，电热丝均匀地盘绕在由耐火材料烧成的绝缘板上。四根电热丝分为两组，两根为一组。根据需要，既可以用四根同时加热，也可以只用两根来加热。两种加热方式的转换由开关控制。电热丝的总功率通常在 1～8 kW之间。

(3) 温度控制器

高温恒温器上使用的温度控制器通常有差坳棒式和水银温度计式两种，培养箱的结构和高温恒温器基本相同，仅有以下几点区别：

① 隔水式培养箱的内层用铜皮制造而不是用铁板制成；

② 它所使用的电热丝有直热式和隔水式两种形式：

1) 直热式培养箱的电热丝由多根串联而成。由于每根电热丝上所加的电压较低，加热时，电热丝温度并不高，约为 80 ℃左右。电热丝的总功率也较小，通常在 1 kW 以下。

2) 隔水式培养箱的电热丝装在电热管内，为浸入式结构，如图 2-28 所示。和普通的"热得快"一样，通电前必须用水将它浸没，否则，会将其烧坏。

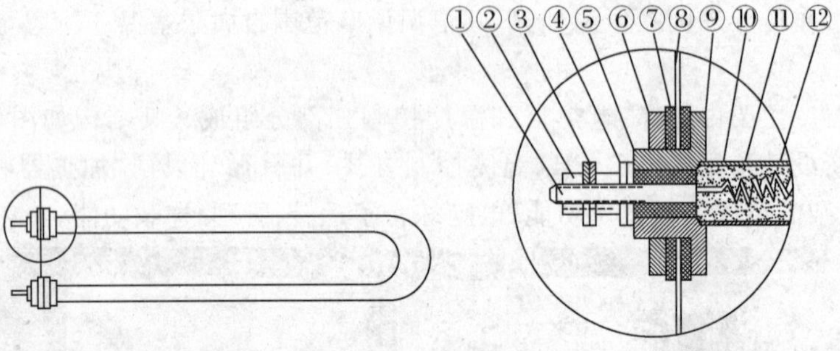

(a)外形　　(b)结构

图 2-28　浸入式电热管

① 接线柱　② 螺母　③ 垫圈　④ 绝缘垫片　⑤ 环氧树脂充填层　⑥ 固定螺母　⑦ 橡胶石棉垫圈　⑧ 容器壁　⑨ 电热管座　⑩ 管外套　⑪ 氧化镁绝缘层　⑫ 电热丝

③ 培养箱使用的温度控制器，通常为螺旋管式和水银计式两种。

水温箱的壁箱只有两层，外壳用薄钢板、内壁用铜皮制成，夹层中充有绝热材料。浸入式电热管放在箱内下部。温度控制常采用螺旋管式，其侧室一般设在右边。

2. 使用与维修

(1) 使用方法与注意事项

① 恒温箱所消耗的电流(功率)比较大，因此，它所用的电源线、闸刀、保险丝、插头、插座等都必须有足够的容量。为了安全，箱壳应接好地线。

② 为了随时观察箱内的温度，可选择一支合适的水银温度计插入恒温箱的顶部排气窗中央的插孔内。面板上调温旋钮所指示的数字不是箱内温度的实际读数，它只是调温时供记忆的刻度。箱内的实际温度应以水银温度计的读数为准。

③ 使用时，插上电源插头，合上闸刀开关，将调温旋钮按顺时针方向旋至某一合适的刻度。开始加热时，为了使温度很快上升，可利用转换开关(或分组开关)，使两组电热丝同时通电。当温度接近所需温度时，关掉一组，只留一组工作。这样，可以节约时间，提高工作效率。

④ 调温方法：电热丝通电后，应注意观察温度计的读数。由于存在热滞后性，一般是在到达所需温度之前，提前 3～5 ℃使白灯发亮，即切断加热电源。例如，需要恒温 120 ℃，当温度计的指示到达 117 ℃时，即可调节温度控制器的旋钮，使白灯刚好发亮，10 min 以后，再观察温度计的指示灯，如果温度计上的指示超过所需温度而红灯还亮，就将调温钮按反时针方向稍微旋转一些。反之，如果低于所需温度而白灯还亮，就将调温钮按顺时针方向旋转一些。如此反复调节几次，直至温度计上的读数符合需要而指示灯忽红忽白为止。这时即表示恒温在所需温度上，这一过程一般需要半小时以上。37 ℃恒温箱主要应用于细菌的固体培养和细胞培养；CO_2 培养箱适用于培养各种细胞；25～100 ℃水浴箱用于常规实验。

⑤ 放入箱内的物品不宜过多、过挤。如果被干燥的物品比较潮湿，应将排气窗开大些。加热时，可开启鼓风机，以便使水蒸气加速排放到箱外。但不要让它长时间连续运转。

⑥ 干燥箱内恒温室下方散热板上的温度很高，不能放置物品，以免烤坏物品或引起燃烧。

⑦ 对玻璃器皿进行高温干热灭菌时，应等箱内的温度降低之后，再开门取出。以免玻璃骤然遇冷而炸裂。

⑧ 一般的干燥箱都没有防爆装置。因此，严禁把易燃、易爆、易挥发的物品放入箱内，以免发生事故。

⑨ 隔水式培养箱在通电之前，可在水箱内加入比所需温度高约 4℃ 的温水，以便节约加热时间。

⑩ 在水温箱或隔水式培养箱中，凡是使用浸入式电热管的，通电前必须先加水将电热管浸没，绝对不允许先通电后加水。否则，必将烧坏电热管或损坏电热设备。

⑪ 如果需要观察恒温室的物品，可打开外门，隔着内玻璃门进行观察，开门次数不宜过多，以免影响恒温。

(2) 常见故障及其排除方法

① 通电后，不加热：其原因主要有电源开路、插头、插座接触不良，保险丝、电热丝烧断等，需重新接线或更换损坏元件。也有可能是温控开关损坏或温控电路故障，需更换温控开关或检修温控电路。

② 达不到规定的温度：有烧断的电热丝，需要更换。或温度控制器的可调接点位置不对。当调温旋钮反时针方向旋转到头时，其接点应刚好能打开。否则，应重新调整。

③ 漏电(若箱壳已接地线，在漏电严重的情况下，一合电源开关，会立即烧断保险丝)：其原因主要有箱壳未接地，或接地电阻太大。需重新接好地线。火线碰箱壳，应使之脱离并绝缘好。温度控制器接点上的云母绝缘垫片或鼓风机的绝缘损坏，需要更换垫片，修理鼓风机。箱内的水分太多，因湿度达到饱和而漏电。用干布将侧室和恒温室揩干。太潮湿的物品不应放入箱内。

④ 箱内温度一直上升，不受调节：一是温度控制器的接点粘连，需修理或更换接点。其次是与接点并联的电容器击穿短路，需重新更换。

⑤ 箱内温度忽高忽低：温度控制器或继电器的接点氧化、烧损或被粘住，使灵敏度降低。撬开接点，并用细砂纸打磨光洁后才用。螺旋管或温度控制器的双金属片衰老，灵敏度降低，需更换。水银温度计式温度控制器内的水银柱脱节。先用磁铁将扁形螺母旋至上方，再将水银泡缓慢加热，使水银柱升至上部扩大处，稍加震动即可连接起来。箱壁漏热，箱门不严，应补充绝热材料或修理箱门。

⑥ 继电器频繁跳动：与继电器并联的消火花电容器失效或短路。应更换或重新焊接。

(二) 电加热设备

1. 电炉

电炉是最常用的电热源，结构简单，有不同的功率。

使用注意事项：

① 电炉电源最好用电闸控制，不要只靠插头，功率较大的电炉尤为注意。

② 电炉不要放在木质、塑料等可燃的实验台上，以免因长时间加热而烤坏台面，甚至引起火灾，应放在水泥台上，或垫上足够的隔热层。

③ 如加热的玻璃容器，一定要垫上石棉网；如为金属容器，切记不要触及炉丝。最好是在断电的情况下取放待加热容器。

④ 炉盘内的凹槽要保持清洁，及时清除污物（先断电！），以保持炉丝散热良好，延长使用寿命。

⑤ 更换炉丝时，新炉丝的功率要与原来的相同。安装时炉盘下的连接导线一定要套上绝缘瓷管，以免发生事故。

2. 电热板

电热板实际就是封闭式电炉；有时是几个电炉的组合，各有独立的开关，并能调节加热功率，可以单独用，也可以同时用。由于炉丝不外露，功率可调节，因此使用安全、方便，是化验室中比较适用的电热设备之一。

3. 电热套

电热套是加热烧瓶的专用电热设备，其热能利用率高、省电、安全。电热套规格按烧瓶大小区分，有 50、100、250、500、1 000、2 000 mL 等多种。使用时若串接一个调压变压器，则可以调节加热功率，控制温度，十分方便。

二、高压灭菌设备

灭菌是把任何种类的微生物或病毒消灭。灭菌后的器械不会有活的微生物或病毒存在。在医学化验室中，器械的灭菌处理有三个主要目的：

① 为采集标本做准备（针头、注射器、试管等均要灭菌）；

② 污染的用具必须消毒；

③ 为培养细菌的器械（"陪替"培养皿、巴氏吸管、试管等）做好准备。

可用湿热（高压灭菌器、煮沸）或干热（热空气烘箱、火焰）达到灭菌目的。大批实验物品、试剂、培养基可以使用大型消毒器定时进行消毒，但是在实验中还经常需要一个 1.56 kg/cm^2 的高压消毒锅，以便小批量的物品等随时消毒。一些不能经受高压高温消毒的试剂可用滤器滤膜除菌，器皿可用紫外线照射，75%乙醇或 0.1%十二烷基硫酸钠（SDS）浸泡消毒。所有的细胞培养、细菌培养的操作均应在紫外线消毒后的超净工作台中进行。

现主要介绍高压灭菌装置。

水在密闭的容器内加热，以产生处于压力的饱和蒸汽，温度可达 100 ℃以上。

当高压灭菌器加热到 120 ℃达 20 min 之久时，各种生物体在此高压蒸汽下均可被杀死。

1. 高压灭菌器的构造（见图 2-29）

TH－3560 全自动高压蒸汽灭菌锅采用的消毒温度为 115～127 ℃。消毒过程全自动，并可显示消毒全过程。自动控制：加温—消毒—排气—干燥—完毕（响铃）。设有两组消毒模式（可修改）：器械、布包类：一般医疗院所；水剂类：适用实验室、研究中心。本机采用人体工程学设计，操作面板一目了然，易于操作。安全装置：安全阀、过温保护、电源过载断路器、防撞锁等，让你安全操作。采用先进 airvent 自动调节蒸汽。消毒室、端板、门盖板由 SUS316 成形打造，门把手及门框由不锈钢制造，永不生锈。

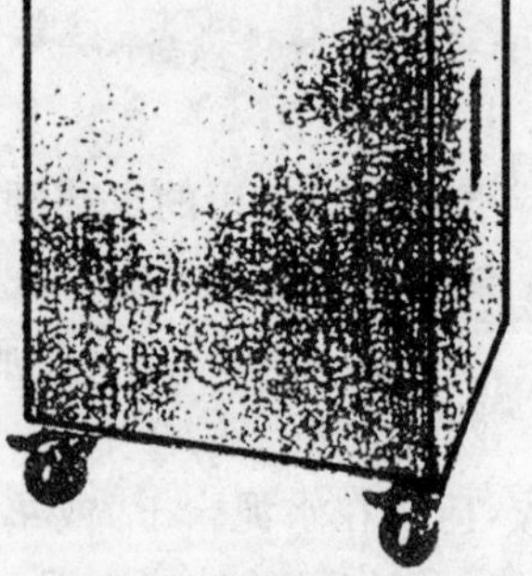

图 2-29　高压灭菌器示意图

2. 高压灭菌器为灭菌程序与具体操作

(1) 在高压灭菌器底部装水(达筐子的支架)。但要注意水不接触筐子。必要时,打开排水龙头,放出多余的水。

(2) 将准备灭菌的器材的筐子放进高压灭菌器内。可以加用灭菌指示物。这指的是指示试纸。当达到准确的温度时,该试纸变黑。

(3) 关闭好盖子,橡皮圈务必置于槽内。均匀而稳固地旋转盖钳,但不可旋得太紧。

(4) 打开排气阀。

(5) 开始给高压灭菌器加热。

(6) 监视排气阀直到喷出蒸汽为止。再等待 3～4 min,到蒸汽喷射均匀且呈连续不断为止。这就说明全部空气已被排出高压灭菌器。

(7) 然后关闭排气阀。旋紧盖钳,并降温。

(8) 当达到预期温度时(即 120 ℃)注视温度计,必须调节并保持该温度。降温直到刻度指针保持在选定的温度为止。

(9) 此时开始计时:

① 供采集标本用的器材(注射器、针头、试管):120 ℃,20 min;

② 装有传染性材料的容器(痰盂、脓液管):120 ℃,30 min;

③ 细菌学的培养基:遵细菌学指导进行。

当到达所需要的时间,即停止加热。

当温度降到 100 ℃以下时,打开排气阀,以平衡高压灭菌器内外的压力。

嘘声停止时,即旋开盖钳的螺旋,取下盖子,使其冷却,然后小心地取出消毒器械筐。如形成水滴,有条件可置于 37 ℃的保温箱内干燥。

3. 禁忌事项

(1) 高压加热时,切勿触及排水龙头或排气阀。

(2) 高压加热时,切勿触及安全阀。

(3) 关闭排气阀后,切勿加热过快以免升高压力。

(4) 在压力升高过程中,高压灭菌器必须有人照管。

(5) 不能使高压灭菌器冷却时间太长。如果停放数小时而不打开出气阀,则可形成真空而使消毒器材损坏。

三、制冷设备

根据药品、试剂以及多种生物制剂保存的需要,必须具备不同控温级别的冰箱,其中最常用的制冷设备有 4℃,−20℃,−80℃和−150℃电冰箱和空气调节器。

(一) 电冰箱

电冰箱主要用来存放需要低温保存的样品、试剂,制造实验所需的少量冰块。

电冰箱是通过制冷系统,利用制冷剂制冷的。制冷系统是由压缩机、冷凝器、蒸发器等构成的密闭系统。制冷剂常用氟里昂-12(CCl_2F_2),常压下,其沸点为−28℃,但在高压下,室温时就能液化。制冷剂液化时放热,汽化时吸热。压缩机将气态制冷剂压缩成高压气,并用泵输入冷凝器(冰箱背后的黑色排管),靠周围空气将其冷至室温而凝结成液体。液制冷剂在压缩机驱动下进入蒸发器(冷冻室顶部),由于体积突然变大,压力骤然降低,制冷剂就迅速汽化,同时吸收冰箱内的热量，使箱内降温。汽化后的制冷剂再次被压缩，送至箱外冷凝器，放热并液化。如此循环，连续工作，就可使箱内保持低温。还有适用于特殊目的的超低温冰箱，通常分为二级压缩如 reveco，温度可达－150 ℃。

使用注意事项：

(1) 搬动冰箱时，倾斜度不得超过 45°。放置地点要干燥，空气流通。放置要水平、稳定，离墙不少于 10 cm，以保证空气对流，有效地冷却冷凝器。冰箱要远离热源，避免阳光直射。放好后可旋松压缩机的紧固螺栓，使减震垫能起到减震作用。

(2) 冰箱要有独立的电源插座，电源线的容量必须大于 5 A，熔丝容量不得超过 2～3 A。

(3) 新冰箱使用前要认真检查：通电后，开关箱门时，照明灯能自动开、闭；温度调节旋钮转动自如；化霜器按钮松紧适度。一切正常后，通电试运转半小时，如果冷冻室已经结霜，背后的冷凝器发热，表明运转正常。

(4) 可根据需要调节箱内温度，但不可一次调动过大，应分次调节。

(5) 冰箱内不准存放腐蚀性物品。如果存放少量用易挥发有机溶剂配制的溶液，必须严格密封，以免溶剂挥发，因开关箱门照明灯打火，引起燃烧、爆炸事故。

(6) 冰箱要保持清洁，可用软布蘸洗衣粉水擦拭，再用干布擦净，绝不可用水冲洗或用有机溶剂擦洗。

(二) 空气调节器

空气调节器可在小范围内调节温度，保持室内空气畅通。一般的空气调节器都有制冷、制热、滤清空气的功能。制冷原理与冰箱类似，制热是靠电热丝加热的。

使用注意事项：

(1) 应根据实验室的大小、对室温的要求等因素，选择空调器的规格。

(2) 要仔细、认真地阅读说明书，按说明书规定的条件、要求进行安装使用。

(3) 必须保证空调机散热部分处于空气流通的环境中；如为水立式，必须保证供水量。

(4) 搬运、安装、保养、检修时，不得将空调机倾斜 45°以上。

(三) 液氮罐

某些实验材料，如细胞株、菌株、某些器官组织、纯化的样品等，要求冷冻和长期保存在超低温环境下，这就需要一个中等容量的液氮罐，如 35 L 和 50 L 的液氮罐。由于 35 L 和 50 L 的液氮罐不便于移动，所以还需要准备一个 10 L 的小液氮罐，用于向大液氮罐中定期添加液氮，千万要防止液氮罐里的液氮干了或过少而致使实验材料变质。

液氮冷冻干燥适用于活性蛋白质样品的干燥与结晶。例如，提纯后的蛋白质如酶、膜蛋白、脂蛋白、免疫球蛋白、抗原和受体离子通道蛋白、细胞因子等样品溶液，由于量大且不易保存，所以应进行冷冻干燥成为干品，更易保存且不易变质。

第三章

形态学实验仪器

第一节　显微镜

一、概述

显微镜的诞生为人类打开微观世界的大门奠定了坚实的基础。借助显微镜可研究细胞、致病菌等微小物体以及相应组织的结构和特性，从而对细胞学、生物学、遗传学、微生物学、病理学、检验学等的发展起了极大的促进作用。由于显微镜材料和制造工艺改进，使得显微镜性能大为改善，功能得到延伸，在动物组织学、植物组织学和细菌学等领域里有了许多重大的发现，也促使医学、生物学进入一个新的阶段并形成了新学科细胞生物学。

20 世纪中叶制造的以短波长、高能量的光线作光源的荧光显微镜和紫外显微镜的基本结构仍是传统显微镜，只是由于光源的波长缩短而提高了显微镜的分辨能力。沿着这个方向的革命性进展是电子显微镜的出现。电子显微镜的基本结构原理仍与光学显微镜相同，只是它的光源是高能电子束，而聚光镜和透镜则是强大的电磁感应圈。

人类的视力借助于光学显微镜能分辨两个相距 $3\times10\ \mu m$ 的顶点，应用电子显微镜和扫描隧道显微镜已能分辨出相距 10 nm 的两个质点。19 世纪 20 年代用显微镜观察到动植物细胞的微细结构，已确认细胞里面的核、核仁、线粒体、高尔基体、中心体、吞噬泡等细胞小器官和细胞里的各种包涵体、色素颗粒及寄生物。到 20 世纪 50 年代已经能辨认组成这些小器官的各类膜系统，甚至能辨认组成膜系统的分子层次及酶蛋白质亚基结构。随着亚细结构的显微镜同处理细胞结构的固定剂、染色技术相互补充发展，现代医学、生物学有着日益广阔的发展前景，尤其核酸和蛋白质的化学分析技术的进展配合显微镜技术的发展，将人类引向分子生物学、分子细胞学、分子免疫学、分子遗传学甚至单个原子检测的领域内发展。

电子显微镜已作为强有力的研究工具而得到广泛应用。但是，电子显微镜只适用于细胞死后的形态学观察，活细胞的增殖和分化、细胞的能量代谢、细胞游走运动、吞噬活动等动态观察仍需先进的染色技术和光学显微镜技术。虽然光学显微镜的放大率和分辨率远不及电子显微镜，但由于它价廉、使用方便，目前仍然是医学科学研究和医学检验工作及探索微观世界奥秘必不可缺的重要光学仪器。

近年来，原子力显微镜已经成为一种对细胞及生物大分子形态结构进行观测的强有力的工具，因为它比光学显微镜具有更高的分辨率（约 1 nm），比电镜观测所需要的样品处理更接近于生理条件。

本节将简要介绍透镜像差及光学显微镜的基本原理、结构、性能、应用和特种显微镜。最后简要介绍常用的电子显微镜及扫描隧道显微镜和原子力显微镜的基本原理、结构和发展，并扼要说明它们在医药学上的应用，为医学研究和医学检验工作中正确使用各种显微镜打下必要的基础。

（一）显微镜的成像原理

普通的光学显微镜由两组会聚透镜所组成，其成像原理如图3-1所示。左边小的透镜代表一组焦距很短的透镜组，称为物镜；右边大的透镜代表另一组焦距较长的透镜组，称为目镜。将被观察的物体AB置于物镜前的物方焦点F_1稍外的地方，物体AB发出的光线经物镜O_1放大后成一倒立实像A′B′于目镜前焦点附近，再经目镜O_2放大后，就可以获得一个经两次放大的倒立虚像A″B″，该虚像成像在观察者的明视距离处。

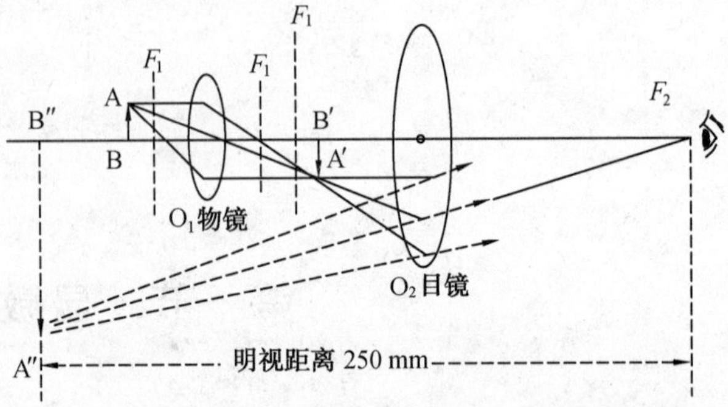

图 3-1 显微镜成像原理

（二）显微镜的光学参数

(1) 放大率：放大率是指物体经物镜、目镜两次成像后眼睛所能看到像的大小与原物体大小的比值，即物镜的单向放大率 m 与目镜的角放大率 α 的乘积。以 M 表示显微镜放大率（又称放大倍数），则有：

$$M=m\cdot\alpha\frac{A'B'}{AB}\cdot\frac{250}{f_2} \tag{3.1}$$

显微镜配有放大倍数不同的物镜和目镜，各厂家均已在物镜和目镜上标出各自的放大倍数，两者相乘即可，适当配合使用便可获得所要求的放大倍数。

近年来由于双目显微镜的普遍应用，不少厂家在双目镜或三目镜筒内增加了一个棱镜，有的棱镜上也有放大倍数，一般为 $q-1.6\times$，因此在计算显微镜的总放人率时应考虑进去，此时显微镜的放大率应为：$M=m\cdot a\cdot q$。

由于物体放在靠近物镜的物方焦点附近，因此，物镜的单向放大率 A′B′/AB 近似等于 Δ/f_1。Δ 是像 A′B′到物镜的距离（即像距），则式(3.1)可写成：

$$M=\frac{\Delta}{f_1}\cdot\frac{250}{f_2}=\frac{250\cdot\Delta}{f_1\cdot f_2} \tag{3.2}$$

因物镜与目镜的焦距之和与镜筒长度相比是很小的，所以可近似看做是显微镜的镜筒长度。由此可见，显微镜的镜筒愈长、物镜与目镜的焦距愈短，它的放大率就愈大。可见，物镜的放大率是指对一定机械筒长而言，筒长变化放大率也随之变化，成像质量也会受到影响。因此，使用时不能任意改变筒长。

(2) 数值孔径：物体与物镜间媒质的折射率 n 与物镜孔径角的一半 β 角的正弦值的乘积叫做数值孔径。通常简写为 N・A，即：

$$N\cdot A=n\sin\beta \tag{3.3}$$

数值孔径是衡量显微镜性能极为重要的一个技术参数，同时它又决定或影响着显微镜的其他参数，它与放大率成正比，与景深成反比，它的平方与图像亮度成正比。数值孔径愈大，其视场和工作距离则愈小。

由式(3.3)可知，干物镜的数值孔径始终小于1，为增大数值孔径值，只能增大 n 值，从而 β 值也相应增大，这就出现了浸液物镜。显微物镜中 N·A 值的范围是：干物镜 0.05～0.95；水浸物镜 0.1～1.2；油浸物镜 0.85～1.30，最高可达 1.6 左右。而聚光镜的数值孔径一般为 1.2～1.4，若取去前组透镜后，数值孔径可减小到 0.6 左右。为确保物镜的数值孔径得以充分发挥，聚光镜的数值孔径应大于或等于物镜的数值孔径。

(3) 分辨率：又称分辨本领，是指显微镜分辨物体微细结构的能力。它与数值孔径有关，是衡量显微镜质量的重要技术参数之一，用 δ 表示。物理学家阿贝(Abbe)根据显微镜使用情况，指出物镜所能分辨两点之间的最小分辨距离为：

$$\delta=\frac{0.61\lambda}{n\sin\beta}=\frac{0.61\lambda}{\mathrm{N\cdot A}} \tag{3.4}$$

式中，λ 是光波波长，若 N·A 为 1.5，此时，$\delta=0.61\lambda/1.5=0.4\lambda$。

即这种显微镜可分辨两点间的最小距离约为所用光波波长的 0.4 倍，假定绿光的波长为 0.55 μm，则高级显微镜能分辨的最短距离约为 0.22 μm。分辨距离愈短，显微镜的分辨本领就愈高。正确认识显微镜的放大率和分辨率的关系是很重要的；可以这样说，显微镜的放大率是由物镜的分辨率决定的，而分辨率却只决定于物镜。目镜只能放大物镜所能分辨的细节，而不能提高物镜的分辨率。

(4) 视场：从显微镜中能看到的圆形范围叫视场，又叫视野。所见圆形视野标本的直径称为视野宽度，这个范围是设计时决定的，它由设在目镜内的视场光栅大小而定。不同的物镜、目镜搭配使用时，其物方视野大小也不同。物方视野的大小可由下式计算：

$$d=d'/m \tag{3.5}$$

式中，d 为物方视野直径，d' 为目镜视野数，m 为物镜的放大率。

从使用角度看，视野愈大愈便于观察，但是视野直径随放大率的增大而变小，Δ 使用高倍物镜，也不可避免视野变小。

(5) 景深：当显微镜调焦于某一物平面(又叫对准平面)时，如果位于其前或后的物平面均能看清楚，则两平面之间的距离叫做显微镜的景深，又叫焦点深度。它与放大率和数值孔径成反比，当用 100×/1.25 物镜(100×表示放大倍数，1.25 表示数值孔径)与 16×目镜配合使用时，其景深值为 0.000 3 mm 左右。因此，要求样品切片愈薄愈好。

(6) 镜像清晰度：镜像清晰度是指物体经光学系统放大后的物像轮廓清晰、衬度适中的能力。影响清晰度的因素很多，与镜片镀膜、镜筒内壁加工质量有关；与光学系统设计和制造精度有关；与使用方法是否正确有关。

(7) 镜像亮度：镜像亮度是显微镜图像亮度的简称。一般以观察时既不感到疲劳又不感到耀眼为最佳。镜像亮度对于高倍下显微摄影、投影、暗场等操作具有特别意义，没有足够的镜像亮度，就会使现场变暗而影响摄影和观察的效率。

(8) 工作距离：工作距离就是从物镜的前表面中心到被观察标本之间的距离。它与数值孔径有关，数值孔径愈大，工作距离愈小。工作距离的大小还与物镜的种类、光学结构有关，在相同放大率和相同数值孔径的条件下，消色差物镜的工作距离往往小于平场物镜的工作距离。

(9) 机械筒长：取下物镜和目镜后的镜筒长度，即物镜和目镜支承面间的距离，叫做显微镜的机械筒长。设计时都取一固定的标准值，便于互换使用。我国与世界上大多数国家规定生物显微镜的机械筒长为 160 mm，各生产厂家均把这个数值标刻在物镜筒上。

二、显微镜的构造

显微镜的基本构造由机械和光学两部分组成。

1. 显微镜的机械部分

显微镜机械部分的功能是将光学系统各部件固定在保证成像光路的最精确位置上，并可调节聚焦以提供物像的最佳清晰度。

显微镜通常由镜筒、物镜转换器、镜臂、镜脚、载物台、粗动调焦螺旋、微动调焦螺旋、聚光镜支架、聚光镜调节螺旋、孔径光栅等所组成。其镜筒、目镜、物镜转换器、载物台、聚光镜系统全部悬挂在镜臂上，因此，调焦螺旋、聚光器调节螺旋等所有光路调节系统只与镜臂相关联。其调焦方式是靠调焦螺旋提升或下降镜筒，以改变物镜与固定不动的载物台之间的距离来实现的。

现代光学显微镜的机械部件和机械布局有了很大变化。首先其镜脚已改为巨型镜座，由单一支架功能演变为多功能的机台。光源系统、滤光系统、调焦系统以及聚光系统，甚至一些光路转换装置、光栅系统均被安装在镜座上。镜臂与镜座之间已变为一体化机件，调焦动作已不能靠镜臂的升降来实现，而是靠载物台的升降。这种镜体的功能愈来愈复杂，也愈来愈多。镜体上可以安装复杂的镜筒头(tube head)，各类照相机、摄像机、数码像机、图像分析仪、光电倍增器以及落射光系统的连接口。这类显微镜的调焦螺旋和载物台移动螺旋分别实现了同轴化。所有这些变化顺应着光学显微镜发展的一种总的趋势即积木化和集成化的趋势。

(1) 镜体：小型轻便生物显微镜的镜体叫镜臂(arm)。镜臂上端用齿条齿轮导轨连接镜筒，并用粗动螺旋、微动螺旋调节镜筒的升降活动。镜臂下端焊接固定载物台，其中端以倾斜关节与镜座相连，倾斜关节随使用者之意使镜体倾斜。小型生物显微镜的镜臂前端安装了固定不动的镜筒头。镜臂下端的齿条齿轮导轨连接镜座，借粗动螺旋和激动螺旋使镜臂以镜座为基座进行升降运动。

镜座上是不能做升降运动的固定的载物台。镜筒头下方为物镜转换器，以燕尾槽轨衔接起来，镜筒头的上方用环形旋转槽衔接倾斜式镜筒。这种镜筒可作 360°旋转，也可卸下后换接显微照像系统。

现代各显微镜生产厂家生产的大型显微镜的镜体已由镜臂转化成巨大的主机架，这是随着显微镜的多功能化而改变的，它能承载很大重量的部件而不自动下滑。主机架是系列产品的通用主机，根据使用目的随时可以配备安装。例如，配备相差显微镜所需的一整套部件，这时主机架称相差显微镜。再改配荧光显微镜所需的一整套部件时，主机架成为荧光显微镜。改装各种不同载物台、聚光器、照像机组、分光计系统、投影机、电视发生机、电子控制系统、接收记录系统和图像分析仪都可增加或改变显微镜的功能。甚至在一整套部件上又加装另一套部件，这就产生了光学显微镜的集成式、积木式构型。

显微镜的成像光路要求镜筒长度为 16～18 cm。传统显微镜的镜筒是上端承接目镜、下端挂连物镜，仅能微微伸缩的长管。现代显微镜的镜筒已变为多功能的复杂结构，根据变换光学的原理出现了可以插入各种干涉插板、各种滤光片，可以连接各种记录器、接收器，可以转换光路的镜筒头。镜筒头上方用环形旋转燕尾槽可以连接单筒直立、单筒倾斜、双筒倾斜、双筒直立等各式镜筒。

在集成式积木式显微镜系统中，若镜筒长度不能突破传统显微镜的镜筒长度，就不适于更多功能的需求。现代大型显微镜推出无限远色差校正系统，该系统的镜筒中增加了延长成像光路的透镜，而且物镜转换器备有 5～6 个国际通用口径和螺距的物镜旋槽，可以旋进不同镜口率、不同功能的物镜。并且不同倍率的物镜都可保持在对焦距离上。

(2) 载物台：传统显微镜的载物台只有承载标本的单一功能。现代显微镜的载物台则发挥着多种功能，它不仅承载标本，并且可升降而用以调焦。由于显微镜技术的进步，载物台种类愈来愈多，结构愈来愈复杂，功能也愈来愈强大。如今根据偏光技术、细胞培养技术、显微解剖和显微注射技术、显微光谱扫描定量技术等需求，已生产出各种专用载物台，常用的有以下几种：

① 机械移动式载物台：这是最普通的载物台，通常由两层金属板构成，中央有圆孔或椭圆孔。下层板固定在载物台支架上，而上层板以燕尾滑轨嵌入下层板轨槽内。

② 数控载物台：最先进的电子控制自动扫描显微分光光度计和自动绘图、图像分析显微镜的载物台均为电动式载物台。这种载物台的两侧下方装有两台微型电动机。与此同时，这两台电动机外壳的内侧各有一个手动滚花螺纹环形手轮。因此，载物台的双轴移动即可受专门的电子仪器的数字控制，同时也可通过手动方格或手轮进行手动操作。

③ 滑动式载物台：显微镜下观察小动物在体器官的生理活动时，需要把动物固定在载物台上，暴露其可观察部位，用落射光装置进行直视观察。滑动式载物台类似普通载物台，只是它的两层金属板之间的平面为滑面。滑面用润滑油黏附。这种载物台的各向滑动或旋转滑动均较普通载物台自由。

④ 保温载物台：载物台内装有受控电热装置。这种载物台一般都是安在保温罩内的恒温显微镜的附件。在细胞培养室中动态观察活细胞的分裂增殖过程、游走吞噬过程或拍摄细胞电影、电视录像时，此类装置非常有用。也可自制温水流动式加温载物体，其入水管与出水管连于隔水式恒温箱水槽，使载物台的水层不断循环，以保证载物台恒温。

(3) 照明装置及滤光片：现代大型显微镜的照明装置较为复杂，通常由发光灯管、灯罩或灯室(也可叫灯壳)、会聚透镜、防热线滤光片、光束切断装置、散热片等组成。

① 灯泡：一般显微镜照明用 6 W、12 W、25 W、50 W 普通白炽灯泡。照明较均匀的灯泡其灯丝呈扇形且面积较大。大型显微镜的灯泡用 700 W 的管形灯泡。

荧光显微镜、紫外显微镜的碳弧灯光源的紫外光量充足。近年来这类显微镜都改用高压汞灯、高压氙灯、卤钨灯，甚至改用超高压弧光灯，这些光源含紫外光量充足，光通量高，照明充足。但是无论使用什么类型光源均需使用防热滤光片，以防红外线损伤光学装置。

② 灯壳或灯室：灯壳是外表面铸有散热叶片的金属壳。灯壳都以环形燕尾座与主机架的环形燕尾槽衔接，并且都有合轴调整螺旋。灯管前方一般都有吸收热辐射线的透明滤光片和会聚透镜。有些紫外光源灯壳装有切断连续光束的电动旋转叶片，以此将连续光束改变成脉冲式光束。

③ 滤光片组：人工光源(灯光)与自然光源(日光)均属全色光。以灯光作为光源较日光方便许多，但因其黄色光和红色光较多，而使观察者产生视觉不舒适感，甚至有失真的感觉，尤其是染色标本。以灯光为光源进行显微彩色照像时得到的结果也是偏色的。为了让灯光接近于日光，在传统显微镜中均附有磨砂玻片或蓝色玻片。

为了让现代显微镜较大限度地减小色差造成的像差，往往将全色光光波变成单色光。所采取的方法大体上可分两种，一种为单色器(monochrnator)，而另一种是利用滤光片进行滤光。

2. 显微镜的光学部分

随着科学技术的发展，传统显微镜的简易透镜组光路系统在质料的质量和光具组的组合上都在不断提高。目前，显微镜的光学透镜、棱镜已用融熔水晶、萤石等优质材料制作，可以透过紫外线。尤其透镜组组合方式上的变化可以消除显微镜像的球面差、色差或彗差，消像差(色差、球差、彗差……)透镜组由冕玻璃凸透镜和与之相同曲率半径的火石玻璃凹透镜用加拿大树胶粘合而成。

(1) 目镜(eyepiece)：目镜即物像放大镜，其功能仅在于观察和放大由物镜所成的物像。根据基本结构可将目镜分为：惠更斯(Huygens)目镜和冉斯登(Remsden)目镜。

① 惠更斯目镜：惠更斯目镜是最早出现的而且也是最普通的目镜，由两块同类光学玻璃研制成的平凸透镜片组成。接近眼球的透镜叫接目透镜，第2片透镜称会聚透镜，也称场镜；两透镜片凸面均朝向物镜方向。两者中间装有一个金属环，既是视场光阑，也是消杂光光阑。在这个金属环上可以选择放置十字划线玻片、血细胞计数玻片、目镜测微尺等配件，金属环可以上下移动，将指针、划线调到目镜焦距上便于测量。

② 冉斯登目镜：与惠更斯目镜一样由两块平凸透镜片组成，不同之处在于其接目透镜和场镜的凸面相对，整个目镜的焦平面处于物镜的像焦平面上。这种目镜能校正彗差和像散，但不能校正球差和位置色差，目前已较少使用。

(2) 物镜(objective)：物镜是光学显微镜成像系统中决定其解像能力即分辨率的最关键部件。由于透镜的质料和设计精度不同，物镜的性能和价格有很大差别。物镜的质料有普通光学玻璃、萤石、水晶等，其性质可从物镜镜体上刻出的字样识别。普通光学玻璃制造的透镜一般来说在物镜上不带标记，而用萤石制造的物镜则有 fluor 字样。萤石透镜和水晶透镜可以透射紫外线或近紫外线，而光学玻璃透镜则吸收此类短波谱线。

除了透镜质料外，透镜的组装方式和透镜组间距的可调性也决定着物镜的性能。普通物镜通常由3～5片透镜组装而成，这种物镜的分辨本领较差，色差、球差等像差也大。较好的物镜则由7～9片质料好的透镜组合而成。镜体外壳上刻的 apoch 为复消色差物镜性能标记，oil 或 water 表示油浸或水浸物镜。glyc 表示用甘油浸没的物镜；不带 oil，water 或 glyc 字样的物镜属于干燥系物镜。其他数字表示放大倍数、镜口率、镜筒长度以及要求使用盖玻片厚度等性能。

现代显微镜的高倍率物镜如干燥系 20×，40×；油浸系 90×，100×；水浸系 60×，70×；甘油浸系 32×，60×，100×，物镜前端都有伸缩弹簧，当物镜接触载玻片时会轻轻缩进，可避免物镜的机械损伤。

(3) 聚光镜：随着整个光学系统的不断改进，聚光镜(condenser)性能的提高愈来愈受到显微镜设计者的重视。

① 阿贝照明装置：阿贝照明装置是传统显微镜的聚光器。其主要构成部件为聚光镜、虹彩即孔径光栅。虹彩是通过转动外面的把柄来开大或闭合虹彩孔径。聚光镜由2～3块透镜组成，前端透镜即面向物镜的透镜上面为平面，调节旋钮可使聚光镜作垂直方向上的升降调节。阿贝照明装置适用于低倍长焦距物镜观察。

② 消色差等光程聚光器：消色差等光程聚光器(achromatic aplanatic condenser)均带有自动或手动旋摆的前端透镜。其孔径数值为 0.6、0.9，以确保从低倍到高倍物镜的视野中均能得到最好的照明。

③ 消球差等光程聚光器：大型显微镜的聚光器又称为消球差等光程聚光器(aplanat pancratic condenser)，一种固定在可升降的支架上的管状聚光镜。聚光镜可用其本身的滚花螺纹环调节镜口率，可在 0.16～1.4 的范围连续调节。其主机架镜座上装有与消球差等光程聚光器相对应的可变可调中心视场光栅，其上以可变孔径来调节中心孔径光栅。

④ 暗视野聚光器：暗视野聚光器(dark field condenser)的光路中从光源发射的直射光束绝对不能进入物镜，而只有从聚光镜的球面反射的反射光或衍射光才能照射到标本细节。由标本上射出的光束进入物镜前透镜。因此暗视野聚光镜反映的物像只是物体细节的所有侧面的影像。这种聚光镜在全暗的视野中影映出物体的形象，以此提高显微镜的分辨能力到 0.15 nm。

还有一种观察液体中浮游的细胞、悬浮粒子的暗视野聚光镜叫超级暗视野聚光镜。这是一种同心球面聚光镜，它的前端透镜上面中央切出心形凹陷，下面的透镜中央也切出同样凹陷。将观察的溶液注入上面的凹陷内，会聚光束的焦点聚焦在溶液中心，这样可把光学显微镜的分辨率大大提高。传统的明视野显微镜分辨率的极限是 0.4 μm，而暗视野超聚光镜可把 0.004 μm 大小的亚粒子显现出来。

(4) 光阑：在早期的光学显微镜中，光阑(diaphragm)只有调节入射光光量的遮光作用。所谓光阑，从广义的角度是指一切限制入射光束截面的框孔，其中包括聚光镜、物镜、目镜、镜筒等。但是在显微镜技术中，只把那些专门限制和调节入射光束的截面、光通量的可变光阑或限制视野范围以及在视野范围内的固定框孔叫光阑。

光阑主要有孔径光阑、视场(视野)光阑和消杂光光阑。

① 孔径光阑：决定透过物镜而成像所必需的光束截面的光阑叫孔径光阑(aperture diaphragm)。如果孔径光阑过大，不能限制从物体各点发出的、立体角相异的、截面积很大的光束照射到物镜前透镜上，就会在成像截面上出现许多层次重叠的共轭点，而产生不准确的、不清晰的球面差很大的物像。如果孔径光阑闭锁得过小，那么成像光束所必需的光通量不足，则使物像较暗，降低了高质量物镜的有效性能。有些标本在显微镜下观察很清晰，但却拍不出清晰的照片，原因之一就是没有充分掌握孔径光阑的成像原理和使用方法。

因此，只有正确地、熟练地使用孔径光阑才能将高档显微镜高效利用。

传统光学显微镜的虹彩便是孔径光阑，孔径光阑一般都装在阿贝照明装置中；现代大型显微镜的孔径光阑都是独立装置，都是以环形燕尾槽卡在主机架的通光孔上方的。

② 视野光阑：凡是限定从物平面发出的光束的入射视野角和出射视野角的光阑都叫视野光阑(field diaphragm)，也可以说限制标本面的大小范围的光阑就是视野光阑(或视场光阑)。传统显微镜的视野光阑设在目镜的镜体内场透镜和接目透镜之间，主要作用是限制主光束的出射视野角。现代显微镜的视野光阑大多设在主机架底座光孔上。倒置显微镜或某种型号的落射光显微镜则将视野光阑装在照明光源近侧或在主机架内部。

③ 消杂光光阑：限制成像光束以外的非相关光束的光阑叫消杂光光阑。惠更斯目镜以及其他多种目镜的镜体内的固定的视野光阑同时也是消杂光光阑。

三、显微镜的调节

小型生物显微镜在使用中不存在安装和调试的问题，但高档显微镜则需要根据不同使用目的，随时调换各种部件，并且随时调试其性能才能得到最佳效果。这就要求使用者具备基本的光学、机械学和电子技术以及显微镜技术、染色技术等基础知识。下面就这些基本知识作简要介绍。

（一）显微镜的工作环境

现代大型光学显微镜都是用质地优良的光学器材、精密的机械装置和灵敏的电子控制仪器组装起来的高档设备，价格昂贵。因此，显微镜在运输、安装、使用过程中，应该防止损坏光学系统和精密的机械结构；电子控制部分的抗干扰功能，必须符合其工作环境的要求。

(1) 工作室：光学显微镜室要求防震、防潮和防尘设施，而电子显微镜室则要求更高的标准。

(2) 安放位置：高档显微镜的安放位置最好选择不受直射日光照射，距离墙壁稍有间隔的角落。附有灵敏电子装置的显微镜应安放在避开交流电干扰的位置。带有灵敏的光电感应设备的仪器注意防止自然光的干扰，荧光显微镜观察、暗视野观察、偏振光观察、位相差观察都得避免非相关光源的扰射（暗室中最好，可避免非相关光的扰射）。

显微镜应与放置硫酸、盐酸、硝酸、洗液等强力挥发腐蚀物的房间隔开，不能有任何通道。

（二）显微镜的组装与调试

(1) 显微镜的组装：仪器组装的原则是，首先应熟悉说明书或组装示意图，然后从镜座或镜背的机械部分开始，按其结构自上而下装配。如先装了下面的物镜，再装上面的目镜，则尘埃容易落入物镜的后透镜上。各部件之间的联接旋至中等程度松紧即可。

(2) 显微镜的调试：

① 调节粗微调焦手轮、平台、纵横移动手轮、聚光镜的升降手轮、旋转物镜转换器及转动双目瞳孔距调节机构等机械运动部分，检查各部分运动是否自如、平稳。

② 旋下物镜转换器盖螺丝，由低到高依次把不同倍率的物镜旋入转换器螺孔中（注意转换器外圆的序号或颜色标记）。先使低倍镜进入光路，眼睛通过目镜筒直接观察。当改变孔径光阑大小时，应看到几个同心圆斑，若不同心，应转动聚光镜调节螺旋至圆斑同心。将转换器转一角度，再插入 10×分划目镜，适度调节至观察到目镜分划板刻尺的清晰像为止，然后旋回转换器，放上标本进行调焦，待看清标本后改变视场光阑到最小，升降聚光镜至视场内看到清晰的视场光阑像（低倍物镜不一定能看到视场光阑像），并与分划目镜十字中心同心。

③ 对准切片进行粗微调焦，检查各倍率的物镜、目镜成像是否清晰，对高倍物镜和油浸物镜的成像质量应特别仔细鉴别。物镜由低倍到高倍进入光路，检查显微镜的“齐焦”性是否达到要求。同时反复正反方向转动转换器，检查物镜转换器的定位角度及稳定性是否良好。

④ 用高倍 40×物镜调焦清晰后纵横移动切片，观察物像的清晰度有无明显变化，借以检查显微镜平台（移动尺）运动的平稳性。

⑤ 调焦清晰后将微调手轮作正反方向转动，并从微调手轮刻值处读数，检查显微镜微动空间误差大小；然后再轻拍显微镜的镜臂或平台，观察像的清晰度有无明显变化，借以检查显微镜的调焦稳定性及有无“下滑”情况。

⑥ 换用双筒目镜（注意筒长补偿及视度调节），查看左右两视场颜色和亮度是否基本相

同，有无双像出现。

⑦ 打开照相机后盖，在底片位置处放一块毛玻片，插入取景目镜（亦可用分划目镜代替），检查调焦是否同步、取景有无误差、成像质量的优劣；最好能拍几张照片给予确定。

⑧ 全面检查其他各附件的互换性及质量。

（三）显微镜测量

在医学、生物学研究工作中，细胞、细胞体、细菌体、组织、肿物、结晶等物体的各种几何参数可用显微镜进行测量，其中主要有物体的直径、面积、厚度、角度、数量、重量等几何参数的测定。

（1）直径测量法：用于显微结构的直径或长度测定的主要用具称物镜测微尺和目镜测微尺，属于测量长度的标准量具。物镜测微尺是蚀刻在玻片上等距离的0～100个格子组成的标尺（如图3-2所示），每个小格的标准量度为10 μm即0.01 mm。

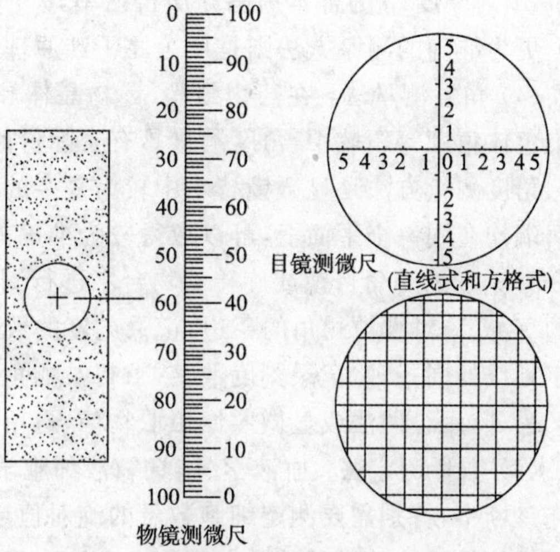

图 3-2 物镜测微尺和目镜测微尺

物镜测微尺有明视野物镜测微尺和暗视野物镜测微尺两种，其标准量度完全相同。前者是在透明玻片上蚀刻有黑色标尺，有利于在明视野显微镜下观察；后者是暗色背景下蚀刻出明亮的刻度，便于在较暗的视野下观察。

目镜测微尺有直线型、方格型或十字线型，不论哪一类型，目镜测微尺的每个格子的间距都是等距离的。只有用物镜测微尺的标准长度作为目镜测微尺的刻度间距标定长度，才能进行测量。首先从低倍物镜开始，将物镜测微尺安放在载物台上，两尺的零点对准后再找出两测微尺在另一处完全重合的刻度数，从而计算标定的长度。

（2）面积测量法：除了几类特殊细胞以外，绝大多数细胞是球形小体。在培养液中或在脏器穿刺液涂片上细胞呈圆形。这类细胞的面积最易测量，测量出半径即可求得面积。而像浆细胞之类椭圆形细胞则测量其长径和短径，两径之和的半数为平均直径。巨大范围的面积测量则不必使用测微尺，直接用载物台标尺求得面积值。

不规则的细胞或组织的面积测量较为复杂一些。一种方法是在同样条件下，同时拍照，比较未知面积的样品和已知面积的样品的放大像，用求积仪求得未知样品的面积。另一种方法是将未知面积的样品的放大像在厚度均匀的透明纸上描绘并裁剪出来，和1 cm^2 同样的纸分别称重。比较两者的重量可计算出未知样品的面积，这种方法叫称重求积法。实验证明称重求积法的误差并不大于求积仪法。

（3）厚度测量法：细胞、组织切片、盖玻片以及其他各种微小物件的厚度均可在显微镜下进行测量。测量用具就是显微镜的微动调焦螺旋。

将被测厚物体固定在载物台上。用微动调焦螺旋将显微镜的焦点调到物体的最上界面，记录微动螺旋刻度的位置；再把物镜焦点逐渐向下移动，至物体的最下层界面，记录微动调焦螺旋的位置。同样操作重复3～5次取得均数，可得知从物体上界面到物体下界面时微调螺旋转动的数值。

实际上在测定物体厚度时还必须考虑物镜浸没介质的折射率。油浸镜测出的实际厚度与调焦螺旋行程所给定数值是一致的；干燥系物镜测厚所得调焦行程与物体实际厚度之间因介质的折射率而有误差。为了校正这种误差，可用下式计算出实际厚度(d)：

$$d = n \cdot d'/n' \tag{3.6}$$

式中，d'为厚度，n为标本周围介质折射率，n'为盖玻片与物镜间介质折射率。

更为准确的测厚方法则是用等厚干涉原理进行测量。

(4) 角度测量法：在药物结晶、毒物晶体和尿、体液晶体定性化学以及细胞学、遗传学中的染色体角度等领域中，角度测量具有实际价值。

角度测量方法是显微镜技术中较为复杂的技术之一。如果一个晶体的被测角的每条边线的两端均在同一个平面上，可以取得较为准确的数值。但是事实上并非都是如此简单。用标有 360°刻度的测角目镜或旋转载物台来进行测量并取得数据，具体方法是先把目镜内十字划线的 X 或 Y 对准被测角的一边，记录刻度的数字，转动目镜或转动标本，再将另一条边线对准十字划线的同一轴，记录刻度数字，求得被测角度。

另外，用绘图法或显微照像摄取物像，再用量角器测量角度，也是简便的方法。

(5) 数量测定法：血液学、脑脊髓液细胞学、痰和尿等体液细胞学以及细胞免疫学研究和临床诊断中，特别需要测定细胞数量的绝对值或相对值的变化。凡是计算液体中浮游的细胞必须计算悬浮液的稀释倍数和计算盘上一定容积中的细胞数，具体测定方法请参阅临床检验手册和血液学诊断手册等。

(6) 重量测定法：细胞学领域中有时需要测定某种细胞的单个重量。一种方法为直接测量法，例如，先求出红细胞容积(μm^3)和红细胞的比重(G_e)，两者乘积可求得红细胞的平均重量($1rr = 10^{-12}\mu g$)。另一种方法是间接法，即以红细胞重量为基准，用光密度扫描的方法求得。

红细胞每立方微米容积的重量平均值≈1rr，而淋巴细胞每立方微米重量平均值约为 0.57～0.85rr。

四、几类显微镜的应用简介

(一) 普通型显微镜

1. 普通生物显微镜

普通生物显微镜是指用透射光照明、明视场观察的显微镜，可分为普通型和研究型两大类。普通型生物显微镜配有 4×、10×、40×、100×这 4 个消色差物镜和 5×、10×、16×这 3 个惠更斯目镜；设有粗微动调焦机构、四孔物镜转换器、标本移动尺等。多数采用反光镜采光，少数自带光源照明。光源一般为“6V 16W”白炽灯，并附有一个电源变压器。为满足血细胞计数观察方便，还配有 25×物镜；为扩大视野提高像质采用平场目镜；为了使用灵便取消了移动尺而改用同轴移动平台；为防止损坏物镜及切片专门设有调焦限位装置等。

研究型显微镜也称实验室型显微镜。一般都配有 4×、10×、25×、40×、100×(油)这 5 个平场消色差物镜及 10×、16×这两个广角目镜，带有摄影、投影、暗场等附件。

双目显微镜长时间内用单目观察物镜，容易造成疲劳、头晕，甚至视力损伤。为克服此弊病，目前在中高档生物显微镜均采用双筒目镜装置。它是利用复合棱镜组把经物镜成像后的光束分成左右两束，然后再经两个目镜放大，其光学原理如图 3-3 所示。

来自物镜的光线经三角棱镜①后偏离90°角进入复合棱镜②。复合棱镜②胶合面上镀有分光膜。分光膜使一半光线在胶合面上反射，从胶合的小棱镜射出后进入右直角棱镜③，经右直角棱镜的直角面反射后成像在中间像面 P_1 处，然后进入目镜V；同时，分光膜使另一半光线通过胶合面，再经复合棱镜②中的大棱镜的另一直角面反射，进入直角棱境④，经直角棱镜的直角面反射后成像在中间像面 P_2 处，然后进入目镜V。

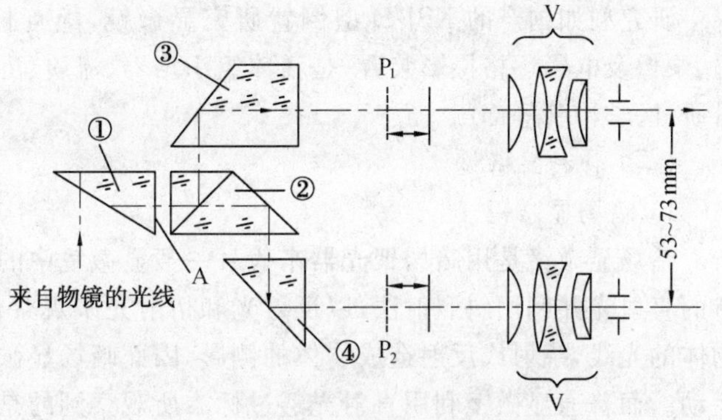

图3-3　双目显微镜光学原理示意图

双筒目镜装置是根据人眼的位置及眼球的构造而设计的。因为每个观察者瞳孔之间的距离各不相同，一般在53～73 mm之间，这就要求左右光轴之间的距离可沿平行线进行调节。一般将复合棱镜固定在双目镜筒中间，并将左右直角棱镜分别固定在左右滑板内，相对于固定轴做靠近与分开的滑动，借以达到调节两光轴之间的距离在53～73 mm之间。

从棱镜端面A发出的光线到中间像面 P_1 和 P_2 处两束光的光程是一个定值，当两光轴在53～73 mm范围内变动时，将使中间像面 P_1 与 P_2 的位置也沿光轴做上下移动。为保持筒长不变，在双筒目镜的镜管上设有筒长补偿机构，分别在其上刻有53～73 mm的刻线，以便与两光轴间距的53～73 mm相对应。所以，操作时应根据瞳距，左右移动好两目镜座的位置后，必须转动目镜管，使目镜管上的刻线值与之对应，才能算正确使用双筒目镜。

2. 倒置显微镜

倒置显微镜又称培养显微镜，在细胞离体培养、组织培养和微生物研究中，常用于观测培养瓶(皿)中的活体标本，其光路原理如图3-4所示。柯拉照明系统由光源①发出的光线经聚光器②后照亮标本(物体)④，③为孔径光阑，⑬则为视场光阑。标本经物镜组⑤，转像系统⑥、⑦、⑧、⑨、⑩、⑪后成像在目镜⑫的物方焦平面上，通过目镜组可进行观测。转像系统的设计应保证系统所成的像完全一致。由于照明系统位于载物台(物体)之上，而物镜组则在载物台之下，其相对位置恰好和一般生物显微镜相反，故称为倒置显微镜。由于培养瓶(皿)底的厚度一般在1.2～2 mm左右，而25倍和40倍物镜的工作距离分别为1.3 mm和0.6 mm左右。为了满足它的特定使用要求，必须配有长工作距离的物镜聚光镜。

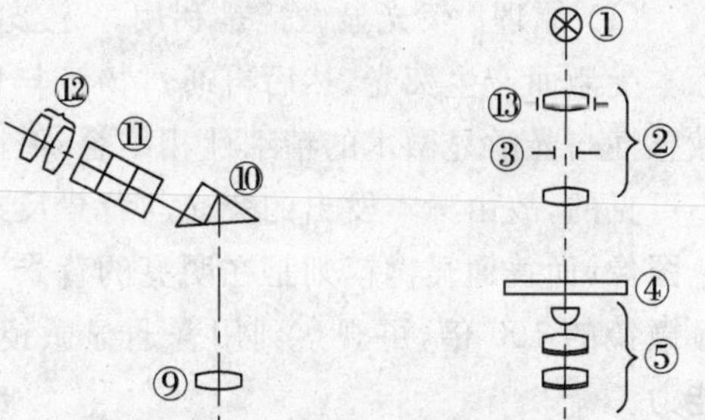

图3 4　倒置显微镜光路

倒置显微镜按国内外产品使用状况可分为初级型、中级型和研究型三类。

初级倒置显微镜一般采用消色差物镜及普通目镜，物镜放大率不超过20倍，单目观察，平行光照明，适用于作植物细胞培养的检查、观察用。

中级倒置显微镜常采用长工作距离平场消色差物镜、平场或广角目镜，物镜最高为40倍，双目观察，长工作距离聚光镜照明，并附有相衬与摄影装置，能满足活体观察和研究用。

研究型如国产的 XSJ-D 型倒置研究显微镜，配有长工作距离平场消色差物镜、相衬、恒温、录像及电影逐格摄影装置，是活体组织培养、流质、沉淀物等研究的高级仪器。广泛应用于科研、医学检验等部门。

（二）特种显微镜

1. 暗场显微镜

暗场显微镜是用暗场聚光器来代替一般显微镜中的聚光器。暗场显微镜阻挡透过标本细节的直射光并利用斜照射法，以反射光和衍射光来观察标本。在暗场显微镜下从侧面照射到物体的光线，绕射或反射造成物体的侧影，因此暗场显微镜所看到的只是物体的轮廓或物体的运动。而普通显微镜利用直射光透过标本所观察到的是物体的形态和结构。

普通显微镜的分辨本领取决于物镜的数值孔径，其物镜最高能分辨 0.2 μm 的粒子。小于这个数值的物体，普通显微镜不能分辨；而暗场显微镜能分辨 0.2～0.004 μm 的亚粒子。通常把小于 0.2 μm 的粒子称为超微粒子，这种粒子在一般显微镜中是无法观察到的；然而，利用暗场显微术却能够观察到超显微粒子。暗场显微镜也称暗场照明法，俗称超显微术。显微术基本原理是当强光斜射到微粒上时，将产生散射，同时由于光的衍射，每个微粒形成一个衍射斑（由几个衍射环组成）；因照明光束不直接射入物镜，则视场黑暗；通过显微镜目镜观察时，在暗背景上将看到微粒的光衍射斑，即被检物体的衍射图像，并非物体的本身。对于直径大于 0.3 μm 的微粒，超显微术还可看到它的形状和大小。借助暗场显微术判定某些超显微粒子如钩端螺旋体、病毒，根据衍射斑可判断其存在和位置，但却无法判断其形状。原生质在亮场照明时呈均系，但在暗场照明下，可以看出有很多颗粒。

2. 荧光显微镜

（1）原理：荧光显微镜是利用一定波长的紫外线照射标本（或经荧光色素处理的标本），标本受激而产生荧光，然后再通过物镜与目镜观察标本荧光图像的显微镜。它使荧光分析的敏感性与光学显微术的精细性相结合，借以研究生物的某些结构、形态和特性。由于紫外线是不可见的，故由标本发出的荧光与背景反差很大。荧光显微镜通常是在黑暗的背景下观察彩色图像，而普通显微镜则是在明亮的背景下观察较暗的样品。荧光显微镜的对比度约为普通显微镜的 100 倍，可观察到用普通显微镜看不到的结构和细节，从而大大提高了物镜的分辨能力。

（2）应用：利用荧光有助于分析物质的化学成分，几乎所有的有机分子都能够直接或经适当的化学处理后发出荧光而被观察分析。近年来，荧光抗体法不仅已广泛地用于组织化学、微生物学、病理学等基础医学领域，而且在抗原-抗体的结合、滤过性病毒的增殖和有关激素及癌等组织抗原的研究方面已取得不少成果，并已作为临床诊断手段被推广。

荧光显微镜与其他显微镜的区别在于所用光源是特定波长的紫外线，而不是可见光。通常采用高压水银灯作光源，波长范围在 365～435 nm 之间。同时必须配有相应的滤色片组（激发滤色片），以保证供给各种不同特定波长范围的激发光。在紫外线的照射下，被检标本的荧光物质能得到激发。由于荧光显微术观察的是标本的荧光图像，为了避免激发光对图像的干扰，保护眼睛免受紫外线的损害，必须在标本之后的光路中设置另一套滤色片组（抑制滤色片），把激发光中的紫外线滤掉而仅让荧光通过。

目前世界各国已生产出各具特色的荧光显微镜。按照明装置和观察显微镜之间的连接方式，可分为分离型照明装置、配装闭合型照明装置、内装固定照明型专用显微镜 3 种类型。

内装固定型是将光源、光学系统、各种滤光板及观察显微镜组成一体，装于坚固的镜体中，是专用的荧光显微镜。其光轴重合完善，调整时不必担心偏位，而且激励光的漏光极少。它是荧光观察中最适用的显微镜，但价格较高。日本奥林巴斯生产的 BHF 荧光显微镜，能把高能量激发光有效地辐射到标本上，能提供极其明显的观察像。从低到高放大倍数的所有视场范围内均能保证均匀地激发，其亮度高于以往显微镜 2 倍。通过内装式可变光阑能对激发光量进行连续无级调节，不仅能防止激发光量微弱所引起的暗荧光像，而且还能防止激发光量过强所引起的晕圈以及标本的急剧褪色。由于激发光波长范围广而透射率优异的激发滤色镜与新研制的照明光学系统相结合，荧光像的亮度得到进一步提高。可根据不同目的分别选择宽波段激发或窄波段激发两种方式，各激发法的转换均采用两种波长联动转换，可随时转用另一种激发法观察标本。激发滤色镜、辅助激发滤色镜、分光镜和吸收滤色镜的转换也与各激发法的转换联动，操作简便。

荧光显微镜的照明方式有透射照明和落射照明两大类，也有两者兼顾的混合照明。从聚光器的照明形式来分，有明场、暗场、相衬、偏光照明等，应根据研究对象的不同而选择不同的照明形式。

3. 相差显微镜

相差显微镜是为了满足观察无色透明活细胞的需要而研制的。利用相差显微镜观察透明活体标本，可以避免因采用固结染色使标本功能发生变化的弊端，因此，常用于观察活细胞的运动以及内部结构的变化、细胞分裂、血液、分泌物等。在细胞学、血液学、微生物学、寄生虫学、生物学和检验中有着广泛的应用。

相差显微镜与普通显微镜相比，其差别在于用环状光阑代替可变光阑，用带有相板的物镜取代普通物镜，还带有合轴调节用的中心望远镜，对光源的要求也较高。

光波有波长、振幅及相位的不同。当光通过物体时，波长（颜色）和振幅（亮度）发生变化，肉眼才能观察到，这就是普通显微镜能够观察到染色标本的原因。如果光通过物质时，其波长、振幅和相位都不发生变化，那么不管是用普通显微镜还是用相差显微镜都不能观察到物体。当光波进入折射率为 n 的媒质时，光在该媒质中的速度就为它在真空（或空气）中的 $1/n$。即是光波通过厚度为 l 的媒质所需的时间，等于光线通过厚度为 nl 的空气层所需的时间，因此把媒质的折射率 n 和其厚度 l 的乘积 nl 叫做光程。如图 3-5所示，S 波与 P 波的振幅相等，它们在空气中的波长均为 λ，而且相位相同。S 波一直在空气中传播，P 波在途中要通过一块厚度为 l、折射率为 n 的透明媒质。在 P 波未通过媒质之前，它和 S 波是同相位的。但是当 P 波通过媒质时，由于其光程为 nl，所以 P 波就落后于 S 波，它们之间就出现了光程差 d，从而也就产生了相位差，其大小为 d/λ。由此可见，当细节与背景的折射率和厚度不同时，透过的光波之间就存在相位差。虽然光波振幅（亮度）不变，但相位却发生了变化，而这种变化利用普通光学显微镜，是无法观察到的。利用光的一系列特性，将物体内部微小的相位差（折射率及厚度的差别）转换成为像上的亮度差，这就是“相差法”的实质。相差显微镜就是将相位差转换为像上的亮度差的工具，从而看清标本的细节。

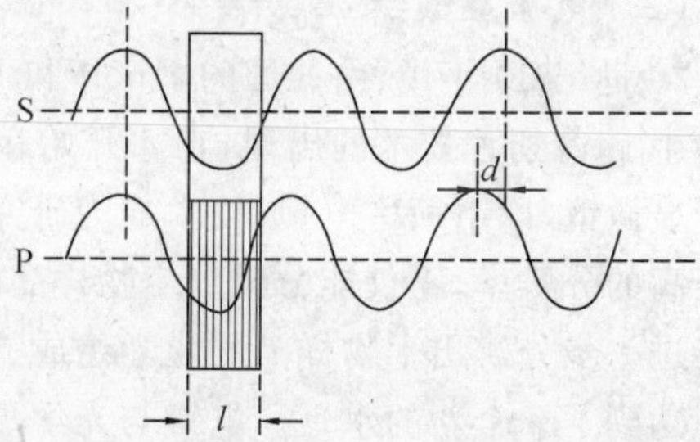

图 3-5　光波在不同媒质中产生光程差

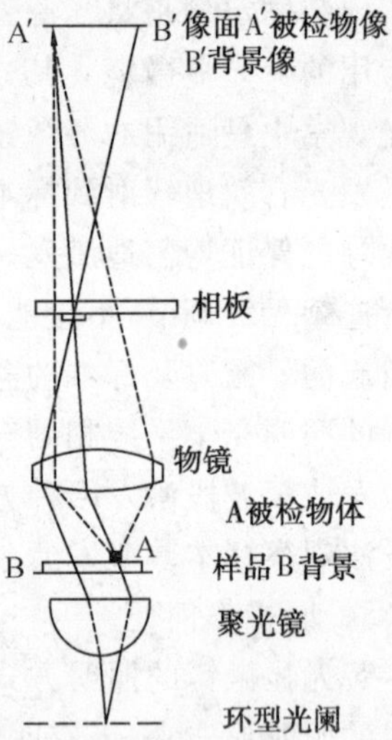

图 3-6　相差显微镜的工作原理

相差显微镜的工作原理如图 3-6 所示。光线通过相差显微镜的聚光镜下的环状光阑在物镜的焦点平面聚光。载玻片上物体 A 受来自环状光阑的光线照射，直射光在 A′处成像，而散发的衍射光一部分也由于物镜的作用在 A′处成像。若使用的是普通物镜，衍射光的相位移落后 λ/4，并且比直射光的成像弱，因此干涉合成的光与背景光线的振幅差别很小。相差显微镜的物镜中安装有相板，我们把装有相板的物镜称为相物镜。相板有推迟直射光或衍射光的相位和吸收光量的作用，从而可以调节直射光或衍射光的亮度。利用相物镜的相板，把直射光推迟 λ/4，使直射光和衍射光保持同相位，两光波干涉的结果，合振幅为两者之和。由于背景只有直射光，因而被照射的物体比背景亮，形成负相衬。如用另一种相衬物镜的相板，把衍射光推迟 λ/4，这时直射光和衍射光的光程差为 λ/2，即直射光和衍射光的相位相反，两光波干涉的结果，合振幅为两者振幅之差，使被照射物体比背景暗，形成正相衬。

物体 A 所成的像，或者是直射光与衍射光的振幅之和，或者是两者之差。由于衍射光比直射光弱，如果它特别弱，被检物体像中合成波的振幅与背景直射光的振幅两者的差别很小，其负相衬或正相衬都不明显。若能把直射光吸收掉一部分，使衍射光与直射光的亮度相等时，被检物体的像不是比背景亮，就是比背景黑暗得多，因此其负相衬或正相衬特别明显。由此可见，仅仅依靠推迟相位很难得到充分的效果，还必须吸收部分直射光，故在相板上都装有相位膜和吸收膜两种物质。

（三）电子显微镜

20 世纪 30 年代，由德国的 Knoll 和 Ruska 研制成了第一台电子显微镜，但直到 20 世纪 50 年代超薄切片技术的出现，它才开始在生物医学上应用。随着电子显微术的不断发展，使电子显微镜（以下简称电镜）技术成为研究生命现象及人类疾病的重要手段之一。由于电镜具有很高的分辨率，不仅能分辨出生物样品的表面和内部超微结构，而且配合其他电子显微术，还能进一步分辨出生物样品的化学组成、形态结构和生理功能的关系，从而使人们对生物体的认识达到了一个新的水平。电镜与光学显微镜的主要差别在于电镜采用的光源是电子射线和采用的透镜系统是电磁透镜。电镜主要分成两大类别，即透射电镜与扫描电镜。

1. 电子射线

(1) 电子射线波长与加速电压的关系：法国物理学家 Broglie 在 1924 年提出了物质波概念，指出高速运动的粒子不仅具有粒子性，而且具有波动性。它的波长与粒子的质量 m 和粒子运动的速度 v 有关。

若高速运动的粒子是电子，电子在真空中运动的速度与加速电压有关。根据能量的转换与守恒定律，电子在电压为 U 的电场中加速后所获得的超能量为 $eU=1/2 \cdot mv^2$，电子的速度 v 为 $\sqrt{\frac{2eU}{m}}$，将电子质量 m 和速度 v 代入，得

$$\lambda=\frac{12.26}{\sqrt{U}} \tag{3.7}$$

当 $U=50$ kV 时，$\lambda=0.0053$ nm；$U=100$ kV 时，$\lambda=0.0037$ nm。可见，加速电压 U 愈高，电子射线的波长愈短，显微镜的分辨率愈高。目前电镜的点分辨率达到 0.2 nm，晶格分辨率达到 0.1 nm 左右。

(2) 电子像的反差：衡量图像的反差有两个概念，一是图像上相邻两点间光强度的差异造成明暗之分称为图像的点反差；二是整幅图像的平均反差，它是以图像上最大和最小亮度的差距来表示的。光强度差距愈大，反差就愈强。

电镜中电子像是由于被检样品不同部位对入射电子束具有不同的散射或反射而形成的。由于电子束基本上是单色的，电子像中显示出来的仅是黑白浓淡的差别。要求所成像的细节清晰，层次丰富，则物像细节之间必须具有一定的反差，放大率才能提高，高分辨率才能获得反映。好的电镜从全黑到全白可分为 7 级以上灰度。透射电镜的图像，反差略偏弱，显得柔和清晰；扫描电镜的反差略偏强，显得立体形象突出。

2. 电子透镜

电子的运动主要受电场和磁场作用而改变其行进方向，因此，使电子束会聚的方式有两种：一是静电透镜，二是磁透镜。电子透镜是电镜的核心部件。

(1) 静电透镜：图 3-7 所示的 A_1 和 A_2 是两个筒状电极，它们的电位均比阴极高；而 A_2 的电位比 A_1 高，在 A_2 和 A_1 之间形成图 3-7(a)所示的电场。由阴极发射的电子束进入该电场后，受到电场力作用使电子会聚，相当于图 3-7(b)所示的会聚透镜的作用。A_1 和 A_2 间电压愈高，会聚能力愈强，焦距 f 愈短，则放大率 M 就愈大。

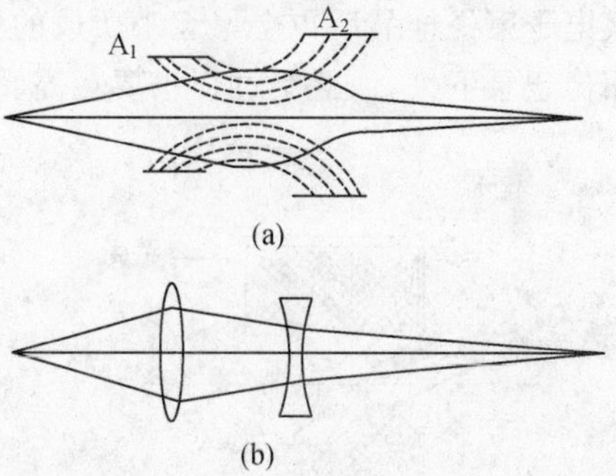

图 3-7　静电透镜

(2) 磁透镜：当线圈中通以电流，线圈周围形成磁场。从线圈中心轴某一点发出的电子，在磁场中受到洛伦兹力作用，将沿着螺旋线轨迹前进，然后会聚在中心轴的另一点上。这对电子束来说，磁场起着透镜的作用，故称为“磁透镜”。

现代电镜常用带极靴的强磁透镜，它由三部分组成。

① 极靴：在磁透镜中央有一个中间空心的呈锥状的圆柱形的极靴，它是用铁钴合金或用铁钴铬钼合金制成的，经过高精度加工的合金块。极靴的作用是将通电线圈所产生的高强度磁场尽可能集中在沿轴的一个很窄的范围内，使通过它的电子束聚焦在很短的距离内。

② 线圈：在极靴外侧绕有许多匝线圈，通以电流就会产生磁场；改变电流大小就可以改变磁场强度。

③ 屏蔽外罩：为了防止外部磁场的干扰，在线圈外包上一层用熟铁等磁性材料制成的屏蔽罩，可以增加透镜的聚焦能力。

图 3-8 是磁场强度在简单线圈、包壳线圈和极靴透镜的轴向分布图。从图中可见，简单螺旋管线圈通以电流后难以构成集中的强磁场，因为在线圈外部也存在着磁场。如果用高导磁率的软铁把线圈封闭起来(俗称包壳透镜)，在通过同样的激励电流时，磁透镜更强，使焦距缩短。而极靴透镜能使有效磁场集中在近轴空间，所以电镜的成像物镜大多数采用短焦距的极靴透镜。

3. 透射电子显微镜(TEM)

(1) 透射电子显微镜的成像原理

① 透射电子显微镜与光学显微镜的比较：图 3-9 是透射电镜与光学显微镜的结构对照图。由图中可见两种显微镜的成像光路是一样的，而且各部位的结构组件也一一对应。归纳起来，显微镜的镜体基本上由光源部分、成像部分、观察部分组成。

光学显微镜用可见光作光源，容易得到；而在电镜中，取得电子光源则需要特定的高真空和高电压，以获得高速电子流。透射电镜比光学显微镜多一套维持高真空的系统以及加热灯丝电路和产生高电压的高压发生器装置。

成像透镜，在光学显微镜中一般是玻璃透镜；但在电镜中是用电磁透镜，使电子束会聚后射在样品上，经相互作用后把透射过去的电子再会聚成像，这些磁透镜(物镜)结构比较复杂。观察系统方面，在光学显微镜中人眼可直接观察它成的像或简单地加上一个照相机可记录图像。在电镜中，人眼看不到电子流，必须把电子流转换成可见的荧光，通常是加一块荧光屏来观察电子束经样品后再会聚起来所成的像。当需要照相时，用特制的电子感光胶片把观察到的图像记录下来，而这个过程也要在高真空环境内完成，这就增加了照相系统的复杂性。

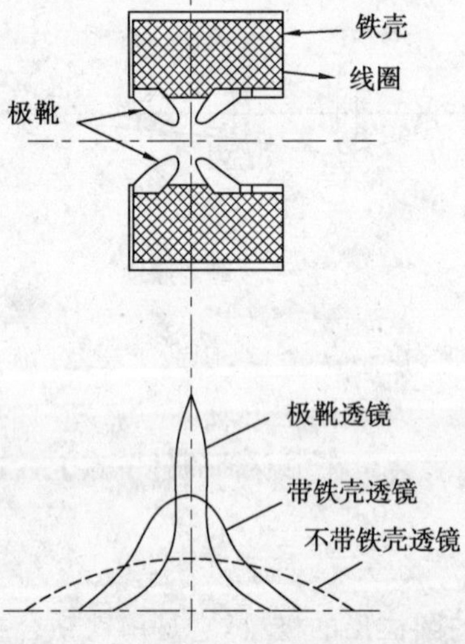

图 3-8　各种线圈中磁场强度的分布图

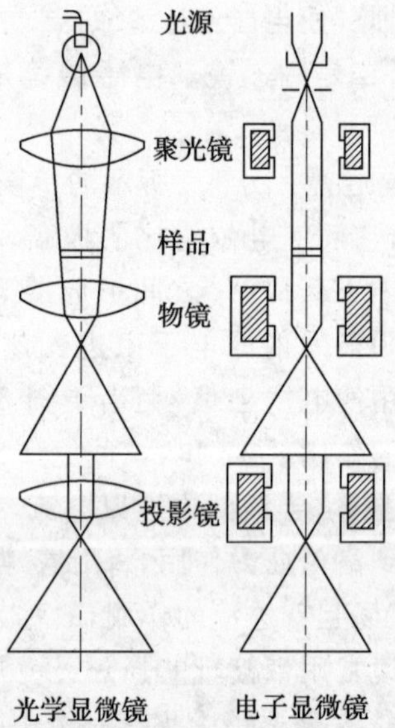

图 3-9　透射电镜与光学显微镜的结构对照图

② 透射电子束的成像原理：众所周知，任何一个物体都由原子组成，原子则由原子核与轨道电子组成。当电子束照射在样品上时，大部分电子都能从原子与原子之间的空隙中穿透过去，而只有极少一部分电子会与原子核或原子的轨道电子发生碰撞。一旦照射电子与样品的原子核发生碰撞，电子基本上不损失能量，只是改变运动方向，这类碰撞叫弹性碰撞，这时电子发生了“弹性散射”作用；另一类是在发生碰撞时，电子不仅损失一部分能量又会改变原来运动的方向，这类碰撞称为非弹性碰撞，此时电子发生了“非弹性散射”作用。

由于样品不同部位的结构不同，它们散射电子的能力也各不相同，结果使透过样品的电子束发生疏密的差别。当电子通过样品的某一部位所碰到的原子数目愈多，散射的可能性愈大，在这一方向上透过去的电子数目少，因而打在荧光屏上所发出的光就弱，呈现为暗区；反之，在散射电子弱的部位(原子数目少)，透过去的电子数目多，打在荧光屏上所发出的光就强，呈现为亮区。这样便在荧光屏上形成了与样品组织结构的不同部位相对应的亮暗区域，出现了反差，人眼就可以辨别组织结构。电子束的散射量不仅和样品的厚度成正比，而且和密度与厚度的乘积成正比，这个乘积称为样品的“质量厚度”。由于样品各部分质量厚度的差异会引起不同的散射，因此当均匀的电子束穿过样品时，就变成一束疏密相间的电子束。

为了要增加生物样品的相对散射能力，在样品制备过程中要用重金属进行染色。

(2) 透射电镜的组成部件及性能

透射电镜主要由电子光学系统、真空系统和供电系统三大部分组成。

① 电子光学系统：电子光学系统是电镜的主体。如常用的直立式电镜，自上而下排列着电子枪、聚光镜、样品室、物镜、中间镜、投影镜、荧光屏及屏下照相记录装置等部件。

1) 电子枪(电子发射源)：由灯丝、栅极、阳极所组成。电子枪的作用是产生电流密度很高的细电子束。电镜成像的照明强度、可见度及像的稳定性等与电子枪的质量有极大的关系。栅极或叫负偏压栅极，其电位比灯丝电位低 100～500 V，改变其电位可控制电子束的形状和发射强度。为获得合适的电子束亮度，灯丝尖端要精确地对准栅极孔的中心，并严格控制灯丝与栅极内表面之间的距离，缩短距离可减少发射的电子流，也即降低灯丝的工作温度而使灯丝寿命延长。

阳极是电子枪的第三电极，接地，维持零伏电位，它和阴极、栅极共同构成一个静电透镜系统。阳极与栅极为互相背向的两个环形圆筒，中间有一小圆孔，均用不锈钢加工制成。由阴极灯丝发射的电子，通过栅极上小孔并通过电子枪交叉点，即电镜的实际电子源，形成一小于 100 μm 的射线束，经 50～120 kV 的电压加速后成为高速电子流奔向聚光镜。

2) 聚光镜：聚光镜的作用是将电子枪射出的电子束聚焦，并使其所含的能量以最小的损失递送到样品上，用它来控制照明强度和照明孔径角。高分辨率的电镜(1 nm 以内)使用双聚光镜，其第一聚光镜为强聚焦透镜，可把束斑缩小到 1 μm，第二聚光镜为弱透镜，可把束斑放大为 2 μm，得到几乎平行于光轴的电子束。在第一聚光镜中装一固定光阑，其孔径是 100 nm、200 nm 和 500 nm，孔径愈小，则照明孔径角愈小。光阑多用钼片制成，其厚度约 0.1 mm，直径为 2.0 mm。

3) 样品室：其作用是承载样品，并使它能在同一平面上垂直或横向移动。样品室位于聚光镜下、物镜上。它包括样品架、样品台和样品传送装置等部件。样品载体通常是厚度为 50～100 μm的载网(铜网或不锈钢网)。样品室还有一气锁装置，使镜筒在更换样品后数秒钟内即可恢复正常工作的真空状态。

4) 物镜：在样品室下面是物镜，其作用是形成样品的第一级放大像和通过调节物镜线圈的激励电流，相应地改变物镜的焦距从而对像进行聚集。物镜被称为是电镜的心脏，直接决定着成像的分辨率，由它获得第一幅具有一定分辨本领的电子放大像。物镜中有某种缺陷都将被后面的其他透镜进一步放大。

物镜中都装备有一可动光阑，它由非磁金属如铂或钼制成，一般有 3～4 个大小不同的孔供选择。物镜光阑除能提高像的反差外，还起控制物镜孔径角的作用，通常样品放在物镜的前焦面附近，而物镜光阑放在物镜的后焦面附近，物镜孔径角 α_0 在焦距变化不大时，$\alpha_0 \approx R'/f$ (光阑孔半径/物镜焦距)。因此更换不同孔径的光阑时，可改变物镜的孔径角，它对提高分辨本领和像反差的强弱有十分明显的影响。

5) 中间镜和投射镜：中间镜的作用是把物镜形成后的一次放大像投射到投射镜的物平面上，再由投射镜放大投射到荧光屏上面获得最终的物像。中间镜是一个可变倍率的弱透镜，通过改变其中的电流来实施调节，放大率在20倍之内。电镜总放大率$M_{总}$的改变主要利用中间镜放大率变化来达到，$M_{总}=M_o \times M_I \times M_p$，式中，$M_o$为物镜放大率；$M_I$为中间镜放大率；$M_p$为投射镜放大率。

6）像的观察与记录部分：在观察室内装上一个荧光屏，屏上出现肉眼可见的电子显微图像。在观察室正面及两侧，通常有3个用铅玻璃屏蔽的观察窗，防止射线对观察者造成伤害。现在电镜多半配备自动照相记录装置，只要按下按钮，就可把底片号码、放大率、加速电压等数值自动记录在底片上。底片下的图像可在放大机上进一步放大。

② 真空系统：电镜对于电子束的通道（镜筒的空间部分）的真空度要求很高，一般要求保持在1.333×10^{-2} Pa。因为电镜是利用高速电子束为照明源，在电子束的通道上不能有任何游离的气体存在。否则将会发生电子与残余原子的碰撞，引起电离、放电、电子散射、灯丝被腐蚀或烧毁、样品被污染等一系列问题。因此，真空度好坏是影响电镜能否正常使用的关键问题之一。

③ 电子供电系统：近代高性能电镜的电子供电系统是比较复杂的，而供电系统的稳定度将直接影响成像质量，稳压直流电源输出电压的稳定度更是成像质量优劣的关键因素之一。一般真空系统和辅助系统对电源稳定度的要求低。而电磁透镜系统中，尤其是物镜对电源稳定度的要求最高，在调压变压器后，再要经过一级或二级稳压器稳压，使电镜在工作时不受电网电压波动的影响。

流过各个磁透镜的电流也必须稳定，一般透镜可采用稳定系数为20左右的稳流器，而物镜需要稳定系数为100或更大的稳流器。

4. 扫描电子显微镜

1935年，透射电镜发现后不久，Knoll就提出利用一个扫描电子束从固体表面获得图像的原理并制造出第一台扫描电镜，但是由于技术上的原因，直到1965年扫描电镜才成为商品而被使用。扫描电镜具有分辨率高、景深长、视野大、图像富有立体感、样品制备简单、放大率范围广等特点，可观察较大样品的局部细微结构，因此格外受到人们的青睐。

(1) 电子与样品的相互作用

各类电镜所获得样品的电子像都是由于电子与样品相互作用的结果。电子与样品的相互作用基本上分成两大类：一是电子，有二次电子、背散射电子（或称反射电子）、俄歇电子、透射电子、吸收电子等；二是射线，有X射线和阴极荧光等。

① 二次电子：具有足够能量的入射电子打到样品表面，使样品表面发射出电子，这种电子称为“二次电子”。二次电子所成的像反映了样品表面的形貌，它的分辨率很高，是扫描电镜的主要成像方式。

② 背散射电子：是入射电子被样品反射回来的电子，因此又称为反射电子。用背散射电子获得的反映样品表面形貌的图像与二次电子像相似。

③ 俄歇电子：当样品K层电子受激，其他高能级电子跃迁下来填补空位时释放出的能量，又使更外层如L_2、L_3层的电子在获得该能量后变为二次电子逸出，这种具有标识样品物质特征能量的二次电子称为俄歇电子。利用它的特征能量来进行样品元素分析，称为俄歇电子能谱分析，适用于轻元素成分的分析。

④ 透射电子：是与样品的密度、质量和原子序数有关的，包括通过样品的相干或非相干的弹性散射电子和非弹性散射电子。

⑤ 吸收电子：入射电子能量被样品吸收后形成吸收电流。

透射电镜收集的是直接从样品透过的电子。如果把从样品表面的二次电子和反射电子收集起来，使它们在各自相对应位置上成像，这种电镜就称为扫描电镜。

（2）扫描电镜的结构

扫描电镜的结构原理如图 3-10 所示，主要由以下几个部分组成。

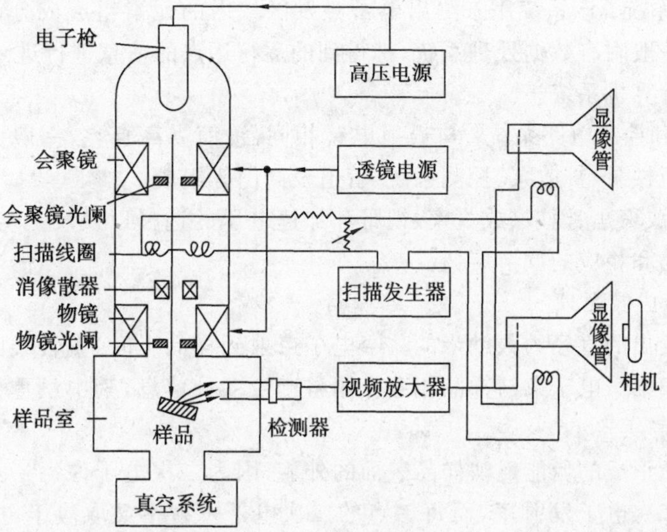

图 3-10　扫描电镜结构

① 电子光学系统（称镜筒）：镜筒主要用来产生很细的电子束（又称为电子探针），对样品进行扫描。镜筒部分包括电子枪、磁透镜（扫描电镜有 2～3 个磁透镜）、扫描线圈、样品室以及二次电子探测器等部件。

从电子枪阴极发射出来的电子和透射电镜的电子产生原理相同，只是加速电压较低，一般在 40 kV 以下，常用电压为 2～30 kV。电子枪产生的约 30 μm 大小的电子束受阳极高压加速，经过两个磁透镜的逐级聚焦作用，会聚成数纳米大小的电子束斑点，并由最后一个磁透镜聚焦在样品上形成电子探针。由于扫描电镜的分辨率主要取决于电子束的直径，所以要尽可能缩小它，为此最后一个聚光镜（物镜）装备有可动光阑和消散器。

扫描电镜偏转系统装在物镜通道上，由上下两组线圈组成。扫描发生器输出锯齿形电流，作用于扫描电路偏转线圈产生磁场，使电子束在样品上扫描。扫描的区域、扫描比率和每厘米的扫描线数都可选择。扫描发生器同时输送锯齿形电流给显像管（CRT）的偏转线圈，所以镜筒电子束与显像管电子束的行（水平）及帧（垂直）二维扫描严格保持同步。样品室位于镜筒的底部，样品放于样品台上。样品台带有可使样品移动（前后、左右、上下）、倾斜（样品与电子探针方向最大成 45°角）和旋转的控制杆，以利于观察样品的任何一部分。

② 信号检测系统：二次电子探头是扫描电镜的心脏。二次电子信号经光电倍增管转换和视频放大器放大后最后送到显像管的栅极。在二次电子探头的聚焦板上加有 250 V 的电压，二次电子很容易被吸引过去。在闪烁表面镀有一层约 0.07 μm 的铝导电层，其上加 10 kV 左右的电压，使二次电子加速并打在闪烁体中心部位，闪烁体产生荧光，这样二次电子信号被转变为微弱的光信号，由光电倍增管将光信号转变为电流信号。从光电倍增管输出的电流信号已比原二次电子流约强 10^6 倍，但仍为微安级。将倍增管输出电流送入放大器得到数十伏

的输出电压信号，即可送到显示系统。当电子束在样品表面逐点逐行扫描时，每点发出强弱不同的二次电子信号经探测系统后，输出相对应的强弱不同的电压信号。

③ 图像显示系统：图像显示系统用来按时间顺序显示图像上一定位置的信息，通常包括长余辉和短余辉两种显像管。长余辉管用于对样品图像的直接观察；短余辉管分辨率较高，用于对样品图像照相。

④ 记录定标系统：该系统用来测出电子激发区域内的元素组成成分，并进行定量分析。较新的扫描电镜一般附有数据处理系统，把得到的逐行逐点的信息进行进一步的加工处理，这部分常常指电子计算机系统。

⑤ 真空系统和控制电路系统：与透射电镜相同，镜筒需高真空，一般为 1.333×10^{-3} Pa 真空度。也是由机械泵、扩散泵、探测系统、管道及阀门等组成。

此外，为了完成聚焦、消散、放大率、视野和加速电压的选择以及反差与亮度的调节，配有一系列的控制电路和相应的调节旋钮。

(3) 扫描电镜成像原理

当从镜筒内发出的直径约数纳米的狭窄电子束射到样品上时，偏转线圈使电子束在样品上作逐行逐点的扫描。电子束与样品相互作用将产生多种信息，其中最重要的是二次电子或背散射电子。

由二次电子所形成的像能反映样品表面的外貌，因为二次电子像每一点的相对亮度取决于样品对应点的二次电子发射率，而每一点的二次电子发射率又取决于电子束加速电压、束流、电子束的入射角(即入射束与样品表面法线间的夹角)和样品原子序数。对于给定的电子束，二次电子发射率主要取决于电子束的入射角。

二次电子的产生数随入射角的变化而变化。电子束垂直入射在样品表面时，电子散射区与样品表面非常接近的区域面积很小，二次电子发射很少。若入射角逐渐增大趋向 90°，则区域面积增大，二次电子发射也增多。当样品表面凹凸不平时，电子探针入射角不断改变，二次电子的产生数量也随之变化，这样二次电子像的亮度也随表面形貌而发生变化，所以二次电子像能反映样品表面的外貌。

扫描电镜采用电视方式成像。把来自样品上每一行每一点所产生的二次电子数由探测系统收集起来，通过各种换能器的能量转换，最后在显示屏的相对应的点上，用一个不同亮暗程度的光点来反映。这样由逐行逐点的像素所构成的画面，“动态”地形成二维的样品扫描图像，实际像与日常照片中的负片相似。扫描电镜像的分辨率主要取决于电子探针的直径，但是也与电子枪亮度、样品的性质、相互作用的方式及扫描速度和像的线数有关。目前商品扫描电镜分辨率一般达到 4～6 nm，使用场致发射电子枪可达 1 nm。

透射电镜的最大优点在于高分辨率，对于细胞的精细结构、病毒的分子机制或亚细胞结构的研究，无疑是一个十分令人满意的仪器。然而它的结构与操作都较为复杂，样品制备要求很高，要获得三维信息也较困难。而扫描电镜对研究表面外貌是理想的仪器，但不易获得内部结构的信息，它的分辨率也比不上透射电镜。这两类电镜在性能上各有特点，有许多方面是可以互相补充的。

5. 电子显微镜的进展

目前，除了以上两种电镜外，还有超高压电镜、扫描透射电镜、分析电镜、全息电镜等。从本质上说，它们是在以上两种电镜的基础之上进行研究改进以具有某些突出性能的。电子显微镜已逐步发展成为完善的高分辨率的综合性分析仪器。

(1) 超高压电镜

前面所述的一般透射电镜，加速电压在 100 kV 以下，所观察的样品厚度必须是小于 0.1 μm的超薄片。目前已有加速电压为 500 kV、1000 kV 和 3000 kV 的超高压电镜，由于其加速电压高，与一般透射电镜相比有更多优点，可概括为以下几个方面：

① 对样品有更大穿透能力：由于加速电压很高，电子束的能量极大，因而能穿透较厚的样品，如 1 000 kV 的超高压电镜可以观察近 20 μm 厚的样品。这样，不仅观察样品接近天然状态，结果更加可靠，而且还可以简化制样步骤。

② 辐射损伤小：由于高压电镜的电子穿透能力极强，因此不仅能够减少电子能量的损失，电子束对样品的辐射损伤也会大大下降，这一优点特别有利于应用高压电镜进行生物样品的高分辨率研究。

③ 较高的分辨率：一般透射电镜中，一定厚度样品所引起的色差是限制分辨率的主要原因之一。当提高加速电压以后，穿过样品后电子能量损失相对于入射能量来说是很小的，例如，1 000 kV 时相对损失是加速电压为 100 kV 时的 1/20，就可减少色差从而提高分辨率。其次，由于加速电压增高，所对应的电子波长大大缩短，这也是超高压电镜提高分辨率的一个重要原因。

④ 景深很大：由于加速电压高，则电镜的景深很大，对样品在不同高度上的细节都能清楚成像。如果对样品同一部位从不同的角度得到不同照片，可以通过立体镜观察或信息处理方法得到物体的三维结构。

(2) 分析电子显微镜

分析电镜是利用电子射线轰击样品所产生的 X 射线或俄歇电子等信息对样品元素进行分析的一种电镜，其特点是在观察超微结构的同时，能对样品中一个极微小的区域进行化学分析，从而在超微结构水平上测定各种细胞结构的化学成分并揭示其变化规律。

目前所使用的分析电镜，包括专用型 X 射线显微分析仪和附件型分析电镜两种。

① X 射线显微分析仪：X 射线显微分析术的原理是高速电子束流被电子透镜聚焦成直径不到 1 μm 的极细电子探针，然后照射在样品上。样品中的原子吸收了电子能量而处于高能激发状态，当电子跃迁到基态时释放出的能量以 X 射线的形式辐射出来。辐射出的 X 射线的波长或能量与样品内所含元素的原子序数密切相关，称为特征 X 射线。因此，只要把从样品中发射出来的特征 X 射线收集起来，对其进行波长和强度的分析，便可以推知样品内包含的元素成分及元素的含量。

对其波长进行分析称为波谱分析法，对其强度分析则称为能谱分析法。能谱分析法使用方便、容易掌握，灵敏度也比波谱分析法高，可以探测到 10^{-19} g 的微量元素。

② 附件型分析电镜：附件型分析电镜由透射电镜（或扫描电镜）和探测器、放大器与多道分析仪等分析系统组成。

电子束打在样品上时，样品发射的不仅是特征 X 射线，还有与样品元素组成有关的其他电子信息，如二次电子、俄歇电子、电子能量损失光谱等。因此，用来进行显微分析的方法也就有许多种。

分析电镜具有许多优点，如 X 射线显微分析法在不破坏样品的情况下，能对极小体积内（数立方微米）所包含的元素进行定量分析，而且光谱谱线清晰，易于识别。因此分析电镜已广泛运用于分析各种不同组织细胞中存在的元素，从而了解特殊元素在体内可能具有的功能，进而作病理或致癌因子的研究等。

(3) 扫描透射电子显微镜

扫描透射电镜兼有透射电镜、扫描电镜和分析电镜的优点，因此，扫描透射电子显微镜是近代电镜技术的进步成果之一，是现代电镜的代表。

① 扫描透射电镜的原理：扫描电镜探测器放在样品的上方，只能接收来自样品表面的信号。扫描透射电镜探测器放在样品的下方，当扫描电镜电子束作用于样品后，透过样品的透射电子和散射电子用探测器接收并使其分别成像，故称扫描透射电镜。

从场发射源发射的电子由加速电极加速，经过一个或几个电子透镜形成很细的电子探针，然后聚焦到样品上。利用扫描线圈使电子探针对样品扫描，再把透过样品的各种电子信号同时用几个探测器分别接收并转换成电信号。信号显示在同步扫描的示波器上，或贮存在数字贮存器中，以便用计算机作进一步分析。

② 扫描透射电镜种类：目前所使用的扫描透射电镜大致可以分为具有超高真空的场发射式电镜、带有透射样品台的扫描电镜、带有探测器的透射电镜3类。

场发射式电镜的镜体主要有场发射电子枪、双偏转扫描系统及电子信号探测器，另有显示和分析部件。场发射式电镜采用场发射电子枪，发射出来的电子区域限制在一个极小范围，有足够高的亮度，有高分辨率，可以直接观察单个重原子图像。

扫描透射电镜具有很多优点：能观察较厚样品；亮度高，照射面积非常小，故分辨本领高；成像反差较高，可以判断出元素之间原子序数的差别，这是其他任何一种电镜都无法做到的；高真空使镜体处在高度“净化”的状态，可以大大减少污染。

虽然扫描透射电镜具有以上许多优点，但造价昂贵，难以普及。除了以上几种电镜外，还有“减速”电压电镜，这种电镜能使样品有足够高的成像反差和较小的辐射损伤，可用于多种研究。在20世纪70年代后，全息电镜有了较大发展，目前已出现多种全息电镜，具有一些独特的优点。除了电镜本身在不断发展之外，与其相应的其他技术，如样品制备技术、多种显微术、电子显微图像分析和处理技术也在不断发展。如计算机对二维图像进行处理、对图像三维重构和图像识别技术、全息电子显微术等使电镜技术日趋完善。电镜及其技术在生物医学的基础和临床医学研究中有着更广阔的发展前景。

(四) 扫描隧道显微镜

扫描隧道显微镜(scanning tunneling microscope，STM)是20世纪80年代IBM公司瑞士苏黎世研究所的两位学者Binning和Rohrerr根据量子力学中隧道效应设计制成的新型显微镜，为人类开拓了一个研究微观物质世界的很有希望的崭新技术——纳米技术。纳米技术是指被处理对象的尺寸与公差在0.1～100 nm范围内的加工技术，也就是一种在分子水平上的加工、组装、测绘等方面的技术；是进行分子有序结构组装和分子功能单元及分子电路制备的重要技术基础；是研制分子器件(含分子传感器)的关键技术，也是分子生物医学、工程学中技术学的重要组成部分。在美国，纳米技术已经被列为21世纪重点发展的科技项目。纳米技术的发展，将会导致电子学、机械学、生命科学等领域的一场新的技术革命。

纳米技术的关键是借助扫描隧道显微镜直接移动分子和原子。

运用纳米技术可以在一个分子甚至一个原子的大小范围内制造机器。目前虽然还无实际成果，但科学家预计在今后不太长的时间里，细胞大小的分子机器人——纳米机器人将根据治疗的需要进入人体，完成其特殊的功能。如被送入消化系统的纳米机器人，在消化系统中穿行，可以担负疏通渠道、清除堵塞物或杀死癌细胞的重任；而进入血液循环系统的纳米机器人可清除血管壁上多余的脂肪，解除冠心病患者的痛苦，同时使肢体远端血液循环得以改善。

从纳米尺度来观察研究生命现象，可以获得生物体内各种生物化学反应信息和电化学信息，发现有关生命的新现象、新机制。最后可以改造我们自己，使人类有更完善的功能、更高的智力和更长的寿命。

扫描隧道显微镜的纵向分辨率可达 0.001 nm，横向分辨率是 0.1 nm，从而真正实现了对单个原子的检测。继而 Binning 又发展了原子力显微镜，对生物结构的研究提供了更加有利的条件。

STM 是纳米技术的重要工具，也是分子生物医学工程学中十分重要的工具。

1. 扫描隧道显微镜的原理和装置

扫描隧道显微镜在世界许多国家都已建立。每两年召开一次世界范围的专业会议进行学术交流，以利发展和提高。

(1) 扫描隧道显微镜是利用量子力学中隧道效应设计的精巧装置。如图 3-11 所示其关键部件就是一根扫描探针，针尖直径为 10 nm，探针是由钨丝或铂铱丝制成的。把探针与被测样品表面作为两个电极或两个导体，将探针逐步迫近被测样品，使两者的距离达到数十纳米。此时再外加 1 eV 电压，则电子便以一定速率穿越两个电极或两个导体之间的势垒，从探针流向样品表面，形成所谓隧道电流。如图 3-12 所示这种隧道电流对针尖与样品表面间的距离变化特别敏感：两者的间距变小为 0.1 nm 时，电流可增大一个数量级；两者的间距稍增大时，电流就大为减小，电流与两电极的距离呈指数关系变化。常用电子反馈线路控制隧道电流，使之处于恒定状态；用压电陶瓷管控制针尖在样品表面的扫描路线。探针在垂直于样品方向上高低的变化，反映出样品表面的起伏。把针尖在样品表面扫描的轨迹显示在荧光屏上就得出样品表面的原子排列图像，计算机处理后还可得到立体图像。

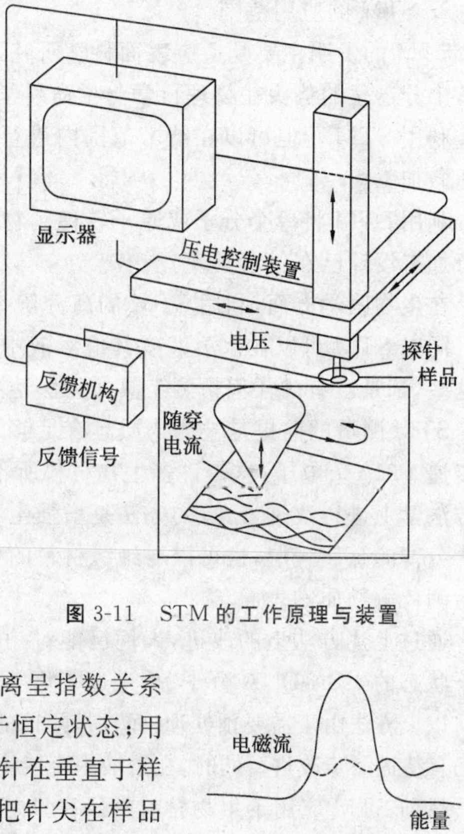

图 3-11 STM 的工作原理与装置

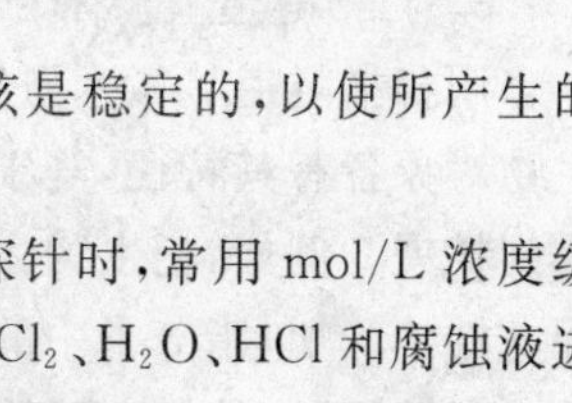

图 3-12 STM 隧道电流的产生

(2) 隧道探针与底载：固体金属探针针尖顶端(tip)的原子应该是稳定的，以使所产生的电流稳定，这样 STM 的分辨率就高。

常用化学腐蚀法或机械法制作金属探针的针尖。用钨丝制作探针时，常用 mol/L 浓度级的 NaOH 和 CCl_4 混合液进行腐蚀。用铂铱丝制作探针时，就以 $CaCl_2$、H_2O、HCl 和腐蚀液进行腐蚀。还可以用快锐的剪刀以一定斜度剪钨丝或铂铱丝，称为机械成型。无论何种方法制备的针尖均需在高倍光镜下检查并在用氮隔绝氧的情况下保存，以防针尖氧化和尘染。

底载的制作：底载(substrate)对于导电性差的生物样品更是需要。底载一方面起底托作用，一方面起导电作用。一般用高定向石墨(highly oriented pyrolytic graphite，HOPG)为底载；也可在平的盖玻片上喷上碳膜，再在真空下喷涂金膜制成；最近采用云母片上喷镀金膜底载。要求底载表面平坦。

(3) STM对被测样品要求是对电子具有足够的导通率，表面足够平滑，且表面分子或原子具相对的稳定性。

STM最初应用于金属、半导体样品测量，因此对样品的处理加工并不是主要问题；但随着STM应用范围的不断扩大，对于电导性能不好的有机分子材料或生物材料的研究，样品的获取与制作却是关系到STM测量成功与否的关键！因此，为满足不同的需要，人们一直在致力改进STM的测量方法，并从中衍生出许多特殊用途的扫描测量装置，它们不同程度地继承了STM高分辨率的特点，同时又能适应特定的功能需要。

2. STM的应用范围

STM的发明主要是适应表面科学研究发展的需要。从它诞生至今仅10多年的时间，却以其十分迅猛的势头在物理科学与生命科学中的一系列重要领域获得应用。

利用STM不但可以在纳米范围内进行扫描和检测，STM探针还可以作为加工工具，进行超微加工。

利用STM将单个分子或原子转移到物质表面特定的位置上，在原子分子水平上对物质进行加工设计已在付诸实现。

在生物医学方面，利用STM的高分辨率来详细检测生物大分子的结构是十分重要的工作。同时STM可以在水溶液或其他溶液中，使被测对象保持自然状态而进行无损检测。所有这些，都是已有的任何检测工具所无法达到的。

STM测量的前提是被测物质具有足够的电子传递能力——在1 m^2 的面积上要求每秒能够传递1 010个电子，这是许多生物材料所不能达到的。因此要完成对生物分子的测量，必须在方法学上进行改进，已有的办法是增强生物样品对电子的传导能力。如在样品表面包被一层十分薄的金属包层，也可以对绝缘材料的样品进行复制，利用复制下来的金属导体表面间接地检测待测物质的表面。

通过上述方法上的改进，人们已能对一些有限的生物材料进行STM检测分析。例如，对冻干状态的recA-DNA分子、小牛过氧化氢酶晶体的检测等。

以上方法由于需要预处理，而且是间接的方法，同时使生物材料失去了真实的自然状态，因此仍有待进一步改进。同时，在溶液中直接测量如DNA等生物大分子已有成功的实例报道。

目前STM应用于生物材料的研究只是测量它的静态图像。在不远的将来，可用STM在分子量级上动态监测生物信号的传递、处理过程，从而为揭示生命活动的奥秘开拓新的途径。

3. 扫描隧道显微术在生命科学中的应用

用扫描隧道显微术研究生物标本结构所遇到的问题是生物标本的导电性差，但因不同的生物对象各有其特性，等于起了补偿作用，故扫描隧道显微术在生命科学中的应用依然不断地得到扩展。例如，把生物大分子中比较小的DNA分子铺展在导电的底载上，也会具有一定的导电性。又如，脂分子中的不饱和键可作为分子的导线，电荷靠脂分子的烃链传递。还有蛋白质中的肽链、二硫键、氢键及范德华力的弱力作用都相当于电子的短路之处而使蛋白质的导电性增加；蛋白质的四周有水化层，水化层中的质子有利于导电性的增强。由于生物样品中的这些有利条件，而能在STM下获得图像。

(1) DNA结构研究：DNA双螺旋结构的建立是根据X线衍射结果推导出来的，至今还没有能直接观察DNA结构的方法，所以对其中的微细结构还不够了解，于是也就不能深入地探讨基因定位和调控问题。STM能够直接观察DNA的双螺旋结构，可见到DNA分子上的大沟(major groove)和小沟(minor groove)，并且可知DNA的结构随染色体长度而异。这对了解基因的定位和调控是很重要的。STM也用于研究大肠杆菌质粒中环状DNA的结构。对以上两种DNA的结构均能在溶液中进行研究，接近生理状态，以反映DNA的自然结构状态。

(2) 胶原、纤维和蛋白质结构研究：从STM的胶原图像可知胶原蛋白表面的结构呈山峰状。用STM得到IgG分子的图像呈Y字形，若从其上部的表面观察仅显出V形这部分结构。STM得到的溶液中层粘连蛋白分子的图像呈十字架样。

(3) 细胞膜表面结构：用STM观察到人工磷脂膜——DMPC(合成磷脂)膜P相(P相是磷脂处于凝胶相与液晶相之间的一种相态)的表面分子排列为波浪式皱纹纸状态。

用STM还可观察巨噬细胞天然膜的表面结构，图像中比较凹下的区域可能是一群脂分子头部的部位；而高高凸出的小区域可能是突出于膜表面、嵌入膜脂分子间的蛋白质分子部分。

生命体系是复杂的分子集合体，所以对生命过程的研究应从群体、个体、细胞到生物大分子。对于生物大分子结构与功能的研究，将为生命现象和分子间相互作用机制提供重要的信息和知识，最终了解生命的本质。STM技术将会有力地促进此项研究。

五、原子力显微镜

近年来，原子力显微镜(atomic force microscopy，AFM)已经成为一种对细胞及生物大分子形态结构进行观测的强有力的工具。其主要原因有两个：① 原子力显微镜作为扫描探针显微镜的一种，具有独特的操作方式，因此构建了一种非常有用的、在中等量级(亚微米)以上对于生物系统的一般形态结构进行研究的工具；② 利用AFM，可以使得细胞及生物大分子在生理溶液的条件下成像。因此，AFM对于生物系统的成像分析比光学显微镜具有更高的分辨率(大约可以达到1 nm)；比电子显微镜观测所需要的样品处理更接近于生理条件；并且比光谱学技术(通常需要从大量光谱信号中间接推导出结构信息)更直观；而相对晶体学方法来说，AFM分析不需要依靠于晶体样品，这非常有利于研究天然状态下的生物样品。

(一) AFM的工作原理与仪器装置

AFM把探针尖安装在一灵敏的悬臂上，当针尖原子与样品表面原子之间的原子力发生变化时，便牵动悬臂使之发生相应的偏斜，通过激光可以测出这种原子力的变化，还可同时扫描出原子水平的结构图像。实际上，AFM是依靠杠杆和激光作用探测物质表面的结构状态，再以反馈电路控制探针在样品表面的扫描，从而得到原子级分辨率的

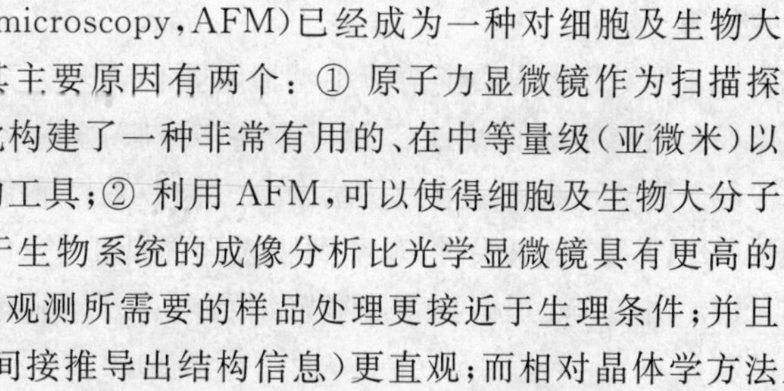

图3-13 AFM的▽形针、样品位置和原理

① 激光二级管 ② 杠杆和▽形针尖 ③ 样品
④ X-Y-Z(压电陶瓷管) ⑤ 二阶段光二级管 ⑥ 锁相放大器
⑦ 频率发生器 ⑧ 微机

图像。

AFM仪器如图3-13所示。微悬臂和针尖组成力传感装置,当微悬臂有10 kHz以上的共振频率时,在很小的力作用下就产生位移。微悬臂上尖锐的针尖,可保证力传感器与样品表面间有一接触点,以扫描出粗糙不平的物质表面结构。在生理条件下的AFM中通常使用的悬臂是用Si_3O_4做成的,在其固定端有一个锥形的尖端,悬臂在0.01～1 N/m的范围内具有弹性常数。

现今都用SiO_2制作V字形微悬臂。V字形悬臂的尖端自然起到针尖作用,用这种力传感器的AFM仪器能获得原子级分辨率的图像。过去用金箔作微悬臂、金刚石作针尖,都不如SiO_2制作的V字形装置好。

在AFM上所用的样品底载是云母。云母非常平坦,是合适的底载材料。

近来仪器上的另一种新发展是cryo-AFM。已有的结果表明这是一种很有前途的方法。这种仪器使得生物样品在低温低状态下所承受的压力小得多,因此可以受到更好的保护。人们制造了一种在80 K温度条件下运行的cryo-AFM。通过这种设备可以得到单个分子的高分辨率的图像。例如,使用低温实验法可以解出肌球蛋白的α-卷曲螺旋结构,而在室温下却是不可能的。然而cryo-AFM的缺点在于它不能在溶液中进行,这限制了在真实状态下对其活动过程的研究。

(二) AFM在生物学中的应用

AFM已用于氨基酸、蛋白质、DNA的表面立体结构研究和细胞表面的观察。

(1) 曾用AFM得到DNA和嗜菌体的结构图像,研究了双股DNA和RNA结构。

(2) 从AFM技术得到分离的兔肾细胞膜上的Na、K-ATP酶的结构。

(3) 对免疫金标记的人淋巴细胞,用AFM观察了细胞表面的金颗粒,以显示细胞表面抗原的位置。

(4) 用AFM观察了溶液中的肌动蛋白微丝。

(5) 用磷脂酰胆碱(PC)做成脂的多聚膜,再用AFM研究其规则的结构。

(6) 用AFM研究蛋白质结合到二肉豆蔻酰磷脂酰乙醇胺(DMPE)和二棕榈酰磷脂酰乙醇胺(DPPE)的脂双层时,观察到膜表面高低不平的分布图像。

(7) 用AFM观察到培养猴肾细胞内吞外吐病毒的过程,这为用AFM研究细胞动力学打下了基础。

(8) 用AFM观察溶液中活细胞膜的动态行为。

(9) 用AFM测量分子间相互作用力和膜表面非特异性和离域的相互作用。

AFM是检测柔软样品分子结构的有力工具,复杂的生物体系正是在液态微环境中进行生命活动的,用AFM可测知生活状态下生物的结构与功能状态,因而有利于揭示生命的本质。

(三) 远景及其限制性

AFM已经成为了生物大分子体系结构研究的一种新型的工具。这种技术与其他现有的用于结构分析的方法不是互相竞争的,而是互补的。AFM主要的优点就是它可以在生理溶液中进行,不需要样品的结晶,并且对于所测样品的尺寸没有限制。然而,既然AFM是一种表面敏感性技术,那么所得的图像就只限于样品表面,而不能给出更多样品内部结构与相互作用的信息。尽管具有这些限制性,AFM仍然在结构生物中占有重要的位置。它可以解出膜蛋白的寡聚状态和亚基结构。在生理条件下也可以观测到如膜通道和孔的开启等大的构象变化。在模型膜中可以观测到带有不同组分结构域的形成，这还有可能被扩大到生理膜上。进一步，AFM 可以进行选择性成像(至少在低分辨率下)，可以利用抗体或其他配体制备功能化的尖端，同时还可以通过 AFM 测出细胞黏合分子间特异性的作用力。

第二节　切片机

我们在认识生物体的过程中，总是由浅入深，由表及里，从宏观到微观，再进入超微观，直至目前的纳米技术。对显微结构的认识，为人们对生命科学领域进行深入的探索提供了精细而确切的手段，而超薄切片是实现样品制备的最基本的技术。只有合格的样品，才能观察到微观世界的结构，为科研的实践提供更为有力的研究手段。切片机大体上可分为用于光学显微镜的薄切片机和电镜用的超薄切片机。切片机的性能，刀的选择直接关系着材料的观察理想程度。

一、超薄切片机

(一) 原理

为了获得理想的超薄切片，切片操作必须在专用的切片机上进行。当用于电镜观察标本时，电子束能穿透的厚度为 100 nm 以下，所以样品切片的厚度一般为 50～80 nm(扫描电镜观察样品的厚度可大于 1 cm)，为获取这种超薄切片而专门设计的切片机称为超薄切片机。

超薄切片机的主要部件是进给机构，根据其设计的原理不同，可分为机械式和热膨胀式两种。机械式进给机构的超薄切片机利用微动螺旋和微动杠杆提供微小进给。热膨胀式进给机构利用金属杆加热所产生的微小长度变化来提供进给。

用于超薄切片的切片刀有两种，分别是钻石刀和玻璃刀。钻石刀质地坚硬，经久耐用，可以切出面积大而平整、厚薄适中、反差好的优质切片。但钻石刀价格昂贵，目前还不能普及。玻璃刀制作简便，价格低廉，但不耐用，一般一把玻璃刀只能用于切割一个经过前期处理的组织标本。切片刀是实验开始时用制刀机将一定尺寸的玻璃条沿对角线切制而成，如图 3-14 所示。

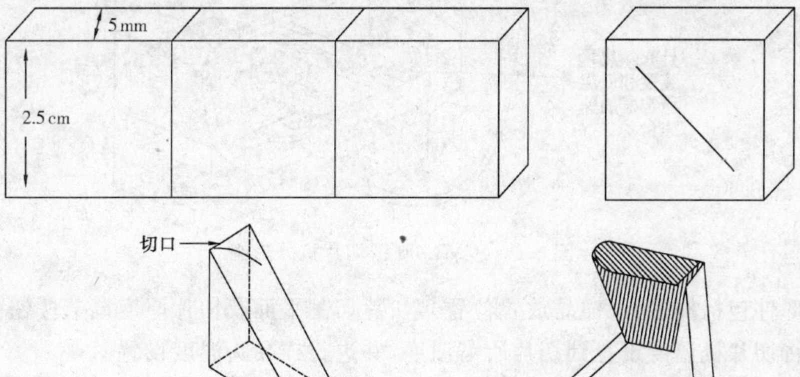

图 3-14　制作玻璃刀

（二）切片操作

将已修割完毕的包埋块夹住，插入切片机的推进头部位；带有刀槽的玻璃刀装在刀架上，并调整好刀的高度、角度；调整组织块与刀的距离；调整所需要的切片厚度；切好的片子漂浮在刀槽的蒸馏水液面上；然后将切片转移至载网上，以待染色镜检。

（三）切片厚度

切片机上有切片厚度指示仪表，其上指示的并非切片的实际厚度。切片厚度一般利用切片表面反射的光和由切片下的水面反射的光发生干涉现象来判断。在白光照射下，不同厚度切片在双筒放大镜下呈现不同的干涉色光，借助这种干涉色来判断切片厚度。例如，当切片厚度在 40 nm 以下时呈暗灰色；50～70 nm 时呈银白色。

二、冷冻切片机

图 3-15 为 Leica 公司生产的 CM1900 型切片机键盘平面图，以之为例对普通切片机的原理和操作进行说明。

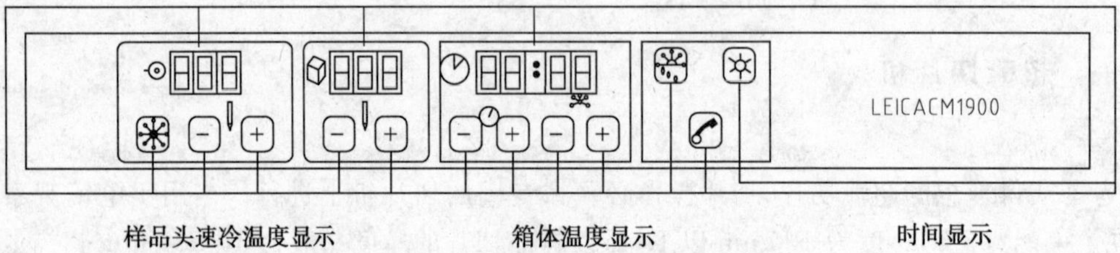

图 3-15　CM1900 型切片机键盘平面图

可以对样品头进行温度设置、箱体温度和基准时间设置。

（一）原理

将经过预处理符合操作要求的样品进行机械的前进或后退运动，以便在正确的位置上用于修片操作。如图 3-16 所示。

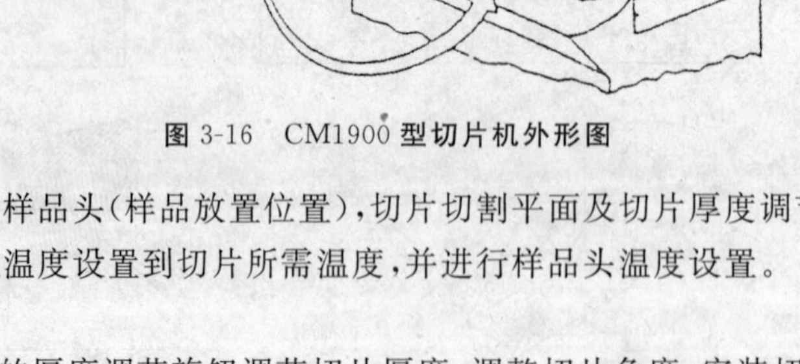

图 3-16　CM1900 型切片机外形图

其主要部件包括样品头（样品放置位置），切片切割平面及切片厚度调节按钮和切片刀等。开机的同时将切片机温度设置到切片所需温度，并进行样品头温度设置。

（二）切片操作

（1）利用切片机的厚度调节旋钮调节切片厚度，调整切片角度，安装切片刀。若是一次性刀片，利用刀架的左右移动来使用不同的刀口，勿移动刀片。

(2) 将样品放在样品托上，利用包埋剂固定，放到冷台上冷冻，在即将完全冷透前用热交换装置压平。

(3) 将冷却透的样品放到样品头上，设置样品头温度，将样品移近刀口，调整要切的平面，修片，修好后即可切片，使切出的样品平整地进入刀片前侧的狭缝部位，然后染色观察。

第三节　图像分析仪

图像处理技术在20世纪60年代产生并兴起，到了70年代便得到迅速发展。它是在处理人造卫星发送回来的图像中发展起来的。这种技术之所以最终引入医学并得到广泛应用，是因为其形态定量技术给医学中与形态定量技术有关的各门学科的发展提供了重要手段。

传统的形态定量描述已不能满足现代医学发展的需要。如在肿瘤的病理诊断中，主要是以肿瘤细胞形态特征的观察即定性描述为主要依据。但随着电镜和免疫组化等新技术的应用，大大推动了肿瘤病理诊断的发展。然而这些方法大都停留在概括性定性分析或半定量分析水平上。有些肿瘤的形态变化差异很小，加之客观定量尺度和观察者视觉误差，所以对病变认识带有一定的主观性，造成分型、分级上的不一致，给临床治疗和预后判断带来困难。图像分析定量技术的应用，给医学研究提供了客观性、重复性和可测性均较好的研究方法。从学科角度看，图像分析可用于解剖学、组织学、肿瘤病理学、免疫学、放射医学、细胞生物学、分子生物学等学科。

图像可分为两类：

(1) 模拟图像：能够用肉眼观察到的一切景物，如照片、X线片、图画、电影、电视画面等。

(2) 数字图像：将模拟图像转变成计算机能够处理的数字信息，即为数字图像。

随着计算机技术和图像处理技术的飞速发展，医学领域面临着信息全面数字化的时代，本节简要介绍在医学实验操作中用到的凝胶成像分析、微生物图像处理、生物电泳图像分析及病理图像分析系统的性能指标。图像处理的全称是计算机数字图像处理，指的是用计算机按不同目的对数字图像进行的修正、变换、特征提取及测量的一种技术。图像分析即提取给定图像的特征，并进行特征参数的测量，如形态几何特征参数、区域几何特征、光密度参数等参数，即“图像→描述”的过程，输入的是图像，输出的是对图像的描述。

一、J-WSW 微生物图像处理系统

J-WSW 微生物图像处理系统是微生物检验工作中的现代化设备，由中国科学院复旦大学图像研究所、复旦-捷达科技发展有限公司研制和改进。系统功能特性主要有以下几个方面：① 图像采集；② 病例管理；③ 图像处理；④ 报告打印；⑤ 辅助诊断；⑥ 远程会诊；⑦ 疫情分析；⑧ 示教系统。

可根据病例相关的微生物图像进行分析，以便更好地指导临床和检测疫情及在医学微生物检测方面提高研究的效率和精确性。

二、捷达-501 病理图像分析系统

病理图像分析系统也逐渐引入医学实验室和病理科室。在细胞形态测量方面，替代繁琐

的显微尺和点阵模块测量；在光密度测量方面，替代流式细胞仪和显微分光光度计进行 DNA 含量的定量分析；在肿瘤细胞鉴别方面，借助色彩数字化技术，解析免疫组织化学反应；通过大屏幕显示器来观察切片，不必再受显微镜狭小视野局限；将病例信息、病理图像即时展示，输出图文一体化报告。

捷达-501 病理图像分析系统采用 windows 编程方法，所有操作都可以借助菜单和很少的键盘操作即可完成。

捷达-501 的系统组成：主要由 pentium 系列性能计算机、高分辨工业摄像机、专用高速图像采集卡、高清晰度监视器、进口彩色喷墨打印机、手写体识别系统等组成。捷达-501 病理图像分析系统软件包组成如图 3-17 所示。病理图像通过采集卡，被主机实时地显示在显示器上。

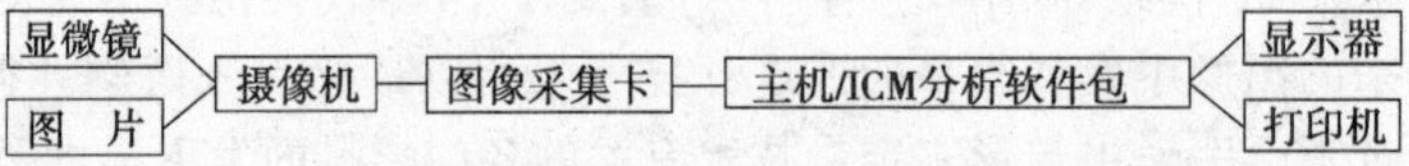

图 3-17 捷达-501 病理图像分析系统软件包组成

1. 系统界面

系统界面如图 3-18 所示，主要由 5 个区域组成，A 区为主操作窗口，即菜单栏；B 区为常用的工具按钮；C 区为图像显示窗，可以以各种排列方式来显示图像；D 区为中文输入框；E 区为部分资料信息显示框。

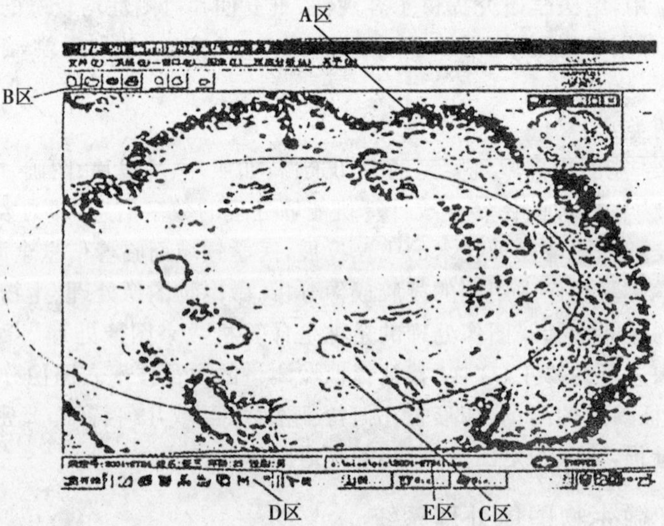

图 3-18 系统界面

主操作窗口（A 区）由标题栏和菜单条组成，可以将不同的资料信息以不同的标题命名以示区别。单击菜单条相应的命令可对选定的病例进行符合用户要求的各种处理，也可用方向键对菜单条进行选择。

图形按钮便于快速选择一些常用的操作命令。

图像显示窗口用来显示被选中的图像的全部细节。

光笔可在手写板上进行书写，也可替代鼠标的用途。

2. 病理图文报告

病理图文报告是本系统的一个重要组成部分，包括患者登记、摄入、取图像、删除图像、病理诊断、报告打印等。流程图如图 3-19 所示。

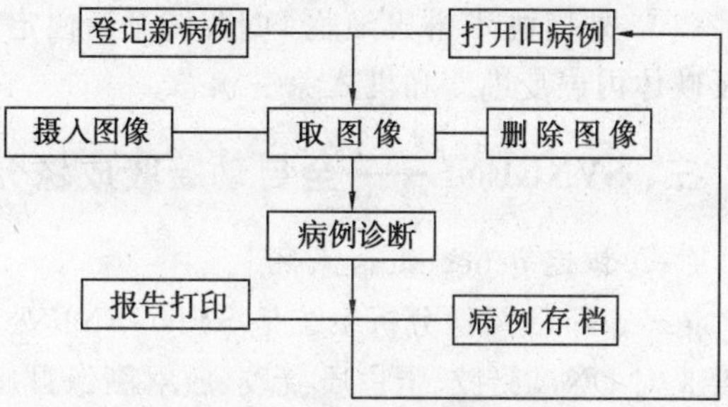

图 3-19 病理图文报告流程图

诊断、存档、检索都是以病理号为基础的，根据系统菜单提供的表格形式的窗口，可以输入登记患者的一般信息。如要使用该病例，也是根据病理号调出，进行处理、测量、打印等操作。

摄入图像是指系统通过图像采集卡将显微图像实时地显示在显示器上。用户可通过菜单操作来增加图像，系统还可以对图像进行处理、测量、打印等操作。图像边缘平滑的功能是经过滤波消除图像中的噪声点来完成的。对图像上需要特别突出的部位可通过菜单选项在图像上画出一小圆圈来完成。

3. 病理图文测量与分析系统

病理图文测量与分析系统包括细胞几何、光密度函数的测量；细胞 DNA 分析；细胞核浆比的测量；细胞免疫组化染色的测量等内容。这些测量分析功能是系统的核心部分，通过各种参数的定量分析可逐步推动病理诊断由定性描述发展到定量分析。随着计算机性能的不断提高，各种肿瘤数据库的建立，定量分析在肿瘤的诊断中将发挥愈来愈大的作用。

(1) 细胞测量：根据需要选择测量类别(细胞测量、细胞核测量、核浆比测量)，然后选择测量内容，系统可把结果显示于测量窗口上，同时可以查看到相应的参数分布直方图、极值等一系列统计数据。

(2) DNA 分析：DNA 分析是对二倍体测量和 DNA 测量的结果进行分析。窗口上可显示出 DNA 含量直方图，以及主峰值、次峰值等一系列统计参数，接着输入诊断信息，最后，可以打印出 DNA 分析报告。

(3) 免疫组化分析：在免疫组化分析时先对细胞进行三值分割，如图核浆分割一样，然后选择免疫组化功能，就能得到与免疫组化有关的一系列数据。

(4) 肾小球形态测量：可对肾小球数量与密度，肾小球系膜细胞、内皮细胞、上皮细胞的数量与密度、面积与密度，肾小球面积、周长、直径、圆度等进行测量。

(5) 区域测量：可测量任意选定区域内阳性细胞的总面积、面积密度、充满度、总周长、数目、数密度、平均密度、积分光密度、光密度方差进行分析。

(6) AgNoR 分析：可测量任意指定细胞的核面积、核仁银染颗粒面积和个数、核仁银染颗粒面积和核面积比值、积分光密度比值等参数。对良性病变的鉴别和肿瘤的分型分级有一定的参考价值。

(7) 腺体定量分析：在组织和细胞水平上定量分析黏膜腺体，提供某些参数，对腺体异型增生和高分化腺癌的鉴别诊断有参考意义。在腺体分割后可给出如下参数：腺体面积、周长、最大直径、最小直径和形状因子；细胞面积、周长、最大直径、最小直径和形状因子。

(8) 淋巴细胞亚群分析：改良显微镜下肉眼分类计数方法，系统对 T 细胞亚群自动统计个数和阳性率，提高了效率和准确性。

(9) 血管形态测量分析：对管腔和管壁完成分割后，可一次性测量出血管总面积、血管腔面积、血管壁面积等一系列形态参数。

(10) 外周血 T 淋巴细胞 DNA 转录活性定量分析：测量核仁银染区面积和积分光密度，可反映体内癌变进度和机体免疫状态。

三、SYNGENE——全自动凝胶成像分析系统

(一) 概述 genegenius 系统

genegenius 图像分析系统是 SYNGENE 公司全自动图像分析系统的重要组成部分，功能主要是对 DNA 凝胶、蛋白质凝胶、放射图像自显影和其他凝胶介质进行处理。

该系统的用户界面操作简单，拥有 SYNGENE 的新式暗箱，暗箱中配有清晰的 CCD 摄像机和变焦镜头。

genegenius 配备的 PC 具有最新的构型，并装有基因图片扫描采集卡和基因分析工具软件。利用高分辨率的图片卡和监测仪，显示的图像具有高度的澄明度。这个系统由计算机的 CD-ROM 驱动器、键盘、鼠标和 windows 95(windows 98 或 windows Nt 下也可以运行，且不需要来回地切换)组成。所有的系统都只需要文字处理、表格程序和打印对象这三个步骤，然后结果和数据就在该系统中处理完成并输出。

1. 系统组成

genegenius 是一个完全的个人电脑(PC)支持的图像分析系统，该系统由暗箱、照相机、透照器、基因扫描采集系统、基因工具身份验证软件和一个热敏打印机组成。具体构件如下：① SYNGENE暗箱；② 可选择的摄像机：普通 CCD 或冷 CCD；③ 宽大的合叶式暗箱门，开关方便；④ 按键式操作面板；⑤ 电脑控制全部操作过程；⑥ 带白光转换板的紫外透照仪；⑦ genetools 分析软件；⑧ 热敏打印机。

凝胶图像通过扫描系统采集、照相机等进行摄像，通过主机处理分析最后打印或储存结果。具体工作流程见图 3-20。

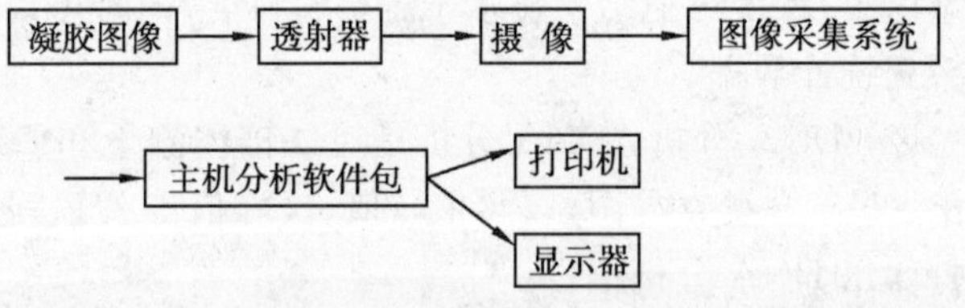

图 3-20 凝胶成像工作流程

2. 功能特征

(1) 多用途暗箱：符合人机原理的暗箱，可保证无任何光线泄漏，免除实验室的暗房设置，并可方便地进行紫外或白光的透射及反光成像，而无需转换灯箱。紫外透照灯波长为 302 nm，灯箱面积为 20 cm×20 cm，并可通过转换屏将紫外光转换为白光以进行蛋白凝胶和胶片的成像；另外，系统还配备了无影反射光源，以进行诸如薄层扫描等反射模式的成像。

(2) 清晰 CCD：全新设计高分辨率、高灵敏度 CCD 摄像机，具备直接芯片级“on-chip”累积功能，其像素为 752×582，可测出低至 0.045 ng 的核酸。

(3) 无手动调节：计算机控制摄像机、镜头、暗箱及照明。所有的调焦、光圈开合、放大倍数及光源选择均由计算机软件直接控制。

(4) 减少实验污染：以上所有的调节功能亦可由暗箱侧面的触摸式防水按键控制，避免了手动调节带来的烦琐和各种污染。

(5) 自动软件分析：7 s 内出结果，操作简单：其强大的软件与处理功能，能快速地进行分子量测定、碱基数目测定、浓度测定、百分比测定、Rf 值测定、条带配比(band mathching)、条

带比较(band comparison)、同源性树状图(dendrogram)分析、标准曲线制作、多种格式数据表格输出。完成整个凝胶板所有泳道及条带的自动识别、定量分析、曲线计算绘制。

(6) 应用范围广泛：系统可用于 DNA、RNA、蛋白质凝胶、Southern、Northern、Western 杂交的放射自显影胶片，并具有点杂交(dot blot)和狭缝杂交(slot blot)、ELISA、薄层层析板扫描、SDS-PAGE、克隆分析计数(colony counting)、条带配比(matching)等多种功能。

(7) 软件界面友好：符合当今生物应用软件的设计思路及应用过程，便于交互分析图像，进一步提高系统的开发性和通用性。

(8) GLP 格式：符合国际数据处理标准，并可直接输入到其他系统中直接处理。

(二) genetools 软件简介

genetools 作为 genegenius 这个凝胶图像分析系统的支持软件，同时也是一个相对独立的软件。以上主要叙述了该图像分析系统的功能、特性和系统组成，而有关该系统的具体应用性的操作就应从了解 genetools 这个软件开始。

genetools 是 genegenius 系统的核心内容，是一个能够对凝胶图像自动进行分析的软件包。而这软件程序包包括其他所有的应用性软件包，它们都是该领域的专家、研究员自己的应用和在科研过程中不断总结经验帮助设计完成的。所以它在图像分析领域无疑具有相当的权威性。

1. 主要功能

genetools 中有大量的工具栏选项，这样用户操作起来就很方便。图像、直方图、数据结果和标准对照等信息都可以在一个简单的窗口显示出来，确保用户须知的所有信息都清晰可见。

(1) 应用程序：genetools 拥有一套相当广泛的分子生物学应用程序，如：琼脂糖凝胶电泳；DNA Southern Blot 分析；蛋白 Western Blot 分析；RNA Northern Blot 分析；放射自显影；SDS-PAGE 凝胶电泳；ELISA、点杂交；克隆数计算。

(2) 分析技术：genetools 提供了所有处理实验数据的方法。如：浓度测定；测定分子量和碱基数目；条带配比(band matching)；条带比较(band comparison)；百分比测定；测定 Rf 值。

2. 具体应用

(1) 选择图片：genetools 可以分析所有类型的凝胶介质。当某一新的样本输入后，所有的操作即完全由计算机控制，只要选择所需的程序类型就可以了。

(2) 自动路径搜索：genetools 有自动和手动两种路径搜索方法。如选择自动路径，只需简单的操作一个按钮，不仅可以确定凝胶分析路径，而且所有的分析也可以自动连续完成。自动设置的路径还能发现扭转的路径和皱缩的条带。整个过程只要几秒钟就可以完成了，相比之下其他路径程序往往需要几分钟的时间。

(3) "交叉"凝胶(cross gel)路径设置：所有编辑使用过的路径程序都可以储存在计算机里，当有新的样本进行测试时，这些储存的图像数据可以被调出以便于跟新的样本进行比较，比较的结果同样可以以文字或图像的形式显示在屏幕上。

(4) 编辑路径：事实上，路径的编辑很少使用，但在 genetools 软件中是可以自己编辑路径程序的。一个独立的路径可以被移动或调整其宽度和位置。专门应用于弧形路径和扭转凝胶的手工编辑的路径当然也可以被采用。

(5) 参数设定：用户使用时可以控制减影方法、组合滤过和测定条带敏感性的背景参数。所有的上述功能参数都有内部相互控制作用，就连图片显示的颜色都可以自行选择。每一位使用者都可以自己设定并保存自己偏爱的参数，每次只要进入自己设定的程序就可以进行操作，从而使物质分析能更快地完成。保存好的程序可以保证 genetools 的认可用户每次都能使用他们的个人设置参数的程序。

(6) 结果分析：genetools 可以对条带和路径进行分析，同时也可以测定分子的大小、pl 和 Rf。对所有类型的介质包括变形扭转的条带和皱缩的条带，分析技术操作都很简单。

(7) 标准对照：在 genetools 的程序库里备有分子量的标准对照。要想自己设定新的标准对照的操作也很简单。所以标准对照可以自己设定或采用计算机软件内部原有的标准对照。

(8) 数据报表：结果报表显示分子量、峰值、面积、容量、条带数目和位置。这些数据同时也可以输出链接到 excel 中进行再次处理。

(9) 结果报告：对每个样本的每个细节都可以作出报告，结果、数据和时间等都以表格的形式记录下来。

四、复日 FR-980 生物电泳图像分析系统

(一) 概述

目前，电泳技术已成为生物化学、分子生物学研究及临床检验等领域中必不可少的手段。对电泳实验图像分析信息的全面性获取日益突出。复日 FR-980 生物电泳图像分析系统通过紫外与可见光分析装置直接获得各种核酸、蛋白电泳凝胶图像，对电泳凝胶条带信息的分析具有操作简便、功能全面的特点，可进行密度扫描、比较、定量分析；分子量计算；对图像条带本身的操作等，电泳图像及分析报告还可经打印机输出直接获取。

(二) 功能

将凝胶放入载样抽层，经方便清晰的预览屏幕，选择凝胶切割通道，然后可以进行各项计算和分析。电泳分析主要功能如下：

(1) 条带染色：将灰度图像中的目标条带染成特定颜色，并可利用该功能达到对凝胶图像“支去除本底”的目的。

(2) 定性分析：对指定的几条泳道进行水平扫描，从而得出在同一水平位置是否有条带存在。

(3) 分子量计算：在输入 mark 泳道中各条带的已知分子量后，由计算机求出指定未知条带的分子量和 bp 值(碱基对数目)。

(4) 密度扫描：通过多种方式对指定泳道进行扫描，绘出扫描曲线，并计算出该泳道中各条带的密度积分和峰高，并生成报告。

(5) 密度比较：在对多个泳道完成密度扫描后，将它们的扫描曲线在同一屏幕上进行灵活的比较。

(6) 密度定量：在指定并输入已知条带的标准浓度值后，由计算机求出指定未知条带的光密度值。

(7) 图像融合比较：这是本系统的独特功能。即将凝胶图像的 mark 和样品区域划分开，并分别转换为两种不同颜色的图像，用户可将其随意重叠比较。

(三) 系统组成

复日 FR-980 生物电泳图像分析系统由图像获取装置、PC 工作站、扫描仪和热敏打印机组成。具体构件如下：① Fe-200 紫外与可见分析装置(数码 CCD 或数码照相机)；② 复日 smart view 分析软件；③ 按键式操作面板；④ 电脑控制全部操作过程；⑤ 热敏打印机。

第四章

纯化分离仪器

第一节　离心机

离心机是一种将含有微粒的悬浮液放入转头中，利用转头绕轴高速旋转产生的强大离心力模拟地球重力场的作用，使悬浮液中的微小粒子按其密度或形状大小的差异予以分离的特殊装置。

一、离心机原理

当离心机中的离心管绕轴高速旋转时，离心管内悬浮液体中的微粒也随着离心管做匀速圆周运动。根据牛顿定律微粒要维持做匀速圆周运动，其所受向心力 $Fc=mr\omega^2$，m 为微粒质量，r 为圆周运动半径，ω 为转动角速度。由于微粒是在液体中，因此它在整个离心系统中所受到的合力：

$$F_0=(m/p)(\rho-\rho_0)r\omega^2 \tag{4.1}$$

当 $\rho<\rho_0$ 时，表示微粒所受的向心力大于维持圆周运动所需力，微粒将沿离心管上浮；

当 $\rho=\rho_0$ 时，表示微粒所受的向心力可维持其在圆周上运动，微粒在液体中位置不变；

当 $\rho>\rho_0$ 时，表示微粒所受的向心力不足以维持其在圆周上的运动，微粒将沿圆周切线方向运动即离心沉降。离心沉降的速度为：

$$\mathrm{d}x/\mathrm{d}t=(m/\rho)(\rho-\rho_0)r\omega^2/f \tag{4.2}$$

离心沉降的速度与液体的阻力成反比，与离心机转速的平方成正比，转速愈快，产生离心力场愈大，微粒沉降愈快。

(一) 相对离心力

相对离心力(relative centrifuge force，RCF)是离心技术中的一个重要指标，它是指离心机所产生的离心力(F_c)与其重力(F_g)之比：

$$\mathrm{RCF}=F_c/F_g=m\omega^2r/mg=\omega^2r/g \tag{4.3}$$

式中，$\omega^2r=(2\pi n/60)^2r=4\pi^2n^2r/3600$，$n$ 为离心机转速，$g=9.80\ \mathrm{m/s^2}$

$$\mathrm{RCF}=\omega^2r/g\approx1.12\times10^{-5}n^2r(g\ 单位) \tag{4.4}$$

由此可以看出 RCF 的大小与 n 的平方以及 r 都成正比关系，只要取不同的 n 值或 r 值，就会得到不同的 RCF 值。与重力场相比，在离心力场中加速度达到数万甚至数十万倍的重力加速度时，微粒的沉降也会加快同样倍数，从而使许多在重力场中不易沉降的细小微粒及密度较小的生物体组分得到分离纯化。

在重力场的沉降中，重力通常被视为恒定值，但在离心管中的离心力场却不能视其为恒定值。由于离心机转头的形状尺寸各异，离心管管顶至管底各点到转轴中心的距离各不相同。例如，在固定角式转头中转头的最小半径 r_{min} 和最大半径 r_{max} 分别为4.8 mm 和8.0 mm，转速为 12 000 r/min，那么样品管顶部和底部所受的相对离心力分别是：

$$RCF_{顶}=1.12\times10^{-5}\times(12\,000)^2\times4.8=7.741\,4\times10^3(g)=7\,741(g)$$

$$RCF_{底}=1.12\times10^{-5}\times(12\,000)^2\times8.0=1.290\,2\times10^4(g)=12\,902(g)$$

由此可见，作用于离心管顶部和底部的离心力的相差接近一半。计算相对离心力的数值可用平均相对离心力来表示，即同一离心转头顶、底部所受离心力的平均值。

$$r=(r_{顶}+r_{底})/2$$

$$RCF_{平均}=1.12\times10^{-5}n^2r_{平均}$$

$$=1.12\times10^{-5}\times(12\,000)^2\times6.4=10\,321(g)$$

离心机转头形状不同，各自所反映的离心力大小也不一样，在实际工作中应根据分离要求正确选择使用。

（二）沉降系数

沉降系数是指单位离心场下的沉降速度，用 S 表示，其单位为秒(s)，这是微粒的沉降速度和离心加速度之比：

$$S=\frac{(dx/dt)}{\omega^2 r}=\frac{m(1-\rho_0/\rho)}{f} \tag{4.5}$$

对于某一样品微粒，其 m 和 ρ 是恒定的。对于一定的溶液，其 ρ_0 和 f 也是恒定的。因此，对于某一样品微粒在一定的溶剂中沉降系数 S 是一定值。

沉降系数的单位以 1×10^{-13} s=1 Svedberg 为单位，用 1 S 表示。例如，蛋白质沉降系数为 4.5 S，即为 45×10^{-13} s。

沉降系数的物理意义，又可看成是微粒在离心力的作用下从静止状态到达极限速度所经过的时间。

二、离心机分类

离心机种类很多，根据其用途可分为分析式和制备式两大类。分析式的离心机主要用于观察分析物质微粒在离心时的运动情况，从而测定该物质的一些相关物理特性，如沉降系数 S、扩散系数 D、物质质量 m 等。制备式离心机则主要用于对不同密度、不同形态的物质微粒进行分离提纯。有的分析式离心机可兼作制备式离心机使用。

制备式离心机按其转速高低可分为低速离心机、高速离心机和超速离心机 3 种类型。一般习惯上把＜10 000 r/min 的离心机称为低速离心机，10 000～25 000 r/min 的称为高速离心机，而25 000 r/min以上的叫超速离心机。

离心机的主要结构大体相似，但随机器种类不同，其构造也具有一定的差异。一般来讲，转速愈高，其构造也愈复杂。而分析式离心机比制备式的在结构上又要复杂一些，主要是增加了光学测试、照相或打印和绘图装置。

三、离心机的结构

(一) 普通离心机的结构

普通离心机是由电动机、转头或转盘、调速器、套桶与底座构成。电动机是离心机的主体，一般采用串激式电动机，它包括转子和定子两部分。定子由机座、定子铁芯和磁场线圈组成，如图 4-1 所示。

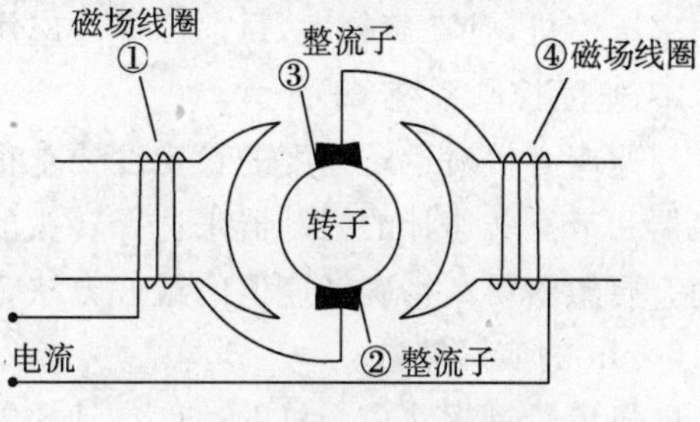

图 4-1 串激式电动机示意图

定子铁芯的内壁上有两个喇叭形突起部分，其上各绕有一个磁场线圈，当线圈通有电流时，便形成两个集中式的磁极。转子由转子铁芯、转子绕组、整流子和转轴组成。转子铁芯被固定在转轴上，铁芯外壁上开着许多直的或斜的槽口，槽口内嵌入多组线圈(转子绕组)，每组线圈的两端引出线分别与整流子上两块相邻的铜片相接。整流子由许多块相互绝缘的铜片组成，两个电刷与整流子相接触，电流通过电刷经整流子流入转子线圈。两个炭刷分别由小弹簧压入刷握内，能与整流子保持良好的接触。刷握装在下底端盖上，炭刷与端盖互相绝缘。串激式电机有很大的启动转矩，转速大小随意可调，但与负载有关。负载加大转速下降，空载时转速很高，因此，一般要求加负载使用。无特殊需要，不可将离心机转头卸掉。调速器分多抽头变阻器、瓷盘可变电阻器及改变炭刷位置等多种形式。前两种是串接在电动机电路上，通过手动调节达到控制电动机转速的目的。

离心机转头常用铸铝制成，呈锥形，中间有一圆孔，用螺帽紧固在电动机上端的转轴上。转盘上有 6～12 个对称的 45°斜孔，以放试管。离心室上方有一盖板，用以减小运行时产生的噪声和空气阻力及保证安全。

(二) 高速、超速(冷冻)离心机

高速、超速(冷冻)离心机的最高转速分别为 10 000～20 000 r/min 以及 50 000～90 000 r/min。最大相对离心力 RCF 在 60 kg 左右，能使亚细胞分级分离，并可用于测定蛋白质及核酸的分子量。这类离心机的结构通常由驱动系统、速度控制系统、温度控制系统、真空系统、离心室、离心转头等部分组成。

1. 驱动系统

制备用超速离心机的驱动方式很多，常用的有以下几种：

(1) 高速电机——齿轮加速：大多数超速离心机的驱动系统是由水冷电动机通过齿轮箱中的精密齿轮与转轴连接构成。齿轮加速是用一台 20 000 r/min 左右的高速电动机作动力，通过齿轮变速得到数万转的超速，由转轴带动转头运转。转轴在旋转时要求能承受较大的扭力，因此其制造材料都采用优质钢材。为减小机器运行时的噪声和振动，齿轮箱内的齿轮大都采用非金属材料制作，并和电机的齿轮咬合，具有一定的齿数比，以提高转头的转速。在运行过程中需要对齿轮进行良好的冷却和润滑保养，以减少元件磨损，延长其使用寿命。

(2) 高频电机直接驱动：由于交流电机的转速与电源的频率有直接关系，因此出现了高频电机。此类电机转速由电源的频率控制，可直接获得数万转的超速。这种电机体积小，可直接放入离心室内，既减小了运行噪声，又提高了电机的寿命，可达 160 亿转。如 L_8-55M，L_8-80M 系列，日本日立的 SCP 系列和瑞士的 Kontron 的 T200 系列。

(3) 油透平驱动:油透平驱动又称为油涡轮型驱动,是利用高压油喷向涡轮使其旋转,然后推动驱动轴和转头旋转。它是超速离心机的早期机型,主要适合需要长时间离心的平衡离心及定向操作的某些区带离心。使用寿命最长可达 200 亿转,如美国 OTD 系列。由于需要大功率压缩机,且噪声较大,目前已不大应用。

2. 速度控制系统

超速离心机对运转速度的稳定度要求很高,一般要求误差<±1%。多数超速离心机利用变阻器和带有转速计的控制器来选择转头的速度,但变阻器的指针和转速计的读数并非十分准确。要想获得高精确转速值的最好方法,是利用一个秒表和仪器的转速计(odomeger)测定1～10 min 的实际转数。

电机齿轮型超速离心机的速度自动控制系统,是一个以负反馈为基础的电子自动控制系统。它包括标准电压、速度调节器、电流调节器、功率放大器、电动机及速度传感器 6 部分,如图 4-2 所示。

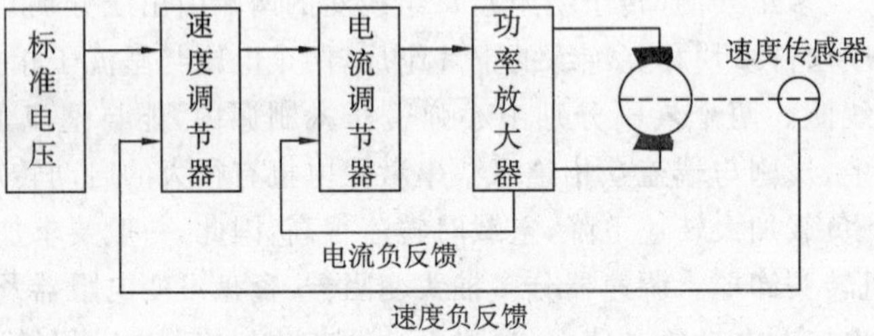

图 4-2 速度控制系统框图

除速度控制系统外,还有过速保护系统,以防超过转头最大规定转速引起转头的撕裂或爆炸。为此通常将转头室用一种能承受此种爆炸的特种钢板密闭。

3. 真空系统

离心机在空气中运转时要受到空气的摩擦阻力,对于低速离心这个问题并不明显,但对于超速离心机来讲,由于转速很高,空气的摩擦作用将明显增大,当转速超过 40 000 r/min 时,摩擦力会使转速的提高和转头的恒温成为严重问题。为此超速离心机都装有真空系统,将离心腔密封并抽成真空消除空气造成的摩擦阻力,以保证离心机达到所需的正常转速。

离心机转速在 30 000～50 000 r/min 时选用机械真空泵,真空度在 13.33～26.66 Pa;转速高于 50 000 r/min 以上时,选用油扩散泵加机械泵抽真空,真空度在 0.133 Pa 以上。高速离心机为减小功耗,保证转速,目前也有些产品采用部分抽真空。

4. 温度控制与制冷系统

温度的高低对微粒的沉降速度影响较大,许多生物样品更是需要在较低的温度下进行分离。目前超速离心机的温度控制多采用非接触的辐射装置,即在转头下面安装红外线传感器连续监测转头的温度,可使其温度控制精度达到±1℃。一般高速离心机的温度控制是在转头安装一热电偶,以便监测转头的温度。

制冷压缩机采用全封闭式,由压缩机、冷凝器、毛细管和蒸发皿 4 部分组成。为了降低噪声,冷凝器常采用水冷式,氟里昂(F-12)作制冷剂。控温仪采用接触式热敏电阻作为感温元件,使用很方便,在测量仪表上既可选择温度,又可读出其温度控制值。为了充分发挥制冷效果,最佳环境温度为 5～20℃,此时的离心室温度控制在 0±2℃。若环境温度过高,大于

35℃，高速或超速离心机则无法正常工作。

超速离心机对制冷系统的要求是动作反应快，功率大。与普通冰箱制冷不同之处是它常在压缩机后的高压排出口和蒸发器之间加一电磁阀，这样可使制冷剂有控制地流向冷凝器，或在需要时直接流向蒸发器，使离心室升温，便于精密控温。

5. 离心室及离心转头

超速离心机的离心室是一个高真空密封的空腔，它由防护套、铅层内腔、底板、上盖等组成。防护套由装甲钢制造，内衬以铅层，可防止转头在意外破裂的情况下碎片飞出离心室，内腔常用不锈钢或搪瓷制成，有较好的抗腐蚀能力，在内腔外面盘有制冷管道，用以降低离心室内的温度。有的离心机在内腔底部的外面还装有电热丝，作为辅助加热装置供离心室升温、化霜和烘干时使用。离心室内还装有温度检测、真空检测和速度检测装置，有的还装有机械式过速限制杆。

老式离心机的离心室上盖装有电源开关，当上盖盖上后电机才能工作，可确保安全。新式的离心机其离心室都装有电磁锁，在电机运行前将上盖锁住，离心结束转头停稳后，将室内压力放到大气压时才能将盖打开。

离心转头种类较多，不下数十种，大致可分为固定角式转头、甩平式转头、区带转头和垂直转头4类。各种转头性能、用途不同，应结合实际需要选用。

6. 安全保护装置

超速离心机的安全保护装置通常包括以下几个方面：主电源过电流保护、驱动回路超速保护、冷冻机超负荷保护、操作安全保护。超速离心机运转时转头离心力场很大，对转头的强度要求很严，绝不许可超过转头最高允许转速运转。离心机在使用过程中应避免测速盘的损伤，以保证机器正常运行。

为防止转头运行过程中的炸裂，超速离心机的离心腔外都围有可转动的特种装甲钢套，钢套可随碎片转动以吸收掉破碎转头的巨大转矩，防止炸裂造成伤害。

7. 转头

转头(rotor)是离心机的重要配件之一。由于超速、高速离心机工作时的转速很高，相应的离心力场很大，离心转头均用高强度的铝合金、钛合金及超硬铝、锻铝制成。转头制作过程中的每一步骤都有严格要求，并有相应的标准，产品出厂前都进行过一系列的超速、满速爆炸试验及寿命试验，可确保使用安全。

(1) 固定角转头(fixed-angle rotor)：固定角转头也称角式转头，是各种类型离心机的基本转头和最高速转头。角式转头中离心管的中心线与旋转轴的夹角一般在14°～40°之间，以20°～30°的居多，此类转头常用铝合金和钛合金制作，呈圆锥形。角式转头具有强度高、重心低、运行平稳、寿命长、使用方便、离心时间短等优点，最适于做差速离心，也可用于密度梯度离心，但效果差些。角式转头有壁效应，即靠近离心管外壁部可形成强烈的对流和涡旋，影响分离纯度。角式转头规格较多，常用的有32 mL×15 mL，6 mL×500 mL。转头的容量愈大，离心的最高转速就愈低。离心时离心管受到离心力作用，如果管内未装满溶液，其管壁靠轴线一侧很容易塌陷损坏，使用时一定要注意。离心管都是专门配备的，不可随意替换，使用前一定要检查管体是否有裂纹。

(2) 甩平式转头(swing-out rotor，swing-backed rotor)：甩平式转头也称甩出水平转头或水平转头，转头都有可活动的离心吊桶悬挂在转头的销钉上。由于销钉要承受吊桶的极大拉力，因此离心管的容量比角度转头小得多。离心时将离心管放入吊桶中。静止时，吊桶自然下垂并和转头轴线互相平行；旋转时，吊桶随速度的增加向外摆动，直摆到和转头轴线成90°夹角为止。这种转头在旋转时不论是加速还是减速，离心管始终处于重力和离心力的合力作用下，减少了对流和涡旋引起的壁效应。管内的样品不会受到扰动，因此最适合于做密度梯度离心。由于离心管方向与离心力方向一致，样品在离心过程中具有相对较长的粒子位移路程，增加了沉降距离，所以离心时间也相应增长。

甩平转头最适合于做蔗糖(sucrose)速率-区带离心，并具有很高的分辨率。低速离心机的甩平转头型式较多，甩平转头的吊桶有2吊、4吊、6吊等。使用中一定要控制各吊桶中离心管的总质量误差在0.1 g以内，并成对平衡，对称放置。吊桶按其标号的位置挂牢，然后用手转动一下看其是否转动自如，检查毕方可运行，当销钉损坏后不能用其他金属随意代替，应送厂家修理。甩平转头的强度较低、重心偏高、容量较小且离心所需时间较长，它主要用于速度区带法(长管型)及等密度区带法(短管法)进行高纯度分离。

(3) 区带转头(zonal rotor)：没有离心管，转头中部是个空腔，转头中央有一轴核及伸向四面的4块隔板，隔板把轴头腔内划分成4个扇形槽室。梯度液及样品可以通过轴核及隔板内的管道送到转头的中心区及边缘区。离心分离时，可在低速下进行加样、取样，使密度梯度分离和等密度分离均可在轴头腔中进行，从而增加了样品的处理量，也提高了离心机的效率。区带转头一般用铝合金制成，容量可达1 000 mL以上，转速可达1 000 r/min，超速区带转头要用钛合金制成，容量可达1 500 mL，转速高达60 000 r/min。区带转头离心时样品及溶剂是直接接触转头的，所以对其耐腐蚀性要求较高。由于该类转头附件较多，安装要求也较严格，使用时一定要注意各部件的安装顺序和位置，输入输出的导管要通畅，盖要封严，以防样品液混入离心室。

(4) 垂直转头(vertical rotor)：是一种特殊的角转头，主要特点是转头放置离心管的孔竖直向下与转头轴线平行。在这种转头中，样品沉降的距离特别短，对流不明显，离心时间短，比较适合等密度区带离心。样品颗粒在离心管内所走过的距离等于离心管直径，沉淀物集中在离心管的外侧壁上。如果用它做密度梯度离心可比甩平转头分离的样品多，但离心机必须具备慢加速和慢减速功能才行。因为样品及梯度液在升降速时都要有一个转动过程，很容易把界面破坏。

操作时通常将离心管密封后垂直插入转头内。离心前，管中样品液受重力作用液面呈水平分布；离心时，离心力使液面由水平分布转为垂直分布，被分离粒子沉降在后半管壁。这种由离心作用使液面重新转向分布称为再定向。目前，垂直转子最高速可达80 000 r/min，最大离心力高达5×10^5 g，除适合做氯化铯等密度离心外，也可用于做蔗糖速度-区带离心。

上述4种转头的结构如图4-3所示，具体应用见表4-1。

表4-1 各类转头及其应用

转头类型	分离方法		
	差速离心法	速率区带法	等密度离心法
固定角转头	极好	差	好
甩平式转头	、	好	适当
区带转头	差	极好	适当
垂直转头	差	好	极好

(5) 连续流动转头(consecutive flow rotor)：连续流动转头一般装在低速或高速离心机中作大量培养液或原液的浓缩和分离用，转子上有入口和出口。离心时样品液连续由入口流

入转头，在离心力的作用下，样品在离心腔内沉降分离，分离后的颗粒沉入转子边缘，上清液由出口流出。此类转头的优点是样品连续操作、转头体积小、转速较高和分离效率好，克服了大容量转速低、高速转头容量小的缺点，且操作简单，被广泛应用于科研和实验室工作。目前常见的产品有美国 Du Pont 公司的 Sorvall 连续离心转子及美国 Beckman 公司的 JF-2 转子，GF-32Ti 等转子，其最高转速为 6 000 r/min，可用于活细胞的分离。

(6) 分析转子(analytical rotor)：用于分析用超速离心机或带分析附件的制备用超速离心机。有两孔或多孔型，分析用离心池垂直放置，转子孔上下开通，各类光学系统透过上下石英窗来探测纯样品的沉降过程。分析转子一般用铝合金或钛合金制成。

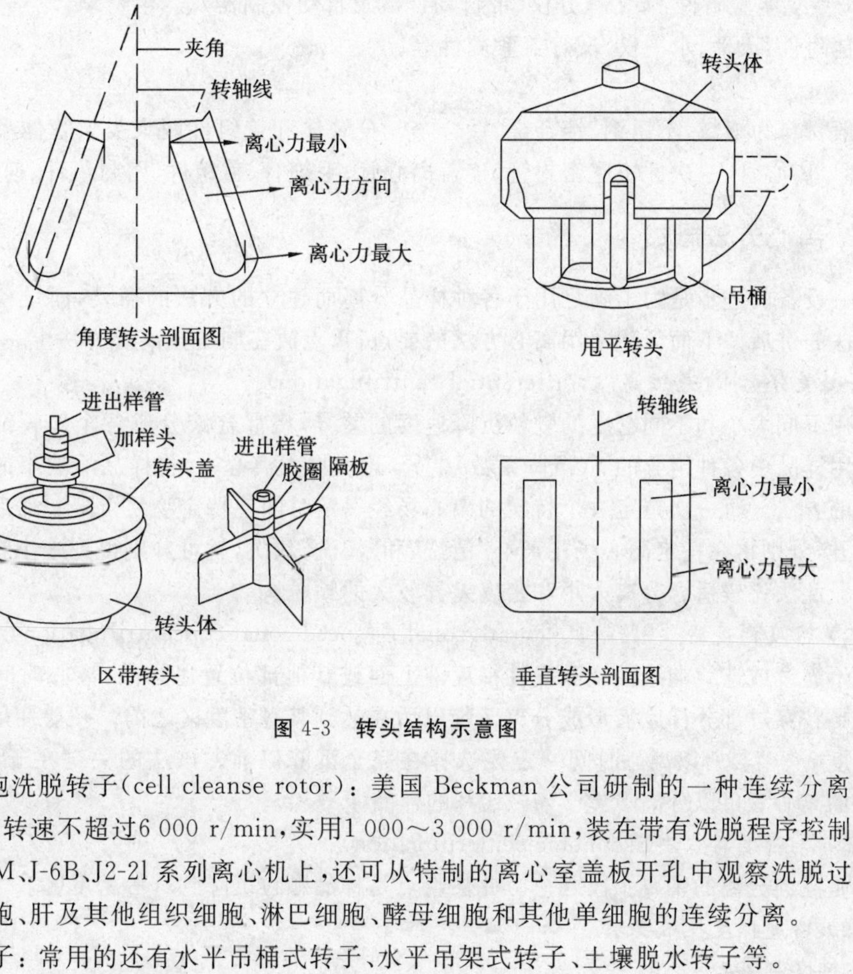

图 4-3　转头结构示意图

(7) 细胞洗脱转子(cell cleanse rotor)：美国 Beckman 公司研制的一种连续分离型转子 JE-6B。最高转速不超过6 000 r/min，实用1 000～3 000 r/min，装在带有洗脱程序控制设备的 Beckman J6M、J-6B、J2-2l 系列离心机上，还可从特制的离心室盖板开孔中观察洗脱过程。最适用于血细胞、肝及其他组织细胞、淋巴细胞、酵母细胞和其他单细胞的连续分离。

其他转子：常用的还有水平吊桶式转子、水平吊架式转子、土壤脱水转子等。

(8) 转头选择使用时应注意的几个问题：① 根据样品所含的化学试剂种类，选择不同材料的转头及离心管；② 根据样品量的多少选用不同容量的转头，能一次分离完的就不要用其他转头分批分离，因为即使是同样条件下的重复离心，其分离效果也会出现差异；③ 转头所标定的最大转数值是指溶液的密度在 1.2 g/mL 的情况下安全使用的范围值。当分离物中的样品或液体的最大密度大于 1.2 g/mL 时，应按下式重新计算转头分离此物时的最高转速。

$$N_{(新)}=\sqrt{1.2/\rho_{(液体密度)}}\times M_{(Nax标)} \tag{4.6}$$

这里给出的式子并不意味着当分离的样品或溶液的密度小于 1.2 g/mL 时，转头的标定转速可以得到增加。

8. 离心机附件

(1) 分析附件：紫外吸收扫描附件、干涉光学附件、纹影光学系统等。这些附件主要装在经过改制的制备离心机上。

(2) 试管密度梯度离心附件：由简易或自动密度梯度形成一收集仪，由输液蠕动泵、自动部分收集器、切管器等组成。

(3) 区带离心附件：密度梯度泵、加液器组件、缓冲器、自动部分收集器、带流动池的自动检测、记录仪等。

(4) 重复实验附件：$\omega^2 t$ 积分仪(带自动计数及自动控制器)。

其他附件：天平、水平仪、试管盖紧固件等。

9. 离心管

一般材料为塑料、不锈钢、铝合金、钛合金。分管体和盖组件两大类。管体型式有光口离心管、螺口离心管、一次性快速密封管、连盖离心管、毛细管、盖组件、密封组件、速压盖等。

四、离心方法概述

离心设备的进步是为了满足用于各种样品分离而建立的方法的需要，而设备的更新又推动了方法的进展。下面简述常用离心方法的要点，重点放在制备超离心方法上。

(一) 差分离心(差级离心，differential centrifugation)

利用不同大小和不同密度的颗粒沉降速度的差异，将混合液分成各个比较纯的组分。也即是利用样品中各种组分的 S(沉降系数)差异，逐次增大离心力，将样品溶液中的组分逐个进行分离的方法。每一次选定一个特定的离心场经一定时间使特定物质沉降。然后把上清和沉淀物分开，分别再在特定离心场中离心"清洗"和"淘洗"数次，就可分别得到中小颗粒和较重颗粒组分。此法比较适合分离大小和密度差异较大的颗粒。

(二) 密度梯度离心(区带离心，rate zonal 或 speed zonal concentrifugation)

在不连续或连续的线性或非线性梯度液上面或其他部位置以样品，离心时间要控制在所需样品颗粒穿过部分梯度液形成分离区带以后在达到其等密度区之前。一般使用该法时所需样品密度 $\rho < \rho_{max}$，所以离心时间一定要选择在完全沉降以前。该法的关键在于时间的选择。高水平的离心者可以分离 S 差 5%～10%的样品。

(三) 等密度离心法(isophenic centrrifugation)

这是高纯分离的主要手段之一。此法特点是样品颗粒沉降到其等密度区。

(四) 密度梯度技术要求

1. 梯度制备

(1) 手工制备：先以不同浓度(密度)的蔗糖液(或其他)，按由浓到稀的次序依次铺入试管，即形成了不连续阶梯梯度。将此离心管垂直静置在试管架上，在室温 20～25℃时，只要 2～3 h即因重力作用而形成连续近直线型梯度分布。

(2) 仪器制备：用密度梯度形成一收集仪制备梯度。

(3) 冷冻法制备：用浓度等于高、低平均值的蔗糖或其他梯度液，等量放入各离心管中，然后垂直放置在－40～－20℃低温冰箱内冻结后取出，在室温下静置融化，如此反复两次即成近直线型梯度分布。

2. 梯度的取出收集

离心结束后，必须取出含纯样品区带的梯度液。常用方法有：

(1) 仪器收集：密度梯度形成一收集仪做逆向运转时，即按从低到高密度顺序吸出梯度液进入部分收集器收集。

(2) 手工收集：从离心管最下部（穿刺或从管口伸一根细管到底部）注入浓梯度液，把离心管中的梯度液按从稀到浓顺序从管口上排出。此法最重要的是上部管口部的密封。

3. 密度梯度液的基本要求和梯度液材料的选择

(1) 对密度梯度液的基本要求：包含所需分离样品的密度范围，黏性系数较低，可用一般光学方法测定其浓度，化学性能稳定，必要消毒时不变性，分离、收集完毕后可设法把样品和梯度液分开，纯度较高（一般用 AR）等其他要求。

(2) 梯度材料的种类和主要性能：见表 4-2。

表 4-2　梯度材料的种类和主要性能

材料名称	分子量	可制备最大密度	用途
氯化铯	169.4	1.9～1.98	DNA、RNA、核蛋白体等
硫酸铯	36.9	1.9～2.01	DNA、RNA
溴化钠	102.91	1.53	脂蛋白分离
碘化钠	149.9	1.9	DNA、RNA
酒石酸钾	235.3	1.49	病毒
蔗糖	34.2	1.35	极广泛
（＋葡萄糖）	—	同上	染色体
（＋重水）	—	1.4 左右	核糖核蛋白体
甘油	92.09	1.26	膜片断、核片断、蛋白
山梨醇	—	—	病毒、酵母等
重水	20	1.11	肌动朊等
Ficoll	400.00	1.23	极广泛
右旋糖苷	≈72 000	1.05	微粒体
牛血清白蛋白	≈69 000	1.12	整细胞分离
水合氯醛	165.4	1.91	染色体

4. 密度梯度离心技术中的一些实际问题

(1) 如被分离组分的沉降系数差异较大，可选用较短的离心管和范围较宽的密度梯度；反之亦然。

(2) 密度梯度离心实验的离心时间应尽可能短，当出现明显的分离区带后即停止离心。

(3) 样品量约为离心管公称容量的 3%～5%。

(4) 样品的最佳浓度：$C_{样品}=1/10\ C$ 梯度液最低浓度。

(5) 加样后对水平转子上液面距离心管口 2～3 mm。对角式或垂直转子应加满。

(6) 做等密度离心可选用小容量短离心管的水平转子或垂直管转子和角式转子，做速率-区带密度梯度离心最好选用水平转子（尤其是长试管水平转子）。

(7) 用角式或垂直管转子做密度梯度实验必须利用离心机的慢加速和慢减速功能。

(8) 在平均密度大于 1.2 g/cm³ 时，要低于转子的最高速度运转。

$$N_{实用}=N_{最大}\cdot\sqrt{1.2/样品平均密度} \tag{4.7}$$

(9) 梯度形式的选择：不连续梯形密度可用于数个纯样品峰很靠近，用连续梯度不易分出的情形，最适用于亚细胞结构的分离。如能先用阶梯度再用线性梯度分离则效果更好。指数型梯度一般要求用长离心管，可提高在较低密度区（凹型）或较高密度区（凸型）的分辨力。凹指数梯度常用于低密度材料上浮分离，凸指数梯度还可以用于长离心管中速水平转子以计算样品的 S 值。平缓的线性梯度用于低浓度区，选择中等转速（25 000 r/min～40 000 r/min）；较陡的线性梯度可用于高浓度、高转速。

(10) 温度：对大多数生物样品要避免高温。但在允许条件下，高温可减小梯度液黏性的影响。

(11) 转速：使用厚壁管、套管、不锈钢管、离心瓶时，应按说明书要求降低转速。利用短柱法或不加满的离心管也要降速。

(12) 当使用转速超过 6.5 万 r/min 时，建议薄壁或标准离心管只用一次，在 4 万～6 万 r/min运转可考虑用 3～5 次，厚壁管及离心瓶使用次数可多一些。塑料离心管应存放在阴暗处，并要注意有效时间。

图 4-4 是由下述公式计算而来的：

$$\mathrm{RCF}=1.118\times10^{-5}\times r\times(\mathrm{r/min})^2 \tag{4.8}$$

冷冻高速离心机及其配备的转头见图 4-5 和图 4-6，Becjnab L_8-55 超速离心机及其配备的转头见图 4-7 和图 4-8。

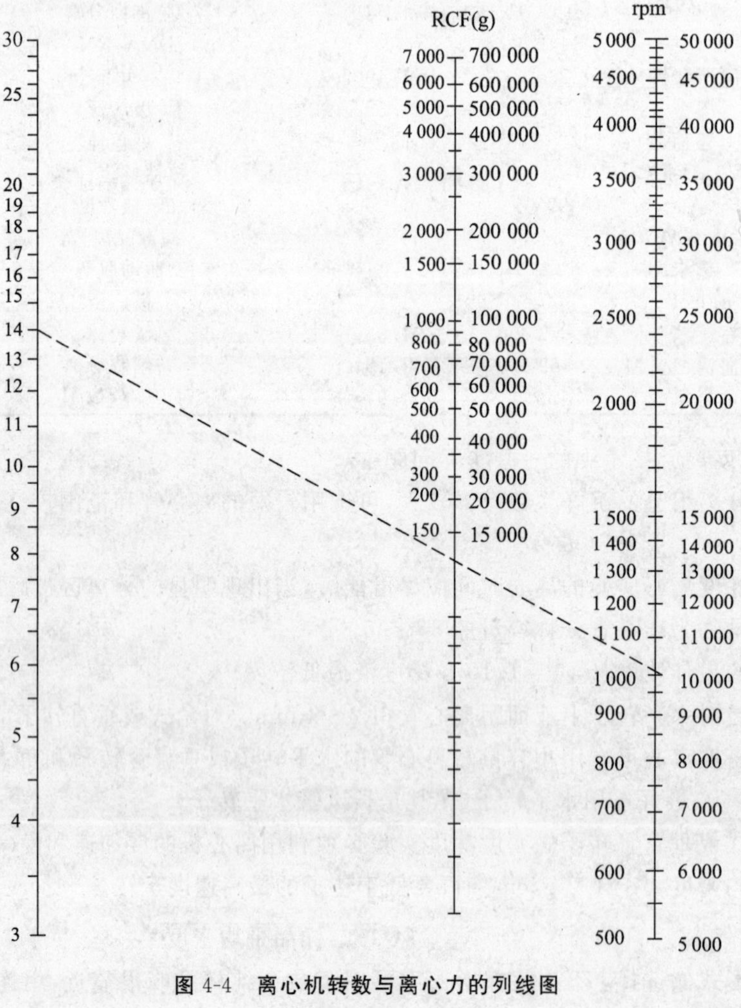

图 4-4　离心机转数与离心力的列线图

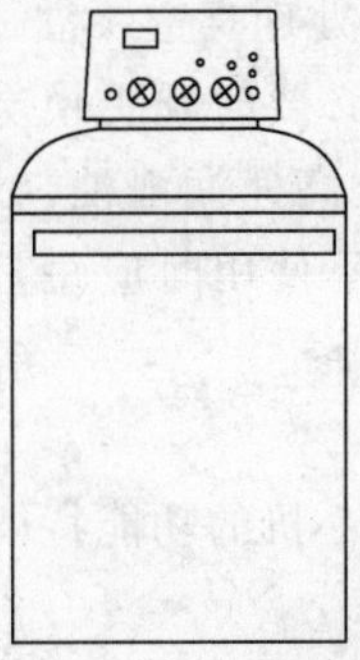

图 4-5　冷冻高速离心机

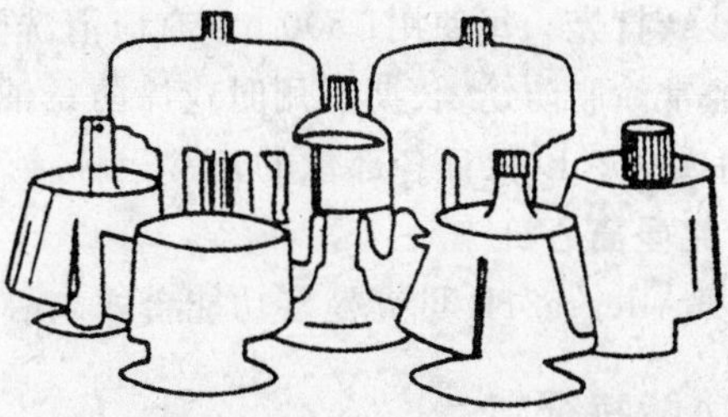

图 4-6　冷冻高速离心机的各种角式和甩平式转头

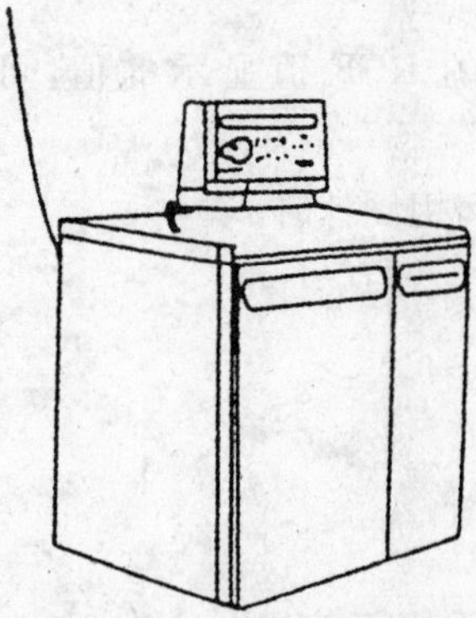

图 4-7　L_8-55超速离心机外形

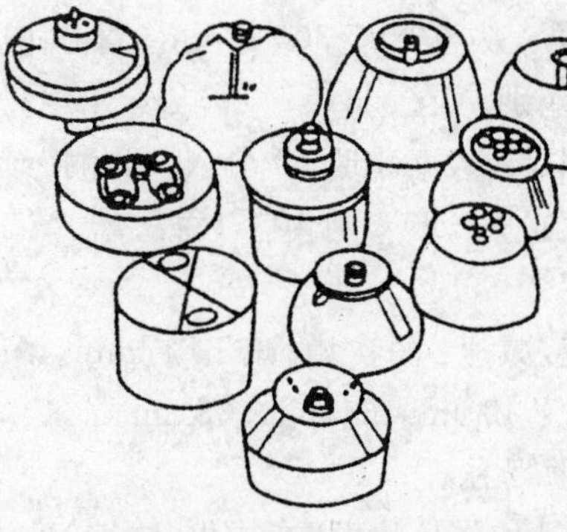

图 4-8　制备性超速离心机的角式和服平式转头

五、离心机的使用与保养

（一）离心机的使用

1．离心机的安装

离心机的安装应根据其使用性能和要求进行。对于台式离心机，只要将其安放在平衡的台面上即可。而对于大容量的低、高速离心机，要相应地安装在坚实的地面上，并注意水平。由于离心机启动电流较大，要求供电系统电压稳定，能承受最大负荷电流，并接有专门的地线，具体安装应由专业人员进行。

2．离心机的操作

操作者应熟悉所用离心机说明书中的每一项操作规程，并严格按照其操作，如发现异常情况应立即停机，找出原因，予以排除，或找专业人员修理。

3．注意事项

离心机分离支架必须安置离心管后运转，严禁空架旋转；离心机启动前，转速开关或 G 值旋钮应放在低挡位上，启动后逐步调节到所需的数值；使用完毕后，都需将旋钮调到低挡，严禁在高转速或高 G 挡直接启动。

（二）离心机的保养

在每次使用离心机前都要严格检查转头孔内是否有异物和污垢，以保持转头平衡，转头必须保持干燥清洁，切勿碰撞擦伤。如转头不慎跌落，应对转子进行 X 线透视或摄片检查，确认无内部损伤后方可继续使用。转头每次使用后应及时清洗，用软布擦净，干燥保存。

对于主机,每使用3个月应对其校正一次水平度,每使用5亿转处理真空泵油一次。工作500 h应检查驱动电机炭刷,最好用吸尘器将磨擦产生的炭粉除去,必要时须更换炭刷或将整流子用细砂纸打光。每使用1 500 h左右应清洗驱动部位轴承并加上高速润滑油,轴承与转子接合部应经常涂脂防锈,长期不用时应涂防锈油加油纸包扎。平时不使用时应每月低速开机1~2次,每次0.5 h,保证各部位的正常运转。

附:贝克曼离心机

我们以Allegra21R贝克曼多功能台式离心机为例,介绍一下离心机的功能特征。

一、功能特征

(一)一般特征

(1) 速度:从0~15 300 r/min(每次增/减100)或相当的RCF值显示的值,可能有±1 r/min的差别。

(2) 时间:最大9小时59分,也可呈持续状态。显示的时间用倒计时。

(3) 温度:从-20℃到40℃(每次增/减1℃)。

(4) 湿度:<95%。

(5) 加速/减速:每次增/减10 r/min。

(6) 尺寸:42 cm×64 cm×38 cm。

(二)本机功能

常规操作,如样品的提取、纯化、浓缩、受体结合等。进行多孔平板上的大量的小容量样品的操作,可进行组织细胞培养的浓缩、克隆和复制的研究,受体结合的研究,基因工程试验等。进行蛋白质组分、大颗粒、细胞碎片等的快速沉淀。进行全血的凝固和分离的研究。用于细胞的分离。

(三)安全特征

两道门锁机制以防操作者碰到转动的转头。当门关上时,它会自动锁上。只有在有电且机器不在运行时,按"开"键才能打开门。速度检测系统能检测转头的速度状态。失衡检测仪能检测平衡状态,使用不合适的转头或工作时移动本机或机器放得不平等都会引起不平衡。本机的橡胶的制脚起固定作用(应用合适的支撑物)。

(四)控制操作

电源开关在本机背板上,"0"表示关,"1"表示开,在引开盖前必须先开电源。

按制面板在本机前面,包括按钮、显示器、失衡显示灯(转头失衡时,此灯闪烁)。每个按钮左上角有个指示灯,亮时表示此键激活。

(1) 开(START):按此键可使机器工作,同时此键还可用于取消减速过程,重新开动本机。

(2) 关(STOP):按此键可结束工作。

(3) 快速关闭(FAST STOP):按此键可使转头以最大的速度停止工作。但按此键后,只能在转头完全停止且要开门再关门后,才能重新启动本机。

(4) 开门(OPEN DOOR):按此键可开门,但只有转头完全停止后,此键的指示灯亮时,才被激活。

(5) PULSE键:按此键可使转头在最短的时间内达到设定的转速。再按此键,可使转头以最快的速度减速。

(6) 程序键：用于设置参数。

(7) 箭头键(CURSER KEY)：用于增/减参数。

(8) 输入键(ENTER)：参数设置后，必须按一下此键以表示确认该参数。

(9) 转速键(RPM，r/min)：按此键后将显示上次操作的值，可再按箭头键以增/减速度。时间 TIME、温度 TEMP、加速 ACCEL、减速 DECEL、相对离心率 RCF，它们的设置同 RPM 键。

(10) 转头键(ROTOR)：本机能记忆所用的各种转头和相应参数，按此键时，上次使用的转头的型号会显示在屏幕上，转头型号表可通过箭头键来滚动，从中可选择所要的转头型号。

二、具体操作步骤

(1) 开电源键 1(ON)，打开机门(OPEN DOOR)。

(2) 确信在离心机启动轴基部的锥形物在合适的位置，然后装上转头，如果此锥形物出错，转头将不能正常工作。

(3) 根据所用的类型转头配用的说明书安装转头，运行时注意转头负荷的平衡(详情参见各种转头配有的手册)。

(4) 关上机盖，用力向下推，直到听到锁住的声音。

(5) 输入参数：选择转头类型：按 ROTOR 键，再按箭头键，选择合适的转头型号，后按 ENTER 键；选择转速：按 RPM，再按箭头键，选择所需的转速后按 ENTER 键；选择其他参数的方法同上。

(6) 检查所设参数是否正确，门是否关紧。然后按 ENTER 确认，再按 START 开始运行。

(7) 等待设置的时间减到 0，或通过按 STOP 及按 FAST STOP 来结束运行。

(8) 等转头停止转动，OPEN DOOR 指示灯亮，按开门键，打开门。

(9) 根据相关转头的说明，取下转头。

注意事项：

① 如在与室温不同的温度下运行时，注意事先预热/冷转头，以达到快速热平衡。若在低温运作前，把装有转头的离心机在设定的温度以2 000 r/min转速运行 30 min。

② 若在每次运作之间转头不取出，要确认转头是否旋紧，在每次运作前，检查旋紧情况(特别在长时间不用时，最好取出转子)。

三、离心机的安全使用

1. 安装/维护安全

应把离心机固定在合适、水平、耐震的支撑物上，以防转子出错时因机器意外移动或振动而引起的损坏。宜放置在通风处，以便散热。当需要打开外壳维修时，会暴露带电的部分，而引起触电，必要时要确认电源是否已断开，最好请专业技术人员维修。

2. 用电安全

① 为了确保安全使用，请使用三相线和三相插座，并应接有地线；

② 确认所用插座中有电并接有地线，检查其电压与本机所要求的是否相符；

③ 不要用二相线的插线板；

④ 应在远离离心的地方设一紧急电源开关，以便发生意外时能及时断开电源；

⑤ 不要把盛有液体的容器放在机器上面或旁边，以防打翻时液体损坏电路或部件。

3. 防火安全

(1) 用电应有保险丝，以防用电过量出现意外。

(2) 不要在本机内离心易燃或易爆物(如氯仿、乙烷、酒精等)，而且不要把此类物品放在离本机 30 cm 的范围内。

4. 操作安全

(1) 应使用与离心机匹配的转子和其他附件。

(2) 在使用前必须确认转头是否旋紧。

(3) 使用时不要超过正在使用的转头的最大速度。

(4) 不要用手去阻止转头的转动。

(5) 离心机工作时不要移动机器。

(6) 当玻璃试管在仓内打碎时，一定要相当小心地清除干净，以防损坏内仓和垫圈的表面。

(7) 转头还在转动时，不要强行打开门的内锁系统。

(8) 当工作时，离心机周围 7.6 cm 内不要放任何东西，人不要靠在机器上，不要在机盖上放东西。

5. 化学和生物安全

(1) 除非采取必要的安全措施下，方可将带有病原的带毒的或带放射性的物质在此机内离心。

(2) 在使用前，应细读原始化学或生物样品瓶子上的注意事项。

(3) 使用时注意对易形成气溶胶的样品的防护。

(4) 对所有易引起污染的样品，应严格按国际上的相关规定行事。

注意：如果 SER 显示在屏幕上，请不要按任何键。应关闭电源(1)，后再打开(0)以便清除 SER，否则会丢失机内部分记忆，干扰以后的运行。如果出现故障，转头将停止，表示出错的代码将显示在 SPEED 屏上。离心机的故障显示及处理措施见表 4-3。

四、离心机的保养

(一) 金属疲劳

由于所用的离心管不能承受介质的性质，或者离心管存放时间太久，老化后受不了强离心力的缘故，都会造成离心管破裂，样品渗漏到转头内。此外，若没有按规定程序操作，造成转头不密封，当抽真空时，转头内腔产生负压亦会使样品渗漏，对转头产生化学腐蚀而严重影响转头寿命。

(二) 应力腐蚀

应力腐蚀为金属疲劳及化学腐蚀两者同时作用产生的结果，当转头某部分因受化学品腐蚀或破损后，该部分所承受的应力增大了，在此情况下，转头会很容易损坏。此为一般铝质转头损坏的常见原因。

(三) 化学腐蚀

转子在加速的过程中，材料内部多次重复受到拉伸和松弛的交应变力作用，引起材料结构细微变化，经过一定次数的交应变力循环，这些细微的变化导致极细微的裂纹，最后使转子失效。

五、转头的维护与保养

（一）清洁方法

所有的转头使用后均应立即用温水洗涤并干燥，如果必须使用去污剂，不应使用碱性去污剂，可选择 solution 555 rotor cleaning concentrate（编号 339555）。清洁刷应用软质尼龙刷，用水清洗后，再用蒸馏水冲净倒置晾干。

（二）转头干燥，涂油保养

严禁将转头浸泡在去污剂中使转头清洁除污的做法，冲净后的转头必须干燥，通常在室温下将转头倒置自然干燥。更合适的方法是将它擦干后用吹风机（冷风）将擦不到的部分吹干。转头外表可稍涂些硅脂来保护表面。不能用汽车光蜡，因为其内含有很细的磨粉和非润滑试剂，会腐蚀铝的氧极电化膜。转头内壁腔可涂上硅油保护。

（三）密封圈的保养

转头盖与吊桶内壁的密封圈可使转头及离心管在密封的情况下运行，如果密封圈老化，转头内便因离心腔抽真空而形成负压，使离心管破裂或渗漏损坏转头。因此，密封圈如有损坏，应马上更换，而更换前应涂上真空脂，加强保护。

（四）超速盘的更换

为保证转子正常运行，使用前必须检测超速盘有否磨损，转子使用后，将转子清洗倒放或放置专用架上。当发现转子底部的超速盘损坏或磨损，必须立即更换。首先将损坏的超速盘取下，然后用四氯化碳有机溶剂清洗干净，将备用的超速盘按说明安装上。

表 4-3　Beckman 冷冻离心机故障显示及处理措施

出错代码	问　题	结　果	采取措施
1～23、25、26；28～40；44～60；63～64	微处理器或机械的障碍	停转：不能再启动	等转头停止后，关上电源(0)
23、24、27、31、33、41～43、62	同上	同上	等转头停止后，先开门，后关门，再重新启动
69～77	微处理器障碍	转头不转	关电源(0)，再开电源(1)
78～80	关门出错	同上	① 移掉门闩上的杂物；② 快速关上盖子；③ 关上电源(0)，再打开(1)
81	运转时按了开门键	以最快的速度停转	等停转后，关好门，后关上电源(1)
82、83	门不能开	——	参见紧急情况处理
84	温度下降，温度过高	停转	① 检查周围温度是否在特定的范围；② 检查空气的入口是否阻塞；等转头冷却后，再启动；如再有问题联系服务中心
85～87	仓内温度过高	同上	同上
90～96	温度感受器障碍	以最快的速度停转	关上电源(0)，再开(1)
98	不能识别转头	同上	检查转头是否与本机相配，如换了合适的转头后持续存在，联系服务中心
99	不能正确识别转头	同上	输入适合相应转头的正确的参数

第二节　色谱柱层析概述

色谱法又称层析法(或色层法),是一种分离手段,是利用被分析混合物中各组分在固定相和流动相中的作用力不同而实现分离的方法。分为常规色谱法和高效气相、液相色谱法,本节主要介绍常规色谱法,高效气相、液相色谱法将在后面介绍。

柱色谱也称经典液相色谱,至今已有70多年的历史,虽在分离效果方面,一般不如气相色谱及高效液相色谱,但由于其设备简单,又可以得到一般气相色谱所得不到的制备量(以克为单位的量),所以至今仍被经常使用。化学合成的产物,或从动植物体提取所得的产物,通常须经柱色谱、薄层色谱或其他方法分离、提纯,去除大部分妨碍性杂质后,才能进行气相色谱和高效液相色谱等分析操作。

按其物理化学性能柱色谱又可分为吸附色谱、分配色谱及离子交换色谱等。较常用的还是吸附柱色谱,下面我们将作比较详细的介绍。

柱色谱的装置如图4-9所示,如没有有色谱柱也可用滴定管代替。在柱中装填固定相,柱上端加入样品,流动相自上而下流过色谱柱,样品在柱上进行分离。将固定相取出切开或收集流出液得到各个组分。

一、吸附柱色谱法

(一) 基本原理

吸附柱色谱法是利用各组分在吸附剂与洗脱剂之间吸附和溶解(解吸)能力的差异进行分离的色谱方法。

在给定温度下,在达到吸附平衡时,组分在流动相和固定相中的浓度(C_m 和 C_s)的比值称为吸附平衡的平衡常数(K_D),也称为分配系数,用下式表示:

$$K_D = \frac{C_s}{C_m} \tag{4.9}$$

组分的性质不同,在固定相和流动相中的分配系数不同,分配系数大的组分在固定相上的吸附能力强,在柱内移动速度慢,因而后流出色谱柱。由于各组分分配系数的差异,造成它们在色谱柱中移动速度的不同而在色谱柱上分离成不同的区带,这就是吸附色谱分离的原理。

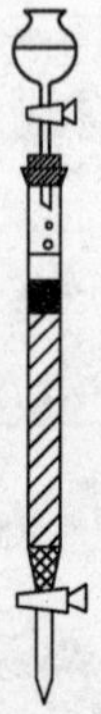

图4-9　柱色谱装置

(二) 吸附剂

吸附剂要有较大的比表面积和一定的吸附能力,有均匀的粒度,与洗脱剂和被分离物质不起化学反应。常用的吸附剂有氧化镁、氧化铝、硅胶、碳酸钙、硅酸镁、活性炭、聚酰胺、纤维素等。

氧化铝吸附性因生产条件不同又分为碱性、中性、酸性3种。硅胶的吸附性是由于硅醇基能与极性化合物或不饱和化合物形成氢键。聚酰胺由于分子内存在着氧化铝等很多物质而具有吸附性,吸附力的强弱又随被吸附物质的性质改变,吸附色谱法就是利用这种吸附力强弱的差异而达到分离的方法。用一支玻璃管,下端放一些玻璃纤维,管中放些氧化铝粉末,这样就成了一支吸附柱(如图 4-10 所示)。

如果将一个含有 A 和 B 两种不同物质的溶液倒入吸附柱内,然后用一种溶剂来冲洗(展开),随着溶剂慢慢地向下移动,A 和 B 两种物质就逐渐分开。当溶液刚倒入吸附柱内时,A 和 B 全被氧化铝吸附于柱上层(如图 4-10 的②所示);加入溶剂来冲洗时,柱中物质就连续不断地发生溶解、吸附、再溶解、再吸附的现象。如被吸附的 A 粒子较易被溶剂溶解洗脱下来,向下移动时,遇到新的氧化铝颗粒,又把 A 从溶剂中提出吸附着,继续流下的新溶剂再把 A 溶解而向下移动,又被吸附,如此等等。按照同样的原理,B 在向下移动时,也经过许多次洗脱和再吸附的作用。由于 A 和 B 两种物质被吸附的强弱不同,吸附性弱的 A 就比较容易被溶剂洗脱,被再吸附的力也较弱,结果在柱中下移的距离就要大些;吸附性较强的 B 在柱中移动的距离就要小些。所以经过一定的时间,移动适当的距离后,A、B 就可能被分开了(如图 4-10 中③④所示),从而达到分离提纯的目的。

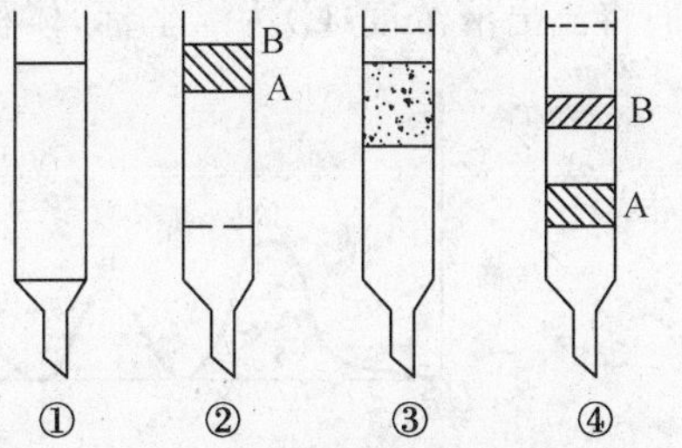

图 4-10　二元混合物吸附色谱

很多酰胺键,可与酚类、酸类、醌类、硝基化合物等形成氢键,因而具有吸附作用。色谱用的聚酰胺是白色多孔性的非晶形粉末。

活性炭是一种非极性吸附剂,它的吸附主要由范德华力引起。它对非极性物质,尤其是芳香族化合物的吸附性特别强。可在水溶液中吸附强极性化合物。

常用的吸附剂的性能及用途见表 4-4。

表 4-4　吸附柱层析常用吸附剂

名称	极性		分离应用
酸性氧化铝	极性	适于分离空间排列或官能团不同的极性不太大的物质	酸性化合物和对酸稳定的中性化合物
中性氧化铝			酸、碱中不稳定的化合物
碱性氧化铝			碱性化合物,如生物碱和中性化合物
硅胶	极性		大多数酸性和中性化合物,不适于分离强碱性物质
聚酰胺	极性		强极性物质
活性炭	非极性		适于分离水溶液成分,如氨基酸、糖类及某些甙类

硅胶和氧化铝的吸附活性与含水量关系很大,水分含量愈低,活性愈大,吸附力愈强。

(三) 洗脱方法

(1) 洗脱法:就是按上述样子,再继续用纯溶剂来冲洗色谱柱,直到被吸附的物质(或需要物质)全部被洗脱出来为止。在洗脱过程中,吸附性弱的先被冲出,然后是吸附性较强的,最后是强吸附性物质,这样收集的各种溶液,如果以浓度为纵坐标,以体积为横坐标作图,就得液体色谱图(如图 4-11 所示)。

洗脱法的冲洗剂为纯溶剂,在组分不太复杂和吸附性差异较大的情况下,前一种物质被洗脱之后,后一种物质流出之前,往往有一段空白即洗脱液为纯溶剂,如果用不同的容器分别收集冲洗液,就可分别得到较纯的被分离物质的溶液。因此洗脱法在柱色谱中得到较广泛的应用。

(2) 前流分析法:是以原来 A 与 B 混合物的溶液为冲洗剂,柱中流出液按体积分段收集,再用适当的方法测定其浓度，由连续分析出来的结果和流出液的体积，计算原来溶液的成分。我们将流出液浓度(C)为纵坐标，体积(V)为横坐标作图得到图 4-12。

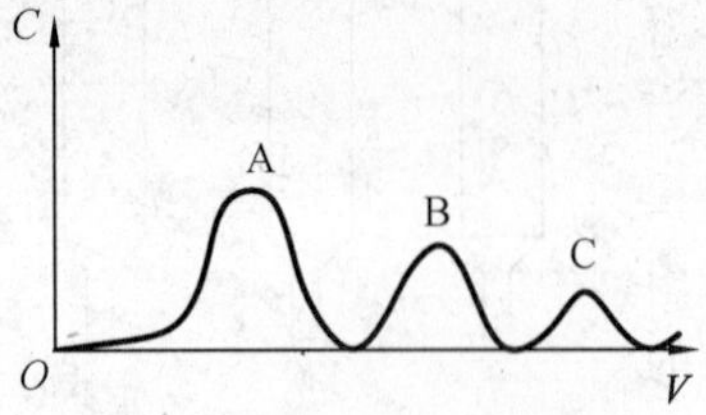

图 4-11　液体色谱图

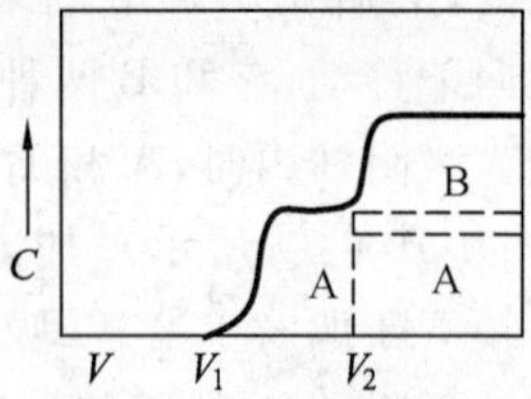

图 4-12　前流分析法

从图 4-12 中可以看出，当溶液开始流经吸附剂时，A 和 B 全被吸附，只有溶剂自柱中流出，当体积达到 V_1 时，吸附剂对吸附力较弱的 A 已达饱和状态，A 开始流出柱外，A 在洗脱液中的浓度增高并保持一定，直到 V_2 体积的溶液流过时，吸附剂对吸附力较强的 B 物质也达到了饱和状态，因此 B 也开始流出，很快洗脱液中的 A 与 B 成分就与原来溶液的成分一样了。

前流分析法可应用于分离复杂的化合物，这些复杂化合物通常很难分离，别的分析方法得不到圆满的结果，用前流分析法有时会容易些，前流分析法的冲洗剂为 A 与 B 的混合溶液，样品用量较多，故不适宜作微量定量分析，也不能用做分离制备。

(3) 置换显层法：是用另外一种溶液来作洗脱剂，这溶液内含有一种吸附力较已被吸附组分更强的物质，使混合物的组分分离成单纯状态流出，最后出来的溶液就是冲洗剂本身了。如果用浓度与体积坐标作图得到图 4-13。

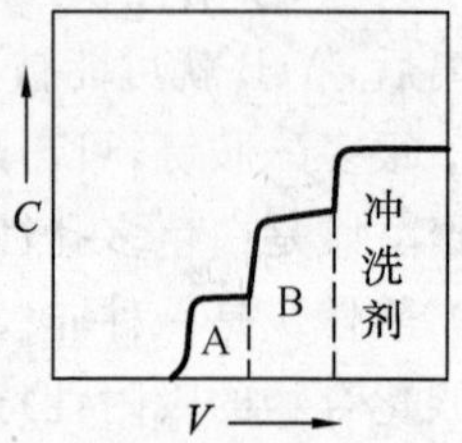

图 4-13　置换显层法

在洗脱剂的浓度保持一定时，每一曲线的高度是依物质的性质不同而不同的，因此可作为定性分析用；而每个曲线的宽度又与物质的浓度成正比，因而可以作定量分析用。但它远不及气相色谱等精确和快速。所以较少用做定性、定量分析。

(四) 流出液的收集和检测

无色物质的洗脱液常常用带刻度容器(如刻度三角瓶)按等体积分步收集，然后分别进行气相色谱检测，也可进行薄层色谱或测定折光率等，根据检测结果，合并相同组分的洗脱液，减压浓缩或氮气吹干得各组分，如图 4-14 所示。现在已有商品化自动分步收集器出售。如果将它和紫外光检测器或电导仪、pH 计配合使用，就可以更精确地分段收集各组分。

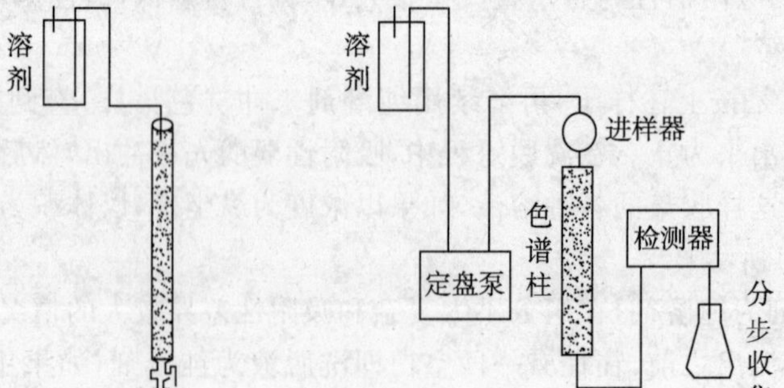

图 4-14　柱层析收集和检测操作示意图

（五）色谱体系选择

在极性吸附剂上，被分离物质的极性愈大，极性基团愈多，吸附力愈强，洗脱愈慢。常见的官能团按极性增强的顺序依次为：$-CH_3 < -Cl, -Br, -I < C{=}C < -OCH_3 < -NO_2 < -N(CH_3)_2 < -COOR < C{=}O < -CHO < -SH < -NH_2 < -OH < -COOH$。对于某种试样，选择固定相和流动相的一般规律为：① 弱极性组分：选用吸附性较强的吸附剂，用极性较小的溶剂洗脱；② 强极性组分：用吸附性较弱的吸附剂，极性较大的溶剂洗脱，以便既能实现分离又能适时洗脱。可用薄层色谱为柱色谱找流动相条件。

二、分配柱色谱

分配色谱的全称是液相分配色谱。分配色谱是利用混合物的各个组分在两个互不相溶的溶剂中的分配系数不同而进行分离的一种色谱方法。

（一）基本原理

分配色谱是将某种溶剂涂布在一种不起吸附作用的惰性固体物质上，这种固体物质称为载体，而溶剂称为固定相。例如，在硅胶上涂布一层水膜，将含有固定相的载体填充在色谱柱中，在柱顶端加入样品溶液，用与固定相不相溶的另一种溶剂来冲洗色谱柱，这种溶剂称为流动相，由于样品中各组分在固定相和流动相中的分配系数不同先后从色谱柱中流出而实现分离。

（二）载体

吸附色谱中的吸附剂是分配色谱常用的载体，对载体的要求是：① 化学惰性，对流动相溶剂和被分析物质均不起作用，包括无吸附作用；② 多孔性，应有较大的表面积，且孔径分布要均匀；③ 与固定相之间有较大的吸附力，以形成一层牢固的液膜。

常用的载体有硅胶、纤维素、硅藻十等。

（三）固定相与流动相

固定相和流动相的选择是决定分配色谱分离好坏的主要因素，溶剂的选择原则为：① 两相不能互溶；② 两相的极性应有较大的差异；③ 样品在固定相中的溶解度应适当地大于其在流动相中的溶解度。

（四）分配色谱溶剂系统的选择

根据两相的极性不同，分配色谱法可以分为两类：正相分配色谱法和反相分配色谱法。

正相分配色谱是指固定液有较大的极性（如水或各种水溶液等），而流动相则为极性较弱的有机溶剂，载体可选用极性吸附剂如硅胶、硅藻土、纤维素等。

反相分配色谱是指固定相具有较小的极性（如硅油、石蜡等），而流动相则为强极性溶剂，如水及亲水性溶剂。载体应选用非极性的高聚物微粒等。

分配色谱能适于各类化合物的分离。在分离亲水性和中等极性物质时，可选用水及各种酸、碱、盐、缓冲溶液作固定相，用烃、酮、酯、卤代烷、苯等弱极性溶剂作流动相。当分离中等及弱极性物质时，可选用亲水性有机溶剂（如甲醇、甲酰胺、乙二胺等）作固定相，用非极性溶剂作流动相。当分离亲脂性物质时，可用非极性溶剂作固定相，亲水性溶剂作流动相。文献上已总结了不少用于分配色谱的溶剂系统，需要时可查阅。

由于分配柱色谱速度较慢，处理样品量少（决定于液膜厚度），因此其应用没有吸附柱色谱广泛。

三、柱色谱操作方法

色谱柱的直径与长度之比约为1：10～1：30，底部塞以玻璃棉或脱脂棉。装入吸附剂，高度视分离的难易可作变动。

（一）装柱

装柱方法有干法、湿法两种。

（1）干法装柱：选定吸附剂填料，粒径一般为0.07～0.15 mm（100～200目），通过漏斗慢慢装入填料，每加一小部分，在实验台面上轻墩柱子，使其填实。装填完毕，在吸附剂表面铺一层滤纸或一薄层石英砂，使加洗脱剂时吸附剂不被冲起，然后从柱管口徐徐加入洗脱剂，打开下端活塞，保持一定流速，排除柱内气泡。液面要始终高于吸附剂。

（2）湿法装柱：先在柱内加入洗脱剂，将下端活塞稍打开，同时将吸附剂缓缓加入柱内，加入的速度不宜太快，以免带入空气。可轻轻振动层析柱，使带入的气泡从上部排出，并使填充均匀。

（二）加样

溶解样品的溶剂极性应该与洗脱剂相近，以免影响分离。如试样难溶，可先将试样溶于适当的溶剂中，加入少量吸附剂拌匀；待溶剂挥发后，将吸附了试样的吸附剂加到柱床上端。

（三）色谱分离

洗脱剂小心地从柱顶端加到色谱柱中，控制一定的流速，流速一般在10～15 mm/min。如因柱阻力大使流速过低，可在柱顶用惰性气体加压（或在柱出口抽真空减压）的方法调节。

如果分离的各个组分为有色物质，可依据看到的分离后的谱带，在柱后进行收集；如为无色物质，可以收集流出组分采用薄层色谱、紫外光（能透紫外光的柱子，采用荧光吸附剂）及其他方法检测。

四、柱色谱分离法的应用

柱层析虽然费时，相对于仪器化的高效液相色谱分析法柱效较低，但由于有设备简单，容易操作，从洗脱液中获得的分离样品量大等特点，应用仍然较广。对于简单的样品用此法可直接获得纯物质，对于复杂组分的样品，此法可作为初步分离手段，粗分为几类组分，然后再用其他分析手段，将各类组分进行分离分析。

第三节　亲和纯化

一、概述

生物物质，特别是酶和抗体等蛋白质，具有识别特定物质并与该物质的分子相结合的能力。这种识别并结合的能力具有排他性，即生物分子能够区分结构和性质非常相近的其他分子，选择性地与其中某一种分子相结合。生物分子间的这种特异性相互作用称为生物亲和作用（bioaffinity）或简称亲和作用（affinity），通过亲和作用发生的结合称为特异性结合（specific binding)或亲和结合(affinity binding)。利用生物分子间的这种特异性结合作用的原理进行生物物质分离纯化的技术称为亲和纯化技术(affinity purification),其代表为亲和层析法(affinity chromatography)。

利用生物亲和作用的原理纯化蛋白质的报道最早见于1910年,当时发现不溶性淀粉可以选择性吸附α淀粉酶。但有意识地利用生物亲和作用纯化蛋白质的研究始于20世纪50年代初,1951年Campbell等利用半抗原(对氨苯甲基,p-aminobenzyl)修饰纤维素制备的载体为亲和吸附介质(affinity absorbent)从血清中纯化了抗体。但由于亲和吸附介质制备技术的障碍,亲和纯化技术的实用化进程缓慢,直到1967年Axen等和Cuatrecasas等开发了利用溴化腈活化琼脂糖凝胶制备亲和吸附介质的方法,才使亲和纯化技术从研究走向实用,亲和层析这一名称也是在此时首次出现。20世纪80年代以后,利用生物亲和作用的高度特异性与其他分离技术如膜分离、双相萃取、反胶团萃取、沉淀分级和电泳等相结合,相继出现了亲和过滤、亲和分配、亲和反胶团萃取、亲和沉淀和亲和电泳等亲和纯化技术。表4-5给出了常用的亲和作用体系,但除亲和层析外,其他亲和纯化技术尚未达到实用化的阶段。

本节从介绍生物亲和作用的本质入手,以亲和层析为主阐述各种亲和纯化技术的原理、特点、分离过程和应用。

表4-5　常用的亲和作用体系

特异性	亲和体系
高特异性	抗原单克隆抗体
	荷尔蒙—受体蛋白
	核酸—互补碱基链段、核酸结合蛋白
	酶—底物、产物、抑制剂
群特异性	免疫球蛋白—A蛋白、G蛋白
	酶—辅酶
	凝集素—糖、糖蛋白、细胞、细胞表面受体
	酶、蛋白质—肝素
	酶、蛋白质—活性色素(染料)
	酶、蛋白质—过渡金属离子(Cu^{2+},Zn^{2+}等)
	酶、蛋白质—氨基酸(组氨酸等)

二、操作

亲和层析是利用偶联亲和配基的亲和吸附介质为固定相亲和吸附目标产物,使目标产物得到分离纯化的液相层析法。由于目标产物基于生物亲和作用吸附在固定相上,具有高度的选择性,因此,亲和层析操作与一般的固定床吸附操作方式相同,多采用断通式前端分析法。如图4-15所示,含有目标产物的料液连续通入层析柱,直至目标产物在柱出口穿透为止(如图4-15a所示);用与溶解原料的溶液组成相同的缓冲液为清洗液清洗层析柱,除去未被吸附的杂蛋白(如图4-15b所示);然后利用可使目标产物与配基解离的溶液(洗脱液)洗脱目标产物,即得到纯化的目标产物(如图4-15c所示);最后,为分离纯化下一批原料液,需利用清洗液清洗再生层析柱,使层析柱的物理环境(如pH值和离子强度等)适合于目标产物的亲和吸附(如图 4-15d 所示)。图 4-16 表示分离操作过程中层析柱出口的浓度变化,其中 a、b、c 分别对应于吸附、清洗和洗脱三个操作步骤。

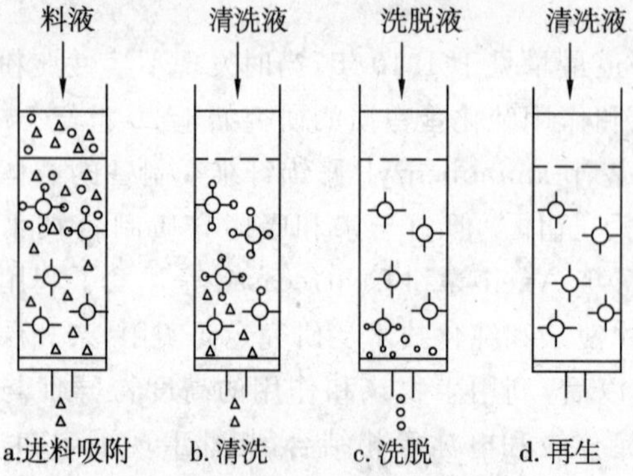

图 4-15　亲和层析操作示意图

●一目标产物　△一杂蛋白

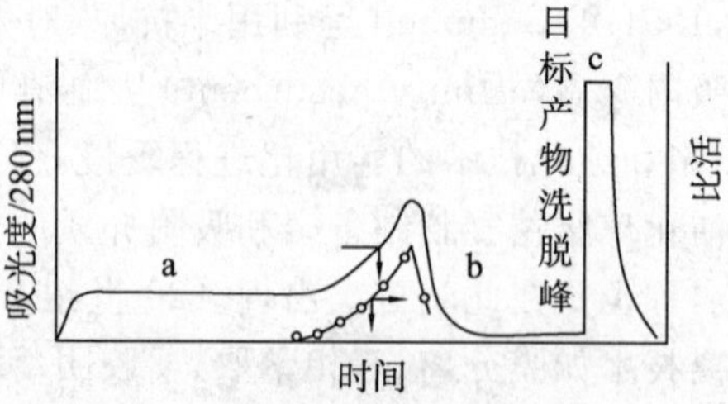

图 4-16　亲和层析柱出口流出液中目标产生与总蛋白深度变化

一○一:目标产物(比活)

如果亲和吸附的选择性较低,亲和吸附剂可能同时吸附两种以上的蛋白质。此时可根据蛋白质的亲和结合常数的差别进行线性梯度洗脱或逐次洗脱操作。为使各种吸附蛋白质之间得到良好的分离,一般进料量较小,低于目标产物发生穿透所需的进料量。例如,以活性染料为配基分离脱氢酶时,因为料液中含有苹果酸脱氢酶和 3-羟基酪酸脱氢酶,而两种脱氢酶与活性染料的亲和作用不同,并且随盐浓度增大而降低,可以采用逐渐增大盐浓度的线性梯度洗脱法或采用盐溶液和含 NADH(还原型辅酶 I)的逐次洗脱法分离两种脱氢酶。

亲和吸附作用在特定配基的存在下实现,因此,除少数特殊情况外,均需根据目标产物选择适当的亲和配基修饰固定相粒子,制备所需的亲和吸附介质。这里所说的少数特殊情况是指外源凝集素的亲和纯化。植物凝集素与糖具有亲和结合作用,因此,天然琼脂糖凝胶和葡聚糖凝胶可直接用做外源凝集素的亲和吸附介质。例如,Sephadex 凝胶是葡萄糖通过 α-1,6 结合与交联制备的葡聚糖凝胶,可亲和吸附伴刀豆球蛋白 A(一种植物凝集素);Sepharose 凝胶中含有半乳糖,在 Ca^{2+} 存在下可亲和吸附蛇毒凝集素。在利用亲和层析技术纯化目标产物时,商品化的亲和吸附介质往往不能满足特殊目标产物的需要,有必要自制亲和吸附介质。

三、影响亲和作用的因素

将亲和配基共价偶联在固体粒子的表面(孔内)即可制备亲和吸附介质,该固体粒子通常称为配基的载体(carrier,support)。因此,亲和吸附介质又称亲和载体(affinity carrier)。作为载体的固体粒子应该满足以下要求:

(1) 具有亲水性多孔结构,无非特异性吸附,比表面积大。

(2) 物理和化学稳定性高,有较高的机械强度,使用寿命长。

(3) 含有可活化的反应基团,用于亲和配基的固定化。

(4) 粒径均一的球形粒子。

实际上,亲水性凝胶过滤介质表面含有大量可活化的羟基。因此,一般凝胶过滤介质均可作为亲和配基的载体制备亲和吸附介质。表 4-6 列出了部分商品化的亲和吸附介质及其可纯化的目标产物。此外,还有许多商品化的活化载体,供各种配基的固定化。

表 4-6　部分商品化的亲和吸附介质及其目标产物

亲和吸附介质	配基	目标产物	制造商
Biue Sepharose CL-6B	Cibacron Blue F3G-A	DNA、ATP 相关酶，白蛋白，干扰素等	Pharmacia
Protein A-Sepharose CL-4B	Protein A	lgG，免疫复合体	Pharmacia
ConA-Sepharose	ConA	糖蛋白，多糖	Pharmacia
AMP-Sepharose	AMP	DNA 相关酶	Pharmacia
Lysine Sepharose 4B	L-lysine	纤溶酶原，纤溶酶原激活剂	Pharmacia
Heparin Sepharose CL-6B	Heparin	限制性核酸内切酶，脂蛋白，脂肪酶，凝固蛋白等	Pharmacia
Affi-Gel Blue	Cibacron Blue F3G-A	NAC，ATP 相关酶，白蛋白，干扰素等	Bio-Rad
Affi-Gel Protein A	ProteinA	lgG，免疫复合体	Bio-Rad
Affi-Prep protein A	ProteinA	lgG，免疫复合体	Bio-Rad
TSKgel Chelate-5PW	IDA	各种蛋白质	Toyo Soda
TSKgel Blue-5PW	Cibacron Blue	DNA，ATP 相关酶，白蛋白，干扰素等	Toyo Soda
TSKgel ABA-5PW	p-氨基脒	胰蛋白酶，尿激酶	Toyo Soda
TSKgel Boronate-5PW	m-氨基苯硼酸	糖蛋白，多糖，转移 RNA	Toyo Soda

商品化的亲和吸附介质种类有限，在实际应用中，特别是在科研工作中往往需要在实验室内利用凝胶过滤介质合成所需的亲和吸附介质。合成的方法很多，可根据凝胶和配基的反应活性基团的不同加以适当选择。

具体影响亲和作用的因素主要有如下几点。

1. 离子强度

如果亲和结合作用主要源于静电引力，则提高离子强度无疑会减弱或完全破坏亲和作用。由于氢键的形成同样基于静电引力，因此提高离子强度也会降低或消除氢键作用。

与静电引力相反，疏水性相互作用随离子强度提高而增大。因此，当亲和结合作用主要源于疏水性相互作用时，增大离子强度则可提高亲和结合作用。

在亲和分离操作中，许多亲和吸附的目标蛋白质可用高浓度盐溶液洗脱，说明静电引力在亲和作用中占有重要地位。

2. pH 值

蛋白质为多价两性电解质，含有许多解离基团，不同解离基团的解离常数（pKa）不同。例如，25℃下 C 末端的 α-羧基的 pKa＝3.4～3.8，N 末端的 α-氨基的 pKa＝7.4～7.5，天冬氨酸的 β-羧基的 pKa＝3.9～4.0，赖氨基的 ε-氨基的 pKa＝10.0～10.4。如果蛋白质的结合部位存在羧基，则在 pH 值等于该羧基的 pKa 值时，该羧基的 50％带负电荷；当 pH 值高于 pKa 值一个 pH 值单位时，则该羧基的 90％带负电荷；反之，如果 pH 值低于 pKa 值一个 pH 值单位，则该羧基仅有 10％带负电荷。因此，如果静电引力对亲和结合作用的贡献较大，则 pH 值将严重影响亲和作用，即在适当的 pH 值下亲和结合作用较高，而在其他 pH 值下亲和结合作用减弱或完全消失。事实上，在亲和分离操作中，溶液 pH 值的选择是非常重要的。

3. 抑制氢键形成的物质

脲和盐酸胍(guanidinohydrochloric acid)的存在可抑制氢键的形成。因此,如果亲和结合作用中存在氢键,则加入脲或盐酸胍可减弱亲和作用。但是,脲和盐酸胍是蛋白质的强烈变性剂,高浓度下容易引起蛋白质的失活或变性。

4. 温度

由于温度升高使分子和原子的热运动加剧,结合部位的静电作用、氢键及金属配位键减弱。但温度上升可使流水性相互作用增强。

5. 离液离子

在 SCN^-、I^- 和 ClO_4^- 等离子半径较大的离液阴离子存在下,疏水相互作用降低。因此,如果疏水相互作用对亲和结合的贡献较大,则添加这些离子会降低亲和结合作用。

6. 螯合剂

如果亲和结合作用源于亲和分子对与金属离子形成的配位键,则加入乙二胺四乙酸(EDTA)等螯合剂除去金属离子,可使亲和结合作用消失。

第四节 电 泳 仪

一、概述

电泳(electrophoresis,EP)是指电介质中带电粒子,在电场作用下以不同的速度向与自身带相反电荷的电极迁移的现象。早在 1808 年人们就已发现电泳现象,但其作为一种分离方法被发现是在 1937 年。利用电泳现象来达到对某些化学或生物化学组分的分离分析或分离制备的技术称为电泳技术。由于生物分子绝大部分带有电荷,因此,电泳技术在生化研究中作为一项分离分析技术得到了广泛的应用。

生物样品在电泳中因各个成分的迁移速度不同而得到分离。电泳的迁移速度取决于物质所带的电荷、电场的强度和溶液的性质(包括电泳迁移率、离子强度)和溶液的 pH 值等。其他因素,如由于静水压、电渗和蒸发所引起的滤纸上的液流对蛋白质的移动也有着重要的影响。

详细了解上述各种因素,将有助于设计仪器、选择实验条件,并能根据实际情况应用最简单的装置和最简便的操作而得到满意的结果。

(一) 电泳的分类与命名

电泳技术可分为四种主要类型:区带电泳、移动界面电泳、等速电泳和等电聚焦电泳。目前实际应用以区带电泳为主。这四种类型的电泳技术是相互补充而不是相互排斥的。

实际上人们习惯于按工作方式、工作原理或所用载体来命名各种电泳方法。

(1) 按使用的载体来命名:自由电泳、滤纸电泳、琼脂糖电泳、聚丙烯酰胺凝胶电泳、醋酸纤维素膜电泳等。

(2) 按电泳支持物的形状或位置来命名:毛细管电泳、水平电泳、垂直电泳、柱状电泳、板状电泳、U 型管电泳、倒 V 字形电泳等。

(3) 按照分离原理来命名:SDS 电泳、等电聚焦电泳、等速电泳、免疫电泳、区带电泳、等电聚焦电泳等。

(4) 按使用目的来命名：血清蛋白电泳、核酸电泳、DNA 测序电泳、制备电泳等。

(二) 常用电泳方法简介

1. 聚丙烯酰胺凝胶电泳

这是 1959 年开始出现的一种区带电泳。它利用聚丙烯酰胺(Acr)与甲叉双丙烯酰胺(Bis)在催化剂作用下，聚合成大分子凝胶进行电泳。因此它兼有分子筛效应与电泳效应。这种凝胶电泳可以精确地分离和鉴定高分子物质。由于在 SDS 电泳中迁移速率与分子量之间的相互关系十分精确，因此此法常被用于作分子量测定。

2. 等电聚焦电泳

一些两性电解质，如各种蛋白质都具有一个等电点。在低 pH 值中，它的净电荷是"+"；在高 pH 值中，它的净电荷是"－"，而当净电荷为 0 时，溶液的 pH 值就是该蛋白质的等电点 pI。pI 值完全取决于蛋白质的组成，是一常数。基于等电点不同而达到分离的技术就是等电聚焦。等电聚焦分离必须在一个稳定连续的线性 pH 梯度的介质(两性载体电解质)中进行，它的巨大优点是浓缩效应，它的样品区带不但不扩散，反而产生很稳定的、狭窄的区带。

3. 免疫电泳

免疫电泳法是指凝胶电泳(主要是琼脂糖凝胶电泳)结合免疫扩散以提高对混合组分分辨率的一种免疫化学分析技术。可以用于各种类型抗体进行定位或鉴定抗原的纯度与特异性。反之，应用纯化抗原亦可鉴定免疫血清。免疫电泳方法可归纳为两种：定性和定量方法。定性方法是从双向免疫扩散法(抗原和抗体在琼脂糖凝胶中相向扩散)和 Graber 及 William 免疫电泳技术(样品先电泳，再在琼脂中对抗体扩散)衍生出来的。单向免疫扩散则是定量的基础。

二、电泳基本原理

(一) 电泳迁移率

设溶液中有一带净电荷 Q 的粒子，在电场强度为 E 的电场中以速度 v 移动，则它受到的电场力 F_1 为：

$$F_1 = QE \tag{4.10}$$

根据斯托克斯定律，在液体中泳动的球状粒子所受到的阻力(摩擦力)F_2 为：

$$F_2 = 6\pi r\eta v$$

式中，r 为粒子半径，η 为介质黏度，v 为粒子移动速度。

当平衡时：$F_1 = F_2$，即：

$$QE = 6\pi r\eta v \tag{4.11}$$

在同一电场中，不同种类颗粒泳动速度不同，为表示不同带电颗粒具有不同泳动速度的特性，通常用迁移率 u 表示，它表示单位电场强度(1 V/cm)时的泳动速度。

$$u = \frac{v}{E} = \frac{Q}{6\pi r\eta} \tag{4.12}$$

从式 4.12 可知，迁移率与球形分子大小、介质黏度、颗粒所带的电荷有关。

移动速度 v 用单位时间 t(以 s 计)内移动的距离 d(以 cm 计)来表示，即：

$$v = \frac{d}{t} \tag{4.13}$$

电场强度 E 用单位距离 L（以 cm 计）内的电位差 V（以 V 计）表示，即：

$$E=\frac{V}{L} \tag{4.14}$$

以(4.13)、(4.14)代入式(4.12)得：

$$u=\frac{v}{E}=\frac{d/t}{V/L}=\frac{dL}{Vt}(\mathrm{cm^2/V\cdot s}) \tag{4.15}$$

一般来说，粒子所带的净电荷愈多，粒子愈小，愈接近球形，则在电场中泳动速度愈快，反之则慢。

（二）影响电泳速度的因素

1. 电场强度

电场强度是指每厘米长度的电位降，即电位梯度。电场强度对电泳速度起着重要作用，电场强度愈强，带电颗粒泳动速度愈快。

按电场强度的大小，可将电泳分为常压电泳（100～500 V）和高压电泳（500～30 000 V），前者电场强度为 1～10 V/cm，后者电场强度为 20～600 V/cm。常压电泳分离的时间较长，需数小时到数日；高压电泳分离时间短，只需要数分钟到数十分钟就能完成电泳过程。

2. 溶液 pH 值

溶液 pH 值决定了带电颗粒的解离程度，即决定了颗粒所带净电荷的多少。对两性电解质如蛋白质、氨基酸等而言，溶液 pH 值离等电点愈远，所带净电荷就愈多，泳动速度就愈快；反之愈慢。因此，在选择溶液的 pH 值时，以尽量扩大各种蛋白质所带电荷量的差异为前提，这样有利于不同种类蛋白质的分离。为保证溶液 pH 值在电泳过程中保持稳定，应使用缓冲液。

3. 溶液的离子强度

电泳液中的离子增加时会使电泳速度下降，原因是带电颗粒会吸引离子聚集在其周围，其运动方向与该颗粒相反，从而降低了该颗粒的泳动速度。溶液的离子浓度愈高，带电颗粒泳动愈慢，反之则愈快。一般溶液的离子强度在 0.02～0.2 之间为宜。在稀溶液中，离子强度 I 按下式计算：

$$I=\frac{1}{2}\Sigma c_i Z_i^2 \tag{4.16}$$

式中，c_i 和 Z_i 分别代表每种离子的克分子浓度(mol/L)和价数，Σ 表示总和，计算离子强度时，忽略溶液中极少解离或不能解离的物质。

4. 温度

电泳过程中焦耳热的产生使溶液的温度升高，对电泳有很大的影响。温度升高时，介质黏度下降，分子运动加剧，引起自由扩散加快、区带变宽和分辨率下降。温度每升高 1℃，迁移率约增加 2.4%。可通过控制电压或电流，或在电泳系统中安装冷却散热装置，降低热效应对电泳的不利影响。

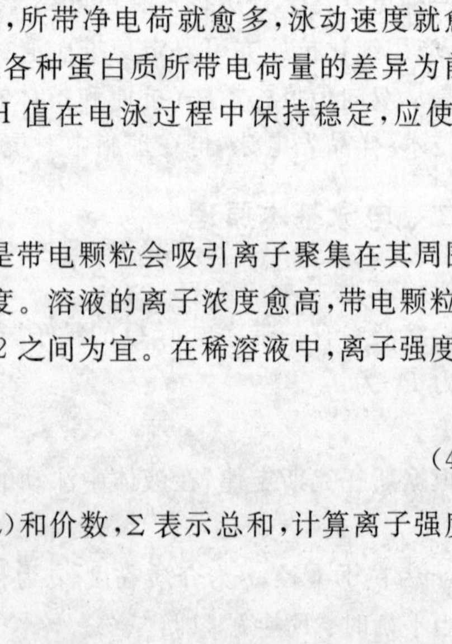

图 4-17　偶电层示意图

5. 偶电层和电渗

当固体和液体接触时，两者界面之间即有电位产生。固体表面带一种电荷，周围的液体带相反的电荷，这种由相对固定和游离的两部分离子组成的与固体表面异号的离子层称偶电层，如图 4-17 所示。

在电场中，液体相对于固体支持物的相对移动的现象称电渗。电渗的产生和偶电层有关。如纸电泳，由于滤纸纤维吸附 OH^- 带负电荷，与纸相接触的水溶液则带正电荷。在电场作用下，溶液向负极移动，并携带颗粒同时移动；因此，电泳时颗粒泳动的表观速度是颗粒本身的泳动速度与电渗携带颗粒的移动速度之和。若颗粒原来向负极移动，则表观速度比泳动速度快，若原来向正极移动，则其表观速度将比泳动速度慢。

三、常用电泳方法简介

1. 聚丙烯酰胺凝胶电泳

聚丙烯酰胺凝胶是一种人工合成的凝胶，由丙烯酰胺(Acr)和交联剂甲叉双丙烯酰胺(Bis)在催化剂和加速剂的作用下聚合而成三维网状结构的凝胶。常用的催化剂有过硫酸胺和核黄素，加速剂一般用四甲基乙二胺。凝胶网状的大小，决定于 Acr 和 Bis 浓度及两者的比例。C、T 数值可以表示凝胶的机械性能、弹性、透明度：

$$C=\frac{b}{a+b}\times 100\%;T=\frac{a+b}{m}\times 100\% \tag{4.17}$$

式中，a：丙烯酰胺的量；b：甲叉双丙烯酰胺的量；m：溶液的总体积；C：交联剂所占的百分比；T：丙烯酰胺和甲叉双丙烯酰胺的总浓度。凝胶的孔径主要受总浓度 T 的控制，T 值越大，孔径越小，机械性能越强。在 T 不变而甲叉双丙烯酰胺浓度为 5%时，凝胶孔径最小。

聚丙烯酰胺凝胶电泳分为圆柱型和平板型两类。根据凝胶系统的均匀性也可分为连续凝胶电泳和不连续凝胶电泳。两者的主要区别是：不连续凝胶有两层不同孔径的凝胶，电极槽中及两层凝胶中所用的缓冲液 pH 值不同。电泳时样品先在第一层胶中浓缩。

聚丙烯酰胺凝胶兼有电泳支持体及分子筛的功能，具有相对的化学稳定性，纯度高，溶解度小，无电离基团，受 pH 值和温度变化影响较小，几无吸附及电渗现象，并可通过改变交联度而调节孔径大小范围。它能精细地分离各种蛋白质组分。在蛋白质的电泳中，为了使被测物质的泳动速率的大小完全取决于分子量，在电泳系统中加入一定量的十二烷基硫酸钠(SDS)以消除或减小电荷对蛋白质移动的影响。

聚丙烯酰胺凝胶电泳主要用于：蛋白质分子的分离鉴定、蛋白质分子量的测定、核酸的分析(非解离体系)、核酸的序列测定(解离体系)以及尿蛋白电泳等诸多方面，是目前最常用的电泳技术之一。

2. 琼脂糖凝胶电泳

琼脂糖是去掉琼脂中杂质和能沉淀脂蛋白的琼脂果胶后所得。它是半乳糖及其衍生物构成的中性物质。琼脂糖作为电泳介质具有电渗作用小、对蛋白质的吸附极微、分辨率和重现性均较好、电泳图谱清晰等优点。

琼脂糖凝胶电泳除用于蛋白质的分离测定外，还可以用于糖蛋白、脂蛋白及同工酶等的分离测定。特别是在免疫分析中，与免疫技术结合，可用于抗体的鉴定及效价的测定(免疫电泳)、对抗原组成和抗体特异性的分析(交叉免疫电泳)和抗原的定量测定(火箭电泳)。

3. 等电聚焦电泳

两性电解质的载体，在电场中可以形成一个连续的 pH 值梯度。蛋白质具有多解离基团，在不同 pH 值下处于不同的电荷状态。当环境的 pH 值低于蛋白质的等电点(pI 值)时，蛋白质呈正电性，在电场中向负极移动，在移动过程中，正电性逐渐减弱，直至零，此时蛋白质移到了 pH 值等于 pI 值的区域，不再移动。反之，溶液 pH 值高于蛋白质的等电点时，蛋白质呈负电性，在电场中向正极移动，最终也将停在 pH 值等于 PI 值的区域。只有当溶液的 pH 值等于蛋白质的等电点，为电中性，蛋白质在电场中才不移动。利用蛋白质的这个性质，将其放在由两性电解质形成的 pH 值梯度中，可以依不同蛋白质的等电点不同达到分离的目的。

进行等电聚焦电泳的关键是要建立一个合适、稳定、连续线性的 pH 值梯度，这要借助人工合成的小分子两性电解质。两性电解质的选择须根据蛋白质的等电点而定。如知道某种蛋白质的 pI 值，即应选择包括此 pH 值在内的小范围的两性介质；如不清楚测定或分离的蛋白质的 pI 值，则可采用 pH 值较广的(pH 3～10)的两性电解质。

等电聚焦电泳的分辨率很高，可达 0.001pH 单位，主要用于样品组分较复杂但 pI 值不同的蛋白质的分析。

4. 毛细管电泳(capillary electrophresis，CE)

毛细管电泳又称高效毛细管电泳(high-performance capillary electrophresis，HPCE)，是 20 世纪 80 年代问世的一种高效液相分离法，是经典电泳技术和现代微柱分离相结合的产物。由于 HPCE 技术除了具有传统的凝胶电泳的高分辨率外，还具有快速、灵敏度高、重复性好和自动化程度高等许多优点，在蛋白质、多肽、核酸的分离分析、DNA 序列的测定和活细胞的分离等方面具有很大的发展潜力。

毛细管电泳除具有一般的电泳迁移外，还受到毛细管电泳时电渗的影响。毛细管电泳所用的石英毛细管柱，其表面有硅烷基，一般情况下带有负电荷，在溶液中将吸附其中的阳离子形成双电层。在高压作用下，双电层中的水合阳离子引起流体整体地朝负极方向移动，即电渗。粒子在毛细管内的电解质中的迁移速度等于电泳和电渗这两种速度的矢量和。正离子迁移方向与电渗方向一致，所以正离子在毛细管内的迁移速度加快。负离子迁移方向与电渗方向相反，离子的迁移速度决定于泳动速度和电渗作用的大小。

HPCE 的基本装置由毛细管、电解液槽、进样器、高压电源和检测器组成(如图 4-18 所示)。在基本装置的基础上，已发展了多种类型的高效毛细管电泳系统。

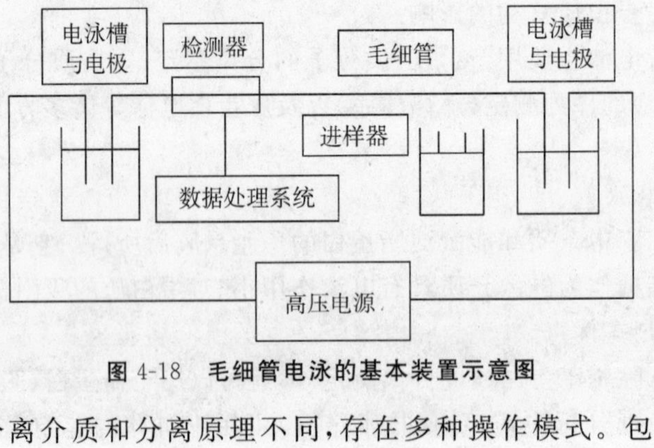

图 4-18 毛细管电泳的基本装置示意图

毛细管电泳按分离介质和分离原理不同，存在多种操作模式。包括毛细管区带电泳(capillary zone electrophoresis，CZE)，胶束电动毛细管色谱(micellar electrokinetic chromatography，MEKC)，毛细管凝胶电泳(capillary gel electrophoresis，CGE)，毛细管等电聚焦(capillary iso-electric focusing，CIEF)，毛细管电色谱(capillary electrochromatography，

CEC)等。

5. 双向电泳(two-dimensional electrophoresis,2-DE)

随着后基因组时代的到来,蛋白质组学应运而生。2-DE是蛋白质组研究的关键核心技术之一,是目前分析组分复杂蛋白质分辨率最高的工具,备受关注。

2-DE首先根据蛋白质等电点不同,在pH值梯度胶中进行等电聚焦(isoelectric focusing,IEF)电泳,然后按照它们的分子量大小在垂直方向或水平方向进行十二烷基磺酸钠-聚丙烯酰胺凝胶电泳(SDS-PAGE)。所得蛋白双维排列图中每个点代表样本中一个或数个蛋白质,而蛋白质的等电点、分子量和在样本中的含量也可显现出来。

根据第一向等电聚焦条件的不同,可将2-DE分为三种系统:第一种系统称为ISO-DALT,是在聚丙烯酰胺凝胶中进行,两性电解质在外加电场作用下形成梯度,主要缺点为pH值梯度不稳定、重复性差、上样量低、不利于实验室间进行图谱比较。第二种系统是第一向电泳使用丙烯酰胺和immobiline共聚,形成pH值梯度的凝胶,称为IPG-DALT系统。该系统pH值梯度稳定,不依赖于外加电场,基本上克服了ISO-DALT的主要缺点。第三种系统是非平衡pH值梯度电泳(nonequilibrium pH gradient electrophoresis,NEPhGE),主要用于分离碱性蛋白质,电泳展开时间相对比较短。

双向电泳具有以下技术特点:① 分辨率高:一般的2-DE能分辨1 000~3 000个蛋白质点,最高可分辨11 000个蛋白质。常用改善分辨率的主要措施有:应用复杂的两性电解质,减小凝胶厚度(1.5~0.5 mm)以及增大凝胶面积(30~40 cm^2)。2-DE对细胞内的低拷贝蛋白、极端酸性或碱性蛋白、分子量过大或过小蛋白、难溶蛋白(包括膜蛋白)等的电泳分离和检测仍面临很大困难。② 可重复性:固定的载体两性电解质immobiline的引入、简化程序(如省去浓缩胶)、在第二向电泳中使用连续的分离胶等,提高了2-DE凝胶的重复性。③ 染色:常用蛋白质点的染色方法有银染、荧光染料、氨基黑、印度墨等。银染法灵敏度高,可以在蛋白质中找到含量较低的蛋白,且所需的上样量较少(每点仅需0.1ng),但一些普通的蛋白质染色较差,并且费力,对以后的质谱测定也有干扰。荧光染色灵敏度稍低,但具有较高的重复性。

四、电　泳　仪

电泳仪包括稳压电源和电泳槽两部分。

(一) 电泳槽

电泳槽用以盛放缓冲液、电极和滤纸等。具体形式可根据实验室的需要自行设计,用有机玻璃或普通玻璃胶制成。国内市场上,电泳槽生产厂家很多,电冰槽种类也很多,如圆盘电泳槽、垂直电泳槽(单、双)、管板两用电泳槽、多用途电泳槽、薄层等电点聚焦电泳槽、琼脂糖水平电泳槽、微型卧式多用途槽、微型垂直槽、盒式电泳槽等。电泳槽结构上比较简单,以瑞典LKB Multiphor Ⅱ(成套卧式电泳系统)对电泳槽作一简要介绍。

该装置中包含着为了进行电聚焦和电泳所必需的所有各种电极,适合多种用途。电聚焦电极是移动式的,以便提供更大的灵活性,而且借助任选的第三电极可以同时对多达96个试样进行分析。20 cm×26 cm的大型冷却板用环氧树脂涂覆的铝板制成,这样可以达到很高的冷却效率,这一点之所以至关重要,是因为整个设备的安全电压规定为5 000 V,只有这样才能获得超薄凝胶和immobiline凝胶所提供的各种效益。设备装置中备有整体式1 L缓冲贮槽,这样既可进行全长电泳,亦可进行全宽电泳,而且通过两列孔眼,可以使用电压检测器来检测凝胶试样两端之间在进行电泳时的电压降。

（二）电泳电源

电泳电源一般是直流电源。种类繁多，但大致可分为以下几种类型。

1. 普通直流电源

这种电源既不稳压也不稳流，是直接通过整流电路把交流电变为直流电的。

2. 稳压直流电源

对于普通直流电源，当交流电网电压或负载电流变化时，整流器输出电压也会随之发生变化。但是，许多电子设备、精密仪器、电子计算机等都要求直流电压，必须采用直流稳压电路。直流稳压电路与整流器和滤波器合在一起构成直流稳压电源，如图 4-19 所示。

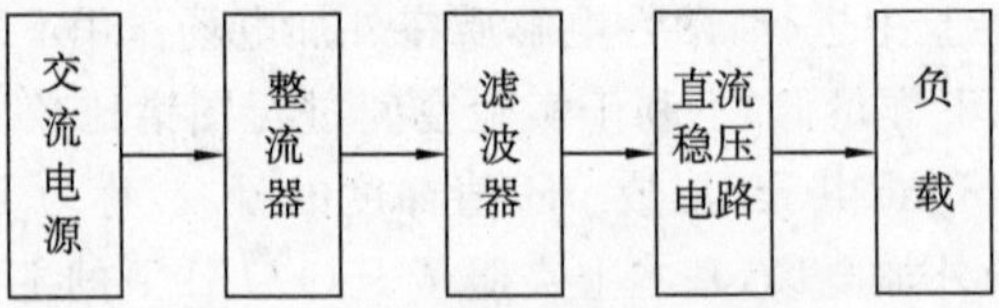

图 4-19　直流稳压电源方框图

这种电源一般用在对电流电压稳定无太高要求的电泳中。

3. 稳流稳压电源

所谓稳流电源是指当输入电压、负载电流和温度发生变化时，输出电流保持不变的电源。稳流电源常常用来控制各种半导体电路的参数，也可作为电化学加工装置的电源、蓄电池充电电源以及聚焦线圈或其他磁路的控制电源。它与稳压电源的不同在于稳压电源的负载总是与电源输出端并联（绝不能串联）的，而稳流电源的负载却总是与输出端串联（绝不能并联）的。

稳流电源种类很多，如四端稳流电源、两端稳流电源以及反馈式稳流电源等。同时可将稳流电源和稳压电源组合在一起成为稳流/稳压电源。对于任意给定的负载电阻来说，组合电源或者作稳流电源，或者作稳压电源，不可能同时既稳压又稳流。用于电泳技术的稳流稳压电源亦是如此。

电泳过程中最好能维持电压或电流的恒定，稳流较稳压在某些情况下优点更多一些。电流稳定不变，蒸发情况不致过于严重；在室温变化较大时，用稳流得到的结果重复性较好。电压越高，泳动较快，短时间内可得分离清楚的电泳谱。但太高的电压产生大量的热，反而因蒸发情况严重等原因使移距缩短，故在实际应用中，要根据电泳的要求、条件、设备和材料等因素，综合选择合适的电压（或电流）和电泳时间。

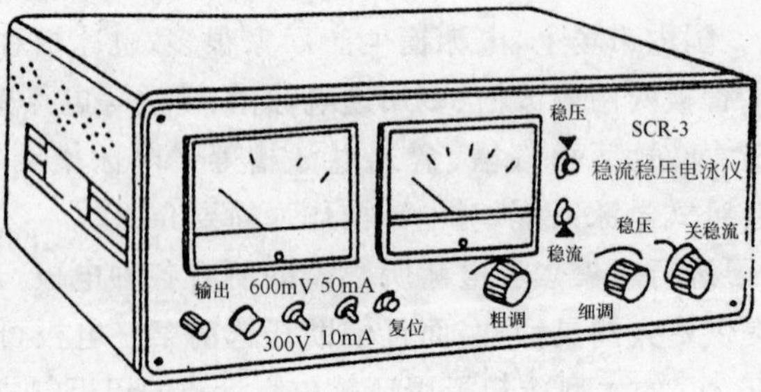

图 4-20　SCR-3 型电泳仪外形图

几种稳流稳压电泳仪简介

(1) SCR-3 稳流稳压电泳仪：该机采用晶体管、可控硅电路。其特点是体积小、重量轻、操作维修方便。它既能稳压，又能稳流，机内还设有超压、超流自动保护电路及报警装置。主要技术指标：

① 稳压输出：10～300 V，10～600 V，连续可调；

② 稳流输出：2～10 mA，2～50 mA，连续可调；

③ 电压稳定度：≤0.3%；

④ 电流稳定度：≤0.5%。

SCR-3 型电泳仪外形见图 4-20。其他还有 SCR-5、SCR-6 型等和 SCR-3 型大体相同，只不过具体电压、电流范围以及稳定度等稍有不同。

(2) SH-1 型电泳仪：既可稳压，又能稳流。利用电压和电流之间的自动转换，可在 0～200 W范围内选择适当的输出功率，既可提高电泳分析的速度，又可防止在电泳过程中，凝胶过热。机内也设有保护电路，使用时安全、可靠。主要技术指标是：

① 稳压：0～500 V，DC 连续可调；

② 稳流：0～400 mA，DC 连续可调；

③ 输出功率：0～200 W，连续可调；

④ 电压稳定度：<0.5%；

⑤ 电流稳定度：<0.6%。

4. 三恒（恒压、恒流和恒功率）电源

随着生物化学和医学研究特别是生物工程中的基因工程、遗传工程等领域的迅速发展，电泳种类日渐增多，对仪器的要求也越来越高。通常电泳仪仅考虑电压和电流两个参数，现在已出现了电压、电流和功率可控的电泳仪。这种电泳仪的出现，大大提高了分离分析的水平，使分析更加趋于自动化，可广泛应用在等电点聚焦电泳（IEF）、SDS 与常规聚丙烯酰胺凝胶电泳、醋酸纤维膜电泳、免疫电泳和免疫扩散电泳、琼脂糖凝胶电泳、双向电泳等多种实验上。

电泳是在一个电场作用下，电泳槽中样品各组分在电场力的作用下，向带相反电荷的电极移动，由于各组分分子结构的差异，在电场中泳动的速度也不同。经一段时间后，各组分被分离开。实际上，加于电泳槽两端的电压决定了槽内的场强，场强的大小又决定了样品分子所受到牵引力的大小，亦即影响了样品各组分在槽内的迁移率。电流越高，则通过的离子数越多；正、负离子的运动方向不同，对样品分子的运动也有不同的影响。而电流和槽端电压的乘积等于电泳槽中需要的电功率，仪器需要具有稳定这三个参数的功能，以达到自动控制的目的。

在温度恒定时，样品泳动的速度和分辨率正比于电压。恒功率电源能够保证在冷却系统允许产生的最大热量下，施加最高电压，从而获得最佳分辨率、高质量的电泳图像。对于等电聚焦这类平衡体系，应用恒功率电源，将大大缩短到达平衡的时间，快速地完成实验。下面将以 GDY-3000 等电聚焦电泳仪为例，介绍一下三恒电源电泳仪。

等电聚焦电泳法（isoelectro focusing，IEF）是 20 世纪 70 年代发展起来的一种生化分析技术，它比一般常规电泳具有更加清晰的区带界面、更高的分辨率、更快的分析速度、更简便的操作方法。

GDY-3000 型等电聚焦电泳仪的三恒电源，因为使用发光二极管指示工作状态和数字显示电泳条件，并设有过压、过流和防触电保护电路，所以该电泳仪操作简便、使用安全。由于它能对电压、电流、功率和时间 4 个参数进行控制，并采用了音响报警的石英定时钟，以发出电泳实验结束时的报警信号，因此该电泳仪用途广泛。它不仅可作高压等电聚焦电泳，也适用于其他种类的电泳实验。

(1) 主要技术指标

① 输出电压:0～3 000 V,连续可调,并可预置设定;

② 输出电流:0～200 mA,连续可调,并可预置设定;

③ 输出功率:0～120 W,连续可调,并可预置设定;

④ 输出电压精度:<±1%;

⑤ 输出电流精度:<± 2%;

⑥ 输出功率精度:<± 2%;

⑦ 恒电压稳定度:<±1%;

⑧ 恒电流稳定度:<±2%;

⑨ 恒功率稳定度:<± 2%;

⑩ 显示方式:数字显示;

⑪ 定时方式:电子石英钟 0～12 h;

⑫ 输出组数:可供两组输出;

⑬ 漏电保护:≤0.5 mA,并具有过流、过压保护;

⑭ 供电频率:50Hz±1%;

⑮ 供电电压:220V±10%;

⑯ 功耗:200 W。

(2) 如图 4-21 所示为三恒电源电路方框图。220 V 交流电经主电源整流滤波后供给两个功率开关。这两个功率开关由控制器发出的脉冲信号来控制,经脉冲升压变压器升压、整流、滤波后,输出 10～3 000 V 的电压。同时,220 V 交流电经辅助电源变压器降压、整流和滤波后,作为整机控制电路的直流电源。

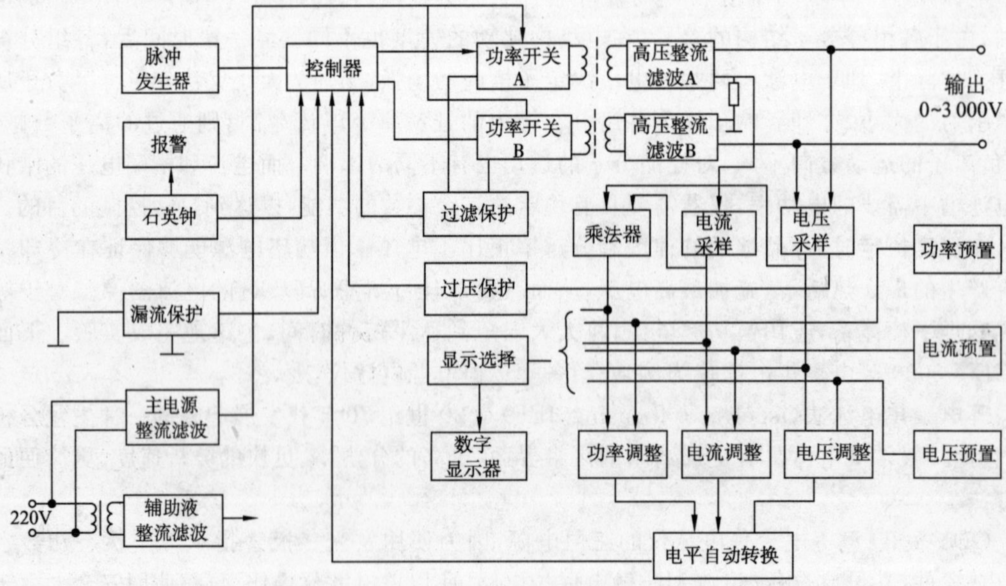

图 4-21　GDY-3000 型电泳电源方框图

输出电压和电流经采样电路产生相应的反馈信号,同时经乘法器产生相应的功率信号,它们相应地与电压、电流、功率预置电路产生的基准信号进行比较后，发出控制信号。

为防止恒压、恒流、恒功率状态下的过载冲击，本电路设有过流和过压保护电路。它能在过流、过压状态下，切断主功率开关的控制信号，致使无高压输出，故保护了仪器。漏电保护电路是正极或负极对地漏电大于 0.5 mA 时，电路将自动切断高压输出，从而起到保护作用。

（三）附加装置

比较完整的多用电泳仪系统，除了电泳槽和电源外，还有伏时积分器、恒温循环冷却装置、凝胶烘干器等。伏时积分器又称电压时间积分器，用于控制电泳实验的时间。电泳实验的最佳效果实际上是由电压的高低、时间的长短两个因素决定的。采用伏时积分器控制实验的时间，可避免单纯计时带来的弊病。一般地说，正向计数用于摸索实验条件，递减计数用于重复文献上的实验或常规实验。国内生产的型号有 FSJ-2（北京新技术研究所），国外 Pharmacia 公司的 Volthour integrator VH-1 型等。

恒温循环冷却装置主要为多用电泳槽的冷却板提供循环冷却水，温度调节控制完全可按使用者要求在一定范围内进行。国内外型号繁多，如 DLX-1 型（北京）、LKB2219 MULTI-TEMP Ⅱ Thermostatic Circulator、日本 Cool Nics Circulator CTE-22A 等。

凝胶烘干器往往也配套在多用电泳系统中如 LKB 2003SLAB GEL DRYER 等。

国外最近报道了脉冲电场凝胶电泳（PFG）新技术。PFG 的原理是利用两个可在规定时期内以不同角度交替施加的电场，迫使大分子在通过凝胶孔隙时改变方向。据称此法不仅可达到大 DNA 片段的高分辨率电泳，而且还可大大改善小 DNA 片段的分离。

五、电泳的操作

下面以常用的聚丙烯酰胺凝胶电泳为例简要介绍电泳仪的操作。

聚丙烯酰胺凝胶电泳可根据电泳样品的电荷、分子量大小及形状的差别分离物质。这种介质既具有分子筛效应，又具备静电效应，所以分辨力高于琼脂糖电泳，适用于低分子量蛋白质、寡核苷酸的分离和 DNA 的序列分析。聚丙烯酰胺凝胶电泳具备分离只相差 1 个核苷酸的不同 DNA 片的特性，是 DNA 序列因素中的关键技术之一。

丙烯酰胺（Acr）单体，在催化剂 N，N，N′，N′-四甲基乙二胺（TEMED）和过硫酸铵（AP）的存在下，产生聚合反应，形成长链，加入交联剂 N，N -亚甲基双丙烯酰胺（Bis），聚丙烯酰胺链就会交叉连接而形成凝胶。凝胶的网孔大小取决于聚合链的长度及交联的程度。调节单体与交联剂的浓度比例，可形成不同交联度的网状聚合物。其中 Bis 的浓度愈高，孔径愈大。

聚丙烯酰胺凝胶常规灌制于两块封闭的平板之间，然后进入垂直电泳。其理由主要是氧能抑制丙烯酰胺的聚合反应，在封闭的双玻璃平板的夹层中灌胶后，仅有顶层的部分凝胶与空气中的氧气接触，从而大大降低了氧对聚合的抑制作用。

聚丙烯酰胺凝胶（PAGE）的制备

一般制成 0.5～2 mm 厚度，过厚的凝胶因产热而导致电泳的带型不整。灌胶的玻璃平板一般为 20 cm×20 cm，丙烯酰胺是一种神经毒素，可通过皮肤和呼吸道吸收，会因多次积蓄而中毒，操作时应极其注意。

(1) 灌胶玻璃和垫条的清洗：若情况需要，先用 KOH/甲醇清洗，溶液配制为将 5 g KOH 加入至 100 mL 甲醇中溶解。然后用热的去污剂清洗，自来水冲洗，去离子水、蒸馏水漂洗干净。最后用乙醇擦洗玻璃板后，竖直安放待干。当操作要求较严格时，为了减少灌胶时形成气泡,防止凝胶与两块玻璃板的过分粘连,可用硅化剂进行硅化处理。

(2) 制胶及实验方法:

① 灌胶玻璃板的安装与封闭;

② 根据具体的实验要求计算所需配制胶液的各种试剂的比例;

③ 用注射器将胶液注入两玻璃板空隙中,注意排除气泡;

④ 在适当的时间插入适当的梳子;

⑤ 当聚合反应已经完成后,小心拔出梳子。用微量玻璃注射器上样;

⑥ 将凝胶放入电泳槽,接通电源,选择适当的电压;

⑦ 根据指示剂迁移距离判断电泳是否终止。停止电泳后,取出玻璃模具;

⑧ 检查电泳结果,如用溴乙锭染色进行紫外线观察或干胶后进行放射自显影。

第五章

普通分析仪器

第一节　酶标仪

一、概述

酶联免疫吸附试验简称酶标法，是建立在抗原-抗体反应和酶的高效催化作用的基础上，20世纪70年代才发展起来的较先进的一种免疫学实验方法。它具有敏感性强、特异性高、重复性好、安全可靠、操作快捷等优点，被广泛地应用于医药卫生、工农业生产等诸多领域。

（一）酶联免疫吸附试验(enzyme-linked immunosorbent assay, ELISA)

ELISA是酶免疫测定(enzyme immunoassay, EIA)中最常用的一种方法，亦即为非均相(heterogeneous)EIA。它不但可测定抗原，也可测定抗体及半抗原，ELISA有间接法、双抗体夹心法和竞争法3种。

（二）均相酶免疫测定法(homogeneous cnzymc immunoassay, HEI)

这种测定法与ELISA不同，本法在整个操作过程中，无需用理化方法将游离的酶标物和已同相应的抗原抗体结合的酶标物进行分离，仅将各种有关试剂加在一起，反应后即可直接测定结果。这是一种新型酶免疫测定技术。各种HEI操作步骤基本相同，即将待测标本、标记试剂和底物溶液加在一起，待抗原抗体竞争结合反应和酶底物反应平衡后，就可比色测读并计算结果。

均相EIA，首先用于测定小分子的半抗原，但最近也用于测定大分子抗原。

酶标仪(universal microplate spectrophotometer)即酶联免疫检测仪(ELISA reader, microplate reader)是酶联免疫吸附试验的专用仪器。可简单地分为半自动和全自动两大类，但其工作原理基本上是一致的，其核心都是一个比色计，即用比色法来分析抗原或抗体的含量。ELISA测定一般要求样品的体积在250 μL以下，是一般光电比色计无法测试的。同时由于试样数目众多，故要求测试速度快，仪器的稳定性好。这对光电比色计提出了特殊的要求，μ-Quant型酶联免疫测定仪是由美国BIO-TEK生物仪器设备公司最新推出的一款酶标仪。各种类型酶标仪的基本原理均大同小异，现就以此为例简单介绍一下酶标仪的结构、原理及应用等。

二、μ-Quant型酶标仪的工作原理

酶标仪实质上就是一种对微量的反应体系特别敏感的专用光电比色计或分光光度计，其

基本的工作原理与主要结构与普通的光电比色计基本相同。酶标法的基本原理是将抗原或抗体与酶用交联剂结合成为酶标记抗原或抗体，该酶标抗原或抗体可与结合于固相载体或组织内的相应抗原或抗体发生特异反应，并牢固地结合形成仍保持活性的免疫复合物（或者用酶标记其他的特异性反应物质形成的酶-反应复合物体系）。当加入相应酶的特异性底物时，底物被酶催化而生成呈现可识别特征的产物，如特殊的颜色。颜色的深浅与抗原或抗体的含量是成正比的，抗原或抗体含量越高，颜色越深。这样便可依据生成物颜色深浅来分析待测抗原或抗体的含量。光源发出的光波经过滤光片或单色器变成一束单色光，垂直进入塑料微孔板中的待测标本。该单色光一部分被标本吸收，另一部分则透过标本照射到光电检测器上，光电检测器将这一随待测标本不同而强弱不同的光信号转换成相应的电信号。电信号经前置放大、对数放大、模数转换等信号处理后送入微处理器进行数据处理和计算，最后由显示器和打印机将结果显示或打印出来。μ-Quant 酶免疫测定仪的测定原理同其他酶免疫测定法的原理是类似的，即将抗体（抗原）共价地结合到固相载体的表面上，酶标记的抗原（抗体）能与抗体（抗原）结合，若在此系统中加入游离抗原（抗体），可与酶标记的抗原竞争，酶标记的抗原与抗体的结合物同游离抗原成反比，即酶标记的抗原与游离抗原产生竞争性抑制，从而可以测定游离抗原的量。μ-Quant 型酶标仪是一种单通道自动进样的酶标仪，工作原理如图 5-1 所示。

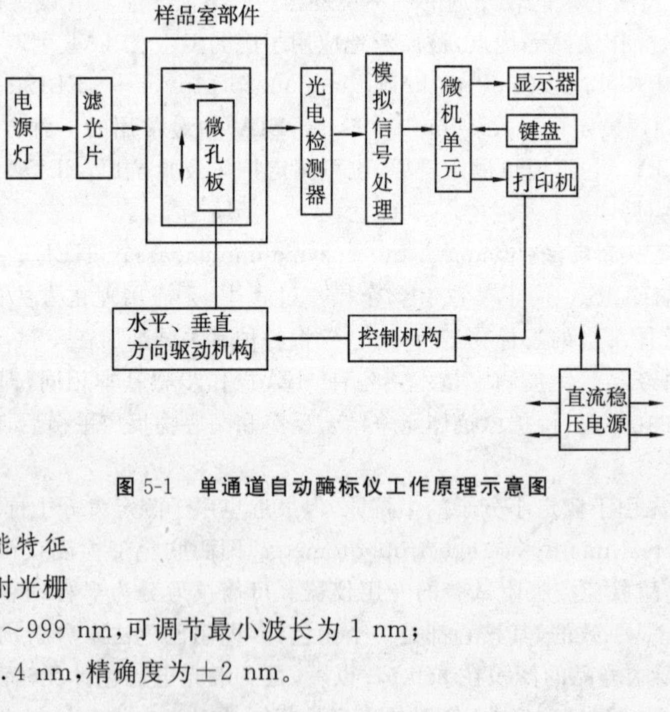

图 5-1　单通道自动酶标仪工作原理示意图

（一）主要功能特征

1. 定制的散射光栅

波长范围 200～999 nm，可调节最小波长为 1 nm；

波长跨度为 2.4 nm，精确度为±2 nm。

2. 光谱扫描

在每一微量反应孔中均可找出最大吸收峰；

可利用已申请专利的光路长度为 1 cm 的 Bio-cell™ 比色皿。

3. 多平台模式

可以提供 384 个微孔进行 HTS 样本检测；

常规 ELISA 和细胞分析可以用 24 孔、48 孔及 96 孔板；

可提供特殊的 72 孔和 96 孔“terasaki”测定模式。

4. 氙光灯

大功率低紫外光条件下使用性能好；

有可反复开启10亿次的使用寿命。

5. 可预置分析路径

按一下按钮就可得到完整的结果；

测试速度快，效率高，试样量大；

用"applications"菜单可看到完整的分析测定项目。

三、μ-Quant 型酶标仪的结构

图 5-2 为 μ-Quant 型酶标仪光学系统结构简图，当装有样本的微量反应板被放置在仪器的特定部位时，由氙光灯发射出的光线透过聚光镜、滤光片、单色器、光栅而射出，穿过微孔加样板样品孔内的有色液体射到光电管上，转换成与样品吸光度成比例的电信号。转换后的电信号被放大并经模数转换后输入微机系统，微机系统根据用户所选的工作方式，对各种数据作运算、分析、存储等相应的处理，最后控制显示器和打印机将测量结果显示打印出来。

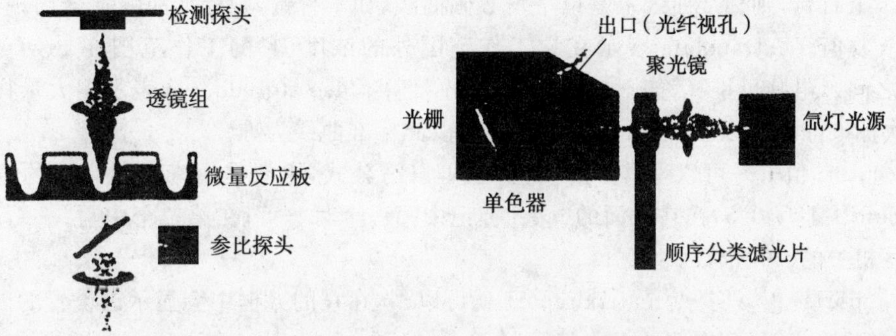

图 5-2　μ-Quant™ 型酶标仪光学系统结构图

四、系统分析软件

μ-Quant 酶免疫测定仪是由 KQ junior 这个软件来支持其绝大部分工作的，该软件系统的具体操作方法如下：

（一）菜单中的几个关键按钮

read plate——读板；

open plate——打开已经保存的数据与结果；

new protocol——新建立读板的要求与设置内容；

open protocol——打开已经设置的读板要求；

modify protocol——修改已经设置的读板要求。

（二）放置样本前的操作

当要进行新的测量时，首先双击桌面上的 KC junior 进入其界面，界面上的功能键如上所示。在测定之前，需要调节好读板的参数及要求。

调节方法如下：

（1）单击 new protocol。

(2) 菜单中第一栏是“一般信息”，在此项中的第一项中填写所测名称，第二项为当前的日期，第三项填写该实验的内容，此项不填也可，下面是默认的原始数据范围：－3～3。

(3) 第二栏是“read method”，它控制读板，第一项是“read method type”其中有4个选项，endpoint是最常用的，用于测定在指定波长的光密度数值；kinetic用于测定动力学指标；multiwavelength用于测定多个波长；spectral scan可用来作光谱扫描。

(三) 常用按钮说明

(1) endpoint——可选择波长，共有6个波长可供参考选择，如没有所需的波长，则可在仪器上调节。

(2) spectral scan——电脑默认的波长是200～999 nm，在此范围内均可测定，先确定所测样本的大体波长，选取两个波长。scan increment(nm)是指扫描时的间隔，如为1，则每隔1 nm测一次。

(3) template——表格用well IDS为表格的排列，dilutions表示稀释度。transformations表示公式。在well type selections选择出空白、标准品、样本。

(4) curves——曲线通常用linear作，给曲线取一个名字，定义*X*轴、*Y*轴，如在average standards上打钩，则标准曲线上是以平均数画曲线，如不打钩，则标准曲线上会出现标准品所测的每个数值。extrapolate表示在它工作范围外的浓度(它的工作范围在raw plate中为0.1～3之间)，电脑可推算，如不打钩，则电脑不推算。use storedcurve表示测大量样品时，只需做一次标准品就可以了，以后所测的样品均以此标准曲线为准。

(5) cutoff值——可以写具体的数值，也可以写公式，主要是用来测阴阳性的，如可以在第一个cutoff上写0.5，在它后面的label标记中第一个写“－”；在第二个中写“＋”，根据数值依次填写相关的“＋”个数。

(6) reports——只要点matrix report就可以了，在它的方框中会显示已设置的内容要求，只要把左侧的内容加到右侧的框中就可以了。

完成以上操作后所需设置的内容要求就基本完成了，下一步则是放入板，放板后，点击readplate，仪器就会自动开始读数了。

(四) 结果报告

raw data——表示仪器实际测量的结果，由微板、手工输入或由文档中得到的；

blanked data——表示raw data减本底后的数值；

concentrations——表示待测物质的浓度，如果曲线的各参数已确定，且生成的测定曲线是符合标准条件的，则将浓度报告出来；

若要打印，则在plate中选出打印结果；要存盘，则需将在KC junior下的database拷到所要存的地方；若要打开，则需打开KC junior下的plate中的impon plate，确定路径后就可打开实验结果了；若要在别的机器上打开，则此机器也需安装有本软件，否则不能打开。

五、在医学研究中的应用

该仪器可应用于测定抗体，又可测定抗原，方法简便快捷，具体应用如下：

(1) 诊断、鉴定微生物及其抗原或抗体：如人及动植物病毒(乙型肝炎病毒、麻疹病毒、流行性感冒病毒、肿瘤病毒、植物病害病毒等)及病毒的抗体(流乙脑炎抗体、风疹病毒抗体等)，病原性细菌及其他微生物抗原或抗体(各种沙门氏菌、大肠杆菌、霍乱弧菌及螺旋体的抗原及抗体)。

(2) 免疫病理学检测:如检测患者的 IgG、IgM、IgE、抗核抗体、甲胎蛋白及肿瘤抗原等。

(3) 寄生虫病诊断:如血吸虫病、各种线虫病、痢疾、旋毛虫病等测定特异抗体。

(4) 内分泌障碍:如测定绒毛促性腺激素、黄体酮激素、雌性激素及胰岛素等。

(5) 血液病的诊断:如测定抗红细胞抗体、凝血因子Ⅷ有关的抗原纤维蛋白降解产物等。

六、注意事项

μ-Quant 酶免疫测定仪应放置在水平桌面上,避免阳光直晒或光线很强的白炽灯照射。湿度太大对仪器保护也不利。具体注意事项如下:

(一) 仪器设备的保护

(1) 仪器设备的保养和维护需有专人负责。遇到故障应有专人进行有关的故障排除和对内部部件进行维护。

(2) 环境条件:不要把仪器放置于温度太低或太高的地方,一般温度因保持在 15～40°C 之间。因为温度的太高或太低可能会导致系统工作故障。

(3) 当心次氯酸钠:仪器的任何一个部位都不要接触次氯酸盐溶液(漂白剂)30 min 以上。长时间地接触这类试剂有可能会损坏仪器的表面。记住,每次使用完毕要清洗并仔细擦拭整个仪器表面。

(4) 电源电压:只有使用规定的电源电压才能保证仪器的正常使用。μ-Quant 酶免疫测定仪一般使用的工作电压为 90～264 VAC,不需要其他外部的电压调节。

(二) 操作注意事项

(1) 电源功率:μ-Quant 酶免疫测定仪使用时必须用随本仪器配备的电源插头,电源电压和电流需与仪器设备的要求一致,否则可能发生触电或火灾的危险!

(2) 内部电压:使用完毕后务必关掉电源并将电源插头拔掉,仪器表面擦拭干净。

(3) 防止液体飞溅:当心液体溅在阅读探头上,渗出的液体进入仪器内部的部件,可能带来仪器设备不能工作的隐患。如果发现仪器内部部件有被液体弄湿的情况,就不要开机使用!

(4) 软件的使用:对微量反应板读取测定时必须先把支持该系统的软件安装好;当对软件中的参数和结果计算的方法进行修改后,需使用当前面板的软件,否则软件将按默认值进行测定。

(5) 对数据的自动矫正:该软件会对超出域值的数据结果进行标记。对所有出现错误或超出域值的数据进行标记,这样便于用户对其有效性进行判断。因为在这个软件中不管数据结果怎样,它都有原始的吸收值,没有上下限值的控制,所以所有通过计算机输出的数据一定要全面分析校对。

第二节 PCR 仪及其应用

一、概述

分子生物学新技术的不断发现、发明和革新,极大地推动着生命科学的发展,并提供了人们阐明和解决问题的新的构思方法。聚合酶链反应(polymerase chain reaction,PCR)就是一个明显的例子。PCR是一种在体外模拟自然DNA复制过程的核酸扩增技术,即无性细胞分子克隆技术。它以待扩增的两条DNA链为模板,由一对人工合成的寡核苷酸引物介导,通过耐热DNA聚合酶酶促反应,快速体外扩增特异DNA序列。由于PCR技术经过变性、复性和延伸约25～30个循环就可在2 h内将靶DNA扩增数百万倍,并具有操作简单、快速、特异及灵敏的特点,所以,该技术自1985年由美国PE-Cetus公司人类遗传研究室Mullis等人发明以来,在国际上反响极大,并随之以惊人的速度被广泛应用于生物科学的各个领域,成为分子生物学发展史上的又一个里程碑。有关PCR相关技术的发展和应用也像PCR扩增本身一样迅速成倍地增长,并渗透于生物学科的各分支。

二、PCR的技术原理

(一) PCR技术原理

PCR技术实际上是在模板DNA、引物和4种dNTP存在的条件下,依赖于DNA聚合酶的酶促反应。在反应中混合下列物质:DNA模板(template)、4种dNTP(包括dATP、dTTP、dGTP、dCTP)、引物(primers)1和引物2、Taq DNA聚合酶(DNA polymerase)、缓冲液(PCR buffer)及Mg^{2+}($MgCl_2$),然后经变性—退火—延伸三个基本反应步骤大量扩增靶DNA(见图5-3)。

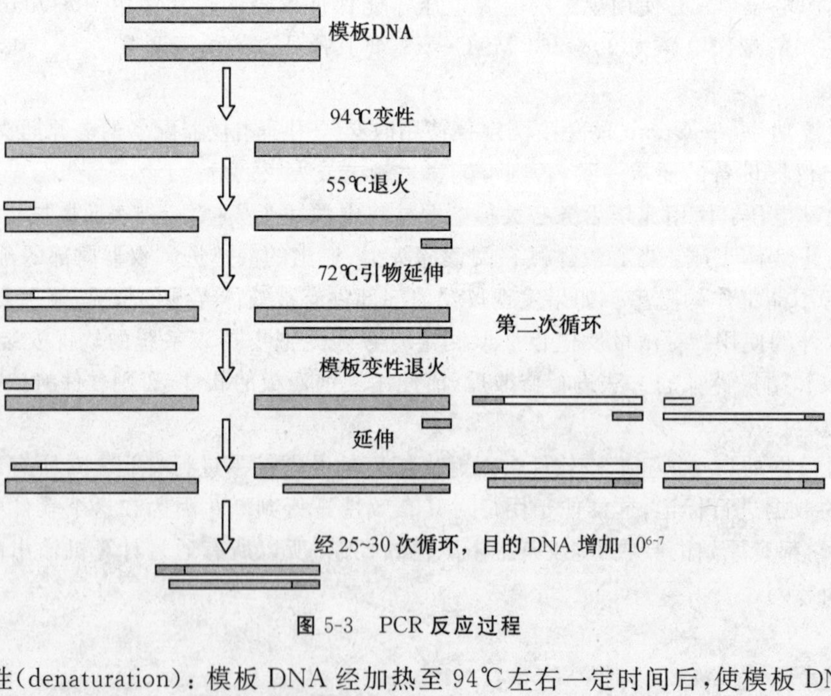

图5-3 PCR反应过程

1. 变性(denaturation):模板DNA经加热至94℃左右一定时间后,使模板DNA双链或经PCR扩增形成的双链DNA解离,使之成为单链。

2. 退火(annealling):温度降至50～58℃时,引物与变性的DNA模板在碱基互补的基础上形成引物-模板杂交双链。

3. 延伸(extension):在60～72℃时,Taq DNA聚合酶使引物从5′端向3′端按照碱基互补配对原则沿着DNA单链模板进行延伸,合成新的DNA互补链。

以上为一个循环。在下一轮循环中，DNA 双链再经变性、退火、延伸三步，模板 DNA 数量翻一倍。如此反复循环，便可使 DNA 以指数形式进行扩增。

理论上 PCR 扩增效率应为 100%，即经过 N 个循环后，产量为 2^N。但在 PCR 反应的后期，由于 DNA 聚合酶活性降低，模板拷贝数大量增加，引物及 dNTPs 量被大量消耗及模板互补链之间退火逐渐增加，PCR 扩增效率下降，PCR 产物的指数形式增长也逐渐变为线性增长直至出现平台效应。实际上，PCR 的扩增倍数为 $(1\sim75\%)^N$，75% 为扩增效率的平均值。

（二）PCR 反应体系

1. 50 μL PCR 反应体系的组成

(1) 组成：① 样品 DNA 0.1～1 μg；② 正链引物(25 μmol/L)1.0 μL；③ 负链引物(25 μmol/L)1.0 μL；④ 脱氧核苷三磷酸(dNTP 各 2.5 mmol/L)4.0 μL；⑤ 10×PCR 缓冲液 5.0 μL；⑥ $MgCl_2$(25 mmol/L)3.0 μL；⑦ Taq DNA 聚合酶 1～2.5u；⑧ 蒸馏的去离子水补至 50 μL。加入 30 μL 石蜡油，短暂离心混匀。

(2) 对照：阳性对照、空白对照分别以阳性模板 DNA、蒸馏的去离子水取代样品 DNA。

2. PCR 仪工作参数的设置

94℃ 30～60s，55℃ 30～60s，72℃ 30～60s，循环 30 次，最后 72℃延伸 5 min。

3. PCR 产物的保存与检测

PCR 产物于 4℃保存，PCR 产物检测。

三、PCR 仪的操作

PCR 仪也称 DNA 热循环仪、基因扩增仪，它是使一对寡核苷酸引物结合到正负 DNA 链上的靶序列两侧，从而酶促合成拷贝数为百万倍的靶序列 DNA 片段。PCR 循环过程实际上是 3 个温度的依次转换，进行 DNA 变性、引物复性和 DNA 聚合酶催化的延伸反应 3 个过程。

PCR 仪从操作上可分为两大类：一类是安装机器手的半自动化，一类是用微处理机控制的自动化。各类 PCR 仪的温度控制又有几种不同：① 用液体加热和冷却：在 PCR 仪上设有 3 个不同温度的水浴槽；② 电阻加热/液体冷却：在 PCR 仪上的加热块是电阻丝，用微机来控制恒温，冷却部分是通过液体循环来启动压缩泵工作下来实现的，可快速致冷；③ 电阻加热/半导体致冷。

自第一台 PCR 仪问世以来，已有不同加热-冷却机制的 PCR 仪相继诞生。不同仪器由于温控精度不同对 PCR 反应有一定影响，因此，优化 PCR 反应时要注意不同仪器间的差别。

现国内外许多厂家都生产 PCR 仪，例如美国 MJ research 公司生产的 PTC-150 临检型热环仪、德国 Eppendorf 生产的 Master-Cycler gradient 梯度 PCR 仪、美国 Perkin elmer 公司生产的 TCL480、9600 PCR 系统等。瑞典 Pharmacia 公司的 gene ATAQ™基因扩增仪等。本节以德国 Eppendorf 公司生产的 Mastercycler® personal 型梯度 PCR 仪为例简要介绍其性能及操作。

1. 性能

(1) 惟一可同时放置 0.5 mL 和 0.2 mL 反应管的 PCR 仪，可放置 96 孔×0.2 mL 反应管或 8×12 格式微量盘或 77 孔×0.5 mL 薄壁 Eppendorf PCR 反应管或 39×0.5 mL Eppendorf 安全锁住型微量测定管。

(2) 底座温度形成梯度，最大温差 20°C。

(3) 循环时,可以对解链、退火及延伸均设置温度梯度,在摸索实验条件时,多次实验可在一台机器上实现一次完成。

(4) 有个人储存卡,可记 40 个个人的数据,实现全球机器之间的数据传递,一个卡可记忆 10 个程序,标准套配有一个储存卡。

(5) 温度范围从 4～99℃,升温速率 3℃/s,降温速率 2℃/s。

(6) 温度准确性＋/－0.2℃。温度均一性:95℃时,＋/－1℃;20～72℃时,＋/－0.6℃。机器可记忆 100 个程序,最多可设 99 个循环。

2. 操作

(1) 开电源(仪器背后)。

(2) 开始一个程序:

① 方法一,可通过直接按 START/STOP 键开始正处理的程序。

② 方法二,用上下箭头键选择所需程序,再按 ENTER 键。

如果此程序包含 CTN TUBE 命令,在程序开始后,还需输入管型和装载的容量盘。

选管型:按 SEL 键,通过 ENTER 键确认 0.2 mL 或 0.5 mL,0.5 mL thin(薄壁管、微滴盘)。

输入装载容量:按 SEL 键,通过 ENTER 键确认(0.2 mL 管型:5～50 μL;0.5 mL 管型:5～100 μL)。

通过按 EXIT 键可退出。

(3) 程序运行中,按 OPT 可显示运行的时间。

(4) 打断程序运行:

按 START/STOP 键,按 SEL 键,出现 STOP/PAUSE/RUN,从中选择所需项,按 ENTER键确认。

(5) 关电源。

3. 以下为一个 PCR 反应的例子

初次变性:95℃ 2min

20 个循环:变性 95℃ 45s

退火:61℃ 45s

(梯度 PCR 仪可编程出±10℃梯度)

延伸:72℃ 45s

最后延伸:72℃ 2 min

样品冷却:22℃

当梯度设为 60±10℃,同时用 12×0.2 mL 的测试管时,各管的温度分布如表 5-1。

表 5-1　采用 12×0.2 mL 测试管时各管的温度分布

管行	1	2	3	4	5	6	7	8	9	10	11	12
温度(℃)	51.0	51.3	52.5	54.2	56.5	59.1	61.8	64.5	67.0	69.1	70.6	71.5

当采用 0.5 mL 的测试管时,11 行管的温度如表 5-2 所示。

表 5-2　采用 0.5 mL 测试管时 11 行管的温度分布

管行	1	2	3	4	5	6	7	8	9	10	11
温度(℃)	51.1	51.9	53.3	55.4	57.8	60.5	63.2	65.8	68.1	69.9	77.1

4. 以上例子的具体操作步骤

① 选中“FILES”菜单，再选其子菜单中的 NEW；

② 在控制板块上输入程序；

③ LID(盖温)=105℃，输入数值 105(NOWAIT)(无论盖温如何，程序开始)，WAIT(盖温达到，才能开始程序)，AUTO(盖温与控制板块的温度有关)；

④ 初次变性：T=95℃，输入温度数值，随之按“小时:分:秒”的格式继续输入时间：0:02:00；

⑤ 变性：输入相应的温度、时间数值，T=95℃，0:00:45；

⑥ 退火：按 Opt 键选择“温度”命令，输入相应的温度、时间数值：T=61℃，0:00:45；

⑦ 梯度：(仅适用于梯度循环仪)G=10.0°，输入梯度；

⑧ 延伸：T=72.0℃，0:00:45；选取命令 T，输入相应的温度、时间数值；

⑨ 循环：回到步骤 5(GOTO5)，重复 19 次(REP19)；按 SEL 键选命令 GOTO，输入程序中需要循环的温度、时间所对应的开始步骤和需要的循环次数。注：总的循环次数=REP+1；

⑩ 最后的延伸：输入相应的温度、时间数值；

⑪ 样品的冷却：HOLD 22℃ ENTER；按 SEL 键选 HOLD 命令；输入温度；

⑫ 保存程序：按 EXIT 键以确认程序编制已完成，输入英文字母或数字，即文件名，可根据文件名对程序进行运行或修改、删除操作。

⑬ 程序的运行：按 START 键可开始某一特定文件名的程序运行。

四、PCR 技术的发展

随着分子生物学的发展，PCR 技术本身也在不断地完善和发展，出现了逆转录 PCR、锚定 PCR、原位 PCR、增效 PCR 等。目前 PCR 及其衍生技术已应用于基因重组、DNA 测序、定点突变。现简要介绍如下：

(一) 巢式 PCR(nested PCR)

巢式 PCR 是用两对引物，一对引物序列在模板的外侧，另一对引物序列在模板的内侧(相对于第一对引物)。第一对引物的扩增产物作为第二对引物退火的模板，再作 PCR。这样经过两次 PCR 放大，灵敏度得以提高。由于使用两对引物与模板结合，第一对引物的非特异扩增往往不可能作为第二对引物的模板，只有特异性扩增才能作为第二对引物的模板，从而大大提高了 PCR 的特异性(见图 5-4)。

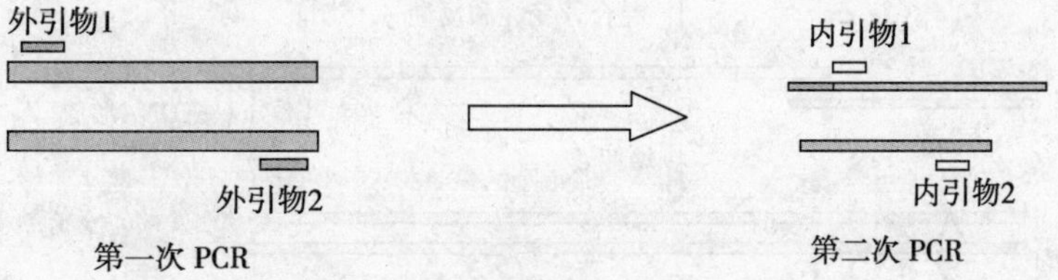

图 5-4　巢式 PCR 原理

(二) 逆转录 PCR(reverse transcription-PCR，RT-PCR)

先将 RNA 用逆转录酶逆转录成 cDNA，然后再加入特异引物对目标片段进行扩增，扩增产物的分析与其他常见的 PCR 方法类似。

常用的逆转录酶有 AMV 逆转录酶(最适温度为 42℃)和 MoMLV 逆转录酶(最适温度为 37℃)。

常用的逆转录引物有三种:① 随机引物;② oligo(dT),只适合于 3′端带有 poly(A)尾的 mRNA;③ 特异性引物,只适合于逆转录目的 RNA 序列。

新一代 Taq 聚合酶同时具备 DNA 聚合酶和逆转录酶活性,所以可以在同一体系中直接以 mRNA 为模板进行逆转录和其后的 PCR 扩增,从而使逆转录 PCR 操作步骤大为简化,并可以检测到 1 ng 以下的 mRNA,称为一步法 RT-PCR(one-step RT-PCR)。

(三) 多重 PCR(multiplex PCR)

该技术是在一个反应体系中加入多对引物,同时扩增出多个核酸片段,由于每对引物扩增的片段长度不同,可用电泳加以鉴别。

多重 PCR 主要用于多种病原微生物的同时检测或病原微生物、遗传病及癌基因的分型鉴定。

(四) 重组 PCR(recombinant PCR)

使两个不相邻的 DNA 片段重组在一起的 PCR 称为重组 PCR,该技术主要应用于 DNA 片段的任何位置引入点突变、插入、缺失以及两个不相邻片段的连接。

设计两对引物 a 和 b,c 和 d,引物 b、c 5′端有部分碱基互补,并将突变碱基、插入片段、缺失片段或不相邻的两个基因片段的部分碱基设计在引物 b 和引物 c 5′端序列中。先分段对模板扩增,即用引物 a 和 b 扩增一个片段,用引物 c 和 d 扩增另一个片段。除去多余的引物后,将两对扩增片段混合,由于两个片段中各有一条链 3′端有部分碱基互补,它们变性并复性后必然有部分 DNA 链发生重组,即 3′端形成异源部分双链 DNA。重组的异源 DNA 双链可以互为模板互为引物,在 DNA 聚合酶的作用下进行延伸,得到两个扩增片段连接起来的完整 DNA 双链。再以此片段为模板,用引物 a 和 d 进行 PCR 扩增,即可得到大量的重组 DNA 片段(见图 5-5)。

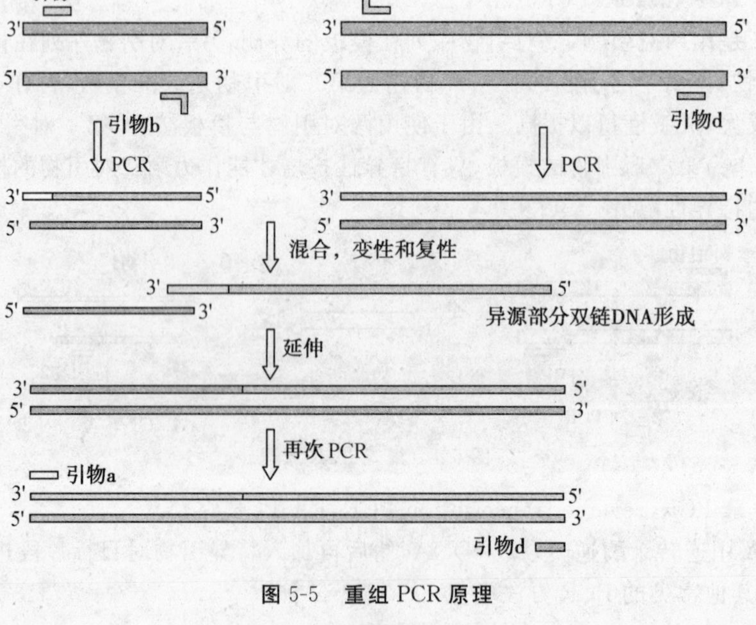

图 5-5　重组 PCR 原理

（五）锚定 PCR(anchored PCR,APCR)

APCR 属于单特异引物 PCR 方法,用于扩增一侧序列已知,而另一侧序列未知的核酸片段。其基本原理是:抽提细胞总 RNA 或 mRNA,在逆转录酶作用下合成 cDNA,通过 DNA 末端转移酶在 cDNA 3′端加上 poly(dG)。据此设计锚定引物 poly(dC),锚定引物 5′端可加上某些限制性内切酶识别序列或其他序列信息。根据已知的 3′端序列设计基因特异性引物,与锚定引物一起进行 PCR 扩增。

（六）不对称 PCR(asymmetric PCR)

不对称 PCR 可产生大量单链 DNA,其基本原理是:采用两条不同浓度的引物,即非限制引物(高浓度引物)与限制性引物(低浓度引物),二者之比为 50～100∶1。在 PCR 最初 10～15 个循环中,扩增产物主要是双链 DNA(dsDNA);第 15 个循环以后,限制性引物已被耗尽,非限制性引物介导的 PCR 就会产生大量的单链 DNA(ssDNA)。尽管此时单链 DNA 仅以线性速率递增,但其浓度已能满足双脱氧链终止法测定 DNA 序列的要求。

（七）反向 PCR(inverse PCR)

反向 PCR 用于快速扩增已知序列以外的未知 DNA 片段,对未知序列进行分析研究。首先用已知序列和待扩增序列都没有切点的限制性核酸内切酶将模板 DNA 消化,再用连接酶使酶切产物环化,使已知的和待扩增的未知序列都包含在环中。在已知序列内设计一对反向的引物,即可扩增已知序列以外的区域。

（八）免疫 PCR(immunol PCR)

免疫 PCR 是利用抗原抗体反应的特异性和 PCR 扩增反应的极高灵敏性而建立的一种微量抗原检测技术。

免疫 PCR 主要由两个部分组成,第一部分的免疫反应类似于普通的酶联免疫吸附试验(ELISA)的测定过程;第二部分即通常的 PCR 检测,抗原分子的量最终由 PCR 产物的多少来反映。第一步中,首先用待测抗原(如牛血清白蛋白,BSA)包被微滴板孔,再加入相应的特异抗体,于是抗体就与固相上的抗原结合形成抗原抗体复合物,蛋白 A-链亲合素(protein A-streptavidin)嵌合体(重组融合蛋白)中的蛋白 A 部分可与固相上抗原抗体复合物中的抗体 IgG 结合,而链亲合素部分可与生物素化的 pUC19(biotin-pUC19)中的生物素反应,从而将特定的 DNA 间接吸附于固相。接下来,就是第二步中的 PCR 过程,第一步中吸附于固相的 pUC19 质粒 DNA 在相应的引物存在下,可经 PCR 在几小时内而放大数百万倍,PCR 产物的多少与固相上抗原的量成正比(见图 5-6)。

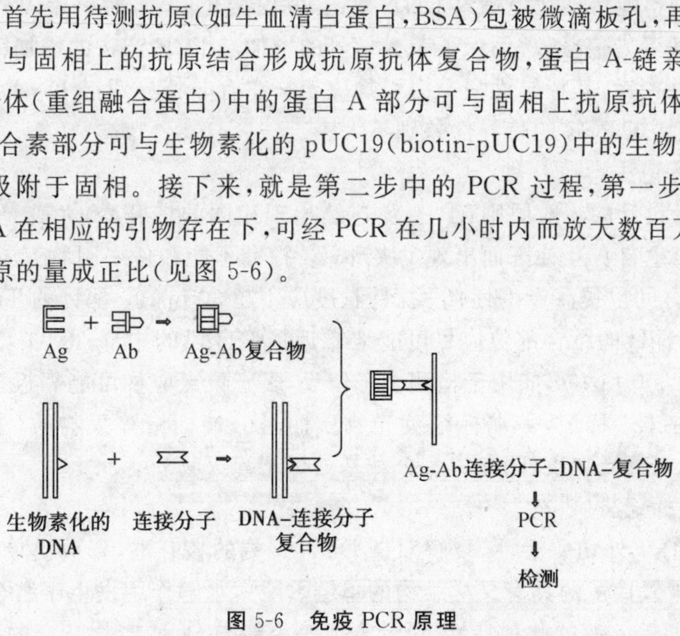

图 5-6 免疫 PCR 原理

（九）原位 PCR(in situ PCR)

原位 PCR 技术是 PCR 技术和原位杂交技术结合的产物，先用合适的固定剂（通常为如中性甲醛）对组织或细胞进行固定，然后用蛋白酶对细胞进行通透处理，以确保 PCR 试剂进入细胞并同靶序列接触，最后于 Eppendorf 管中或载玻片对 DNA 和 RNA 进行细胞内原位扩增。然后进行产物分析并用显微镜观察结果。

原位检测组织细胞的 RNA，需用原位逆转录 PCR（in situ reverse transciption PCR）技术，即先将细胞内的 RNA 逆转录为 cDNA，再以 cDNA 为模板作 PCR 扩增。作逆转录前，一般需用不含 RNA 酶的 DNA 酶处理组织细胞，以破坏细胞原有的 DNA，避免直接由 DNA 扩增而造成假阳性结果。

五、荧光定量 PCR 技术

荧光定量 PCR 技术（fluorescence quantitive polymerase chain reaction，FQ-PCR）是在 20 世纪 90 年代末期发展起来的一项全新技术。PCR 局限性主要体现在两点：一是不能准确定量；二是由于灵敏度高，操作不慎易交叉污染，产生假阳性。荧光定量 PCR 的出现，才解决了上述问题。

（一）荧光定量 PCR 技术原理

FQ-PCR 基于荧光能量传递技术，通过受体发色团之间偶极-偶极相互作用，能量从供体发色团转移到受体发色团，转移效率与两个发色团之间距离的 6 次幂倒数成比例，受体荧光染料发射出的荧光讯号强度与 DNA 产量成正比，检测 PCR 过程的荧光讯号便可得知靶序列的初始浓度。

在 PCR 反应体系中，FQ-PCR 的荧光标记物可分为两种：荧光染料标记和荧光探针标记。

1. SYBR 荧光染料标记法

SYBR 荧光染料能特异性地掺入 DNA 双链，发出荧光信号，而不掺入链中的 SYBR 染料分子不会发出任何荧光信号，从而保证荧光信号的增加与 PCR 产物的增加完全同步。此方法未使用目的特异性探针，其特异性完全由引物决定。在有非特异双链 DNA 产生时，其荧光也同样增强，此法与常规 PCR 的特异性差别不大。

2. 荧光探针标记法

(1) 荧光探针设计的一般原则：① 避免连续出现相同的核苷酸，尤其是大于 3 个 G 的重复出现；② 避免产生自身互补区而出现发夹环；③ 探针不能和任一引物互补；④探针 GC% 含量在 20%～60%之间以提高专一性；⑤ 探针长度应不超 30 bp；⑥ 探针的 Tm 应比引物的 Tm 值至少高 5℃；⑦ 探针的结合部位应尽可能地靠近扩增区段的中部；⑧ 扩增片段的长度不应太大，一般应小于 300 bp；⑨ 如用于检测多态位点，多态位点应尽可能靠近探针的中部；⑩ 线状双标记探针应在末端标记，一端标记荧光物质而另一端标记淬灭物质（如 FAM 和 TAMRA）；也可 5′端标记荧光物质，间隔约 7 个碱基处标记淬灭物质。

(2) Taqman 标记法

利用 Taq 酶的 5′外切酶活性，裂解双链 DNA 5′端的核苷酸，释放出单个或寡核苷酸，裂解的最佳底物是被置换了的具有叉样结构的单链 DNA，水解作用发生于结合了置换部位的磷酸二酯键处。基于 Taq 酶的此种特性，设计合成一个能与 PCR 产物杂交的探针，探针的 5′端标记一个荧光分子，3′端标记另一个荧光分子，其中 3′端的荧光分子能够吸收 5′端荧光分子的荧光信号，但当有特异的 PCR 产物时，该探针与模板退火，即产生了适合于核酸外切酶活性的底物，从而激活 Taq 酶的 5′外切酶活性，将探针 5′端连接的荧光分子从探针上切割下来，从而发出荧光，切割的荧光分子数与 PCR 数量成比例。因此，根据 PCR 反应液的荧光强度即可计算出初始模板的数量。

在 Taqman 探针的基础上，出现了一系列的技术进展，如双探针技术。双探针技术是将荧光分子和淬灭分子分别标记在两个不同的探针上，产生发光探针和淬灭探针，前者 5′端连接荧光分子，后者 3′端连接淬灭分子，由于两探针设计时可与模板同一条链相邻的序列杂交。杂交时两探针的荧光分子和淬灭分子紧密相邻，从而发生 FRET 使荧光淬灭。荧光淬灭的程度与起始模板的量成正比，以此可进行 PCR 定量分析。该方法的特点是淬灭效率高，但由于两种探针结合于模板上会影响扩增效率。此外，由于需要合成较长的探针，成本较高。

(3) molecularbeacon 标记法

molecularbeacon 技术亦称分子灯塔法，其荧光标记的单链寡核苷酸探针由两部分组成：一部分是能与靶基因碱基序列互补的寡核苷酸序列，是检测靶基因的部分，位于探针的中间位置，探针形成后构成探针的环部；另一部分是分别在 5′和 3′端的荧光标记物质和荧光淬灭剂。5′和 3′端有几个互补的碱基存在，因而可形成两端反转配对，构成探针的茎部。在游离状态下，分子灯塔形成茎环发夹结构，使荧光剂和淬灭剂紧密接触，导致荧光淬灭，此时茎环结构的分子灯塔发出的荧光检测不到。而在 PCR 变性过程中，靶基因双链打开成单链完全互补，则经复性即可发生杂交。杂交的结果使探针 5′和 3′端分离，淬灭剂对荧光剂的淬灭作用消失，产生荧光。而在 PCR 的延伸阶段，分子灯塔又从模板上解离，重新形成茎环结构，荧光消失。因此，随着每次扩增产物的增加，其荧光强度也增加，因而它可反映每次扩增末期扩增产物积累的量。

(二) 荧光定量实时 PCR 的优点

(1) 实时在线监控：对样品扩增的整个过程进行实时监控，能够实时地观察到产物的增加，直观地看到反应的对数期。

(2) 降低反应的非特异性：使用引物和荧光探针同时与模板特异性结合，提高了 PCR 反应的特异性。

(3) 增加定量的精确性：全程监控，准确进行定量。

(4) 结果分析：更加快捷方便，无需跑胶。

(三) 荧光定量 PCR 仪

荧光定量 PCR 仪是一种带有激发光源和荧光信号检测系统的 PCR 仪，通常配有电脑系统及相应的分析软件。下面对 Rotor-gene 4 通道实时荧光定量 PCR 仪(见图 5-7)作一介绍。

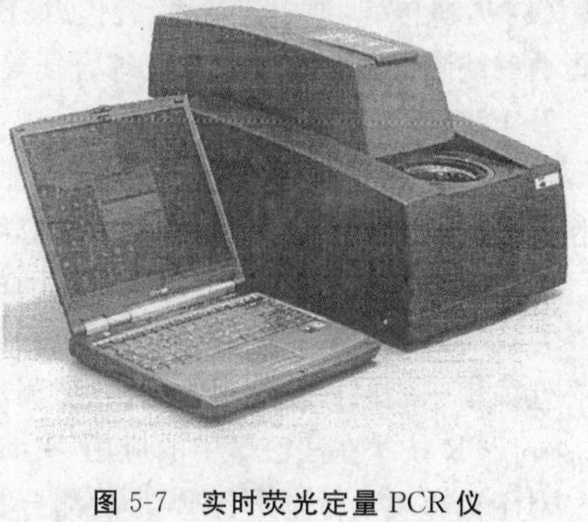

图 5-7　实时荧光定量 PCR 仪

(1) 4 个独立的激发光源：Ch1：470 nm；Ch2：530 nm；Ch3：585 nm；Ch4：625 nm。四色 LED 光源，比使用卤钨灯、氩离子激光器具有更长的使用寿命。红、黄、绿、蓝四种颜色的激发波长，覆盖了常用荧光激发的可见光范围，而且彼此之间的光谱交叉小于 1%。

(2) 检测器和滤光片：LED(激光二极管)激发光源从反应舱边缘激发样品；PMT(光电倍增管)与 LED 成垂直位置检测发射荧光信号，避免激发光源的干扰；荧光能量通过薄壁管传递；6 种滤光片供选用。

(3) 提供两种不同的转子：36×0.2 mL 标准 PCR 管；72×0.1 mL；转子容易更换，满足不同样品量的需求。

(4) 可检测的染料：包括：Fam，Tet，Joe，Vic，Max，Rox，Tamra，Cy3，Cy5，Tex Red 等。

(5) PMT 检测器：使用 Hamamatsu 光电倍增管(PMT)检测，比常规的 CCD 有高得多的灵敏度，能检测到低至单光子的能量；每次循环每个样品采集 20 个数据，取平均的荧光信号强度作为该次循环的荧光信号强度。

(6) 分析软件：操作简单易学；多通道同时显示，同时分析；功能多样，可进行定量 PCR、熔解曲线分析、SNP 确定和等位基因检测等操作以及可出具电子表格、图像、数据不同的报告格式。

六、PCR 技术在医学上的应用

(一) 应用

用 PCR 技术进行的研究范围十分广泛，可进行基因克隆、DNA 测序、分析突变、基因重组与融合、鉴定与调控蛋白质结合的 DNA 序列、转座子插入位点的绘图、检测基因的修饰、合成基因的构建、构建克隆或表达载体、检测某基因的内切酶多态性等。

1. PCR 技术在诊断学上的应用

应用 PCR 技术可对医学细菌、病毒、寄生虫和人类遗传病等进行检测。

(1) 细菌：螺旋菌、支原体、衣原体、分枝杆菌、立克次体、白喉杆菌、致病性大肠杆菌、痢疾杆菌、嗜水气单孢菌和艰难梭菌等。

(2) 病毒：人乳头瘤病毒(HPV)、巨细胞病毒(CMV)、疱疹病毒(HVS)、爱泼斯坦-巴尔病毒(EBV)、人 B19 病毒、腺病毒、乙型肝炎病毒(HBV)、丙型肝炎病毒(HCV)、戊型肝炎病毒(HEV)、人类免疫缺陷病毒(HIV)、人 T 细胞白血病病毒(HTLV)、黄病毒、人鼻病毒(HRV)、轮状病毒、麻疹病毒、拉萨病毒等。

(3) 寄生虫病：疟疾、致病性阿米巴、弓形虫病、卡氏肺孢子虫肺炎、利什曼原虫、锥虫病等。

(4) 人遗传病：地中海贫血、杜氏/贝氏进行性肌营养不良、血友病、性别发育异常、α-1 抗胰蛋白酶缺陷征、线粒体病、马凡综合征等。

2. PCR 技术在免疫学上的应用

PCR 技术在骨髓移植 HLA-D 位点配型、T 细胞受体或抗体多样化的定性、自身免疫病基因作图、淋巴因子定量等中均有有效的应用。

3. PCR 技术在人类基因组工程中的应用

在人类基因组工程中，用散布重复序列产生 DNA 标志；在遗传图谱的构建(检测 DNA、多态性或精子绘图)，物理图谱的构建，测序、表达图谱等方面 PCR 技术均发挥了重要作用。

4. PCR 技术在法医学中的应用

对于犯罪现场标本进行 PCR 检测分析及 PCR 在 HLA-DQα 分型中的应用：基因组中简单重复 DNA 序列多态性在法医学斑迹检验中的应用。

5. PCR 技术在肿瘤学中的应用

应用 PCR 技术，可对胰腺癌、结肠癌、甲状腺癌、黑色素癌、血液恶性肿瘤等进行检测和分析。

6. PCR 技术在组织和群体生物学中的应用

在对于遗传聚类研究、进化研究、动物保护研究、生态学、环境科学、实验遗传学等的研究中，PCR 技术均发挥了重要作用。

7. PCR 技术在古生物学中的应用

在考古研究与博物馆标本分析研究中，应用 PCR 技术为人类进行考古和取证的精确性提供了有效的保证。

8. PCR 技术在动物学和植物学中的应用

用于诊断动物传染病病原及检测植物病病原等。

(二) PCR 技术的优缺点

1. 优点

(1) 敏感性及特异性高：这是 PCR 技术最主要的优点。PCR 的产物生成是按指数的方式增加的，经过约 30 个循环后，可将极微量（pg 级）的 DNA 扩增到紫外光下可见的水平（μg 级）。在 PCR 实验中，只要引物设计合理、反应温度适宜，PCR 扩增的特异性是相当高的。

(2) 适用样品极为广泛：PCR 技术对扩增样品的要求不严格，它可对单个拷贝基因、单个细胞、一段头发、一滴血等少量样品进行分析。样品既可是细胞，也可是体液或分泌物，甚至可是陈旧样品。

(3) 操作简便、快速：现在许多 PCR 仪，只要把反应材料按一定的浓度混合均匀，置于反应管内，反应便会按所输入的程序进行。

2. 缺点

由于 PCR 的强大扩增能力与高度的敏感性，因此稍有不慎就会导致非特异性扩增和假阳性结果，这是 PCR 的不足之处。PCR 的假阳性常见有三大原因：第一，标本的交叉污染；第二，实验中克隆质粒的污染；第三，PCR 产物的污染。其中以第三个污染源最重要。因此，检测微量核酸分子时，一定要注意产物残留污染问题，尤其是临床实验室更应重视这一问题。

第三节　流式细胞仪

一、概述

流式细胞术（flow cytometry，FCM）是一种对处在液流中的细胞或其他生物微粒（如细菌）逐个进行多参数的快速定量分析和分选的技术。完成这种分析的仪器称为流式细胞仪。

流式细胞仪技术，主要是测量群体中单个细胞经适当染色后其成分所发出的散射光和荧光。经染色的细胞是悬液中以单行流过高强度光源的焦点，当每个细胞经过焦点时，发出一束散射光或荧光。它们经过过滤及光镜系统收集到达一个光电检测器（光电倍增管或一个固态装置），光检测器把散射光定量转化成电信号，经数字转换器进行数字化后而成整数，然后进行电子存储，以后数据可以调出显示和进行分析。其优点如下：

(1) 操作简单,只要将染色的单个细胞推入仪器中,就会得出数据。

(2) 具有较高的灵敏度及测定速度,而且每次可测出许多数据,一般情况下,每秒可测5 000个细胞,能迅速分析和记数大量细胞,并能准确统计群体中荧光标记细胞的比例。

(3) 应用广泛,既可用于测量细胞活力、繁殖周期和细胞定型分析,也可区别死亡细胞、分裂细胞和静止细胞群,既可测定DNA和RNA、测凋亡峰,又可测定蛋白含量,特别是胞浆蛋白。

二、基本结构

流式细胞术是研究细胞悬液中的单个细胞在一个特殊的流动系统中的运动,经过多个探测器分析细胞表面的特殊标志物如抗原、受体;细胞内的特异成分如DNA、RNA和总蛋白等;细胞的某些物理特征如细胞的大小、细胞内染色质的颗粒度等。流式细胞仪由以下几个主要部分组成(如图5-8所示):

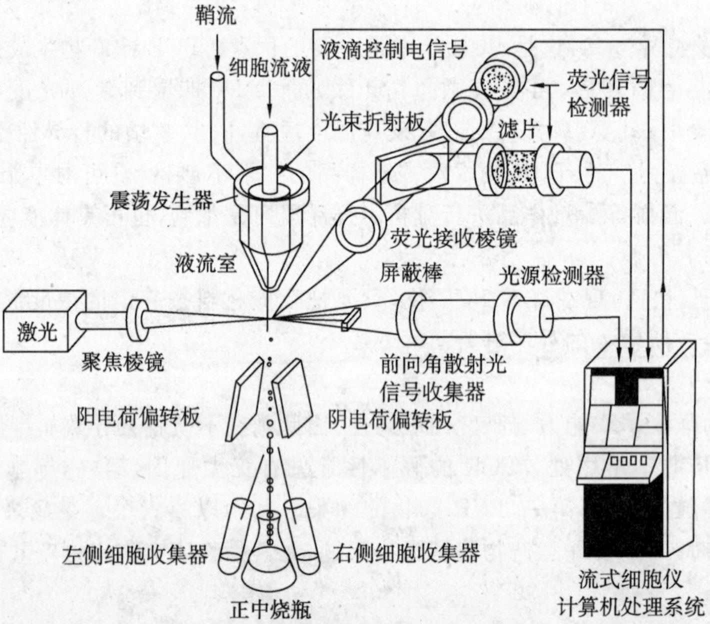

图5-8　流式细胞仪的基本结构

(1) 液流动系统:单个细胞悬液在狭窄的管道中流动,由于细胞受流体力学的作用,极易形成贴边、堆积,从而造成阻塞。为克服此种现象,在流动系统中,利用流体聚焦的原理把鞘液(通常用磷酸缓冲液,PBS)和细胞悬液在不同的压力作用下在喷嘴内形成层流动的液束,通过细胞测量区。

(2) 光学系统:光学系统包括激发光源,各种光信号的探测器。当细胞流经测量区时,在激光束的照射下,它所携带的荧光物质(用荧光探针标记细胞内DNA、RNA、蛋白质等;细胞表面用带荧光的抗体、配体等标记的抗原、受体等)产生荧光以及细胞产生的光散射。激光光源通常是采用激光器或汞灯等。激发光束激发细胞所携带的荧光物质产生荧光,通过光电转换器件——光电倍增管把微弱的信号变成电信号,光信号通过不同的滤片把不同波长的光信号分开,把干扰光滤掉。

(3) 电子系统：电子系统包括各种放大器、模数转换电路、高压电源和进行各种分析处理的辅助系统，还包括把不同细胞分离开来的逻辑控制系统。

(4) 计算机系统：把从细胞获取的数据记录储存起来，利用各种不同的软件对数据进行分析加工处理。把结果以图、表的形式输出。

三、工作原理

图 5-9 是工作原理图，待测细胞被制备成单个细胞的悬液，经特异性荧光染料染色后放入样品管中，在清洁气体的压力下进入流动室。流动室内充满鞘液，鞘液的作用有二：一是约束样品使之在喷嘴中心以提高测量精度；二是防止样品靠近喷孔壁以避免堵塞喷孔；在这种约束作用下，细胞排成单列一个跟随一个在鞘液包围下由流动室下面的喷嘴中心喷出，成为细胞液柱。液柱与入射的高度聚焦激光束相交，激光光斑在相交点有与细胞同一数量级的几何尺寸，这也是为了提高测量的精度和灵敏度；通过光斑的细胞，其荧光染料被激发而产生特异性荧光，在与入射激光和液柱都垂直的方向设置有荧光测量系统，包括透镜、光栅、滤光片、检测器等，用以收集荧光信号，图上的阻断滤光片是用来阻断入射激光的散射光的，以保证探测到的确属特异性荧光。二是反射镜用于选择被测荧光波长，此处荧光检测器是光电倍增管 PMT，前向角散射光探测器是光电二极管。

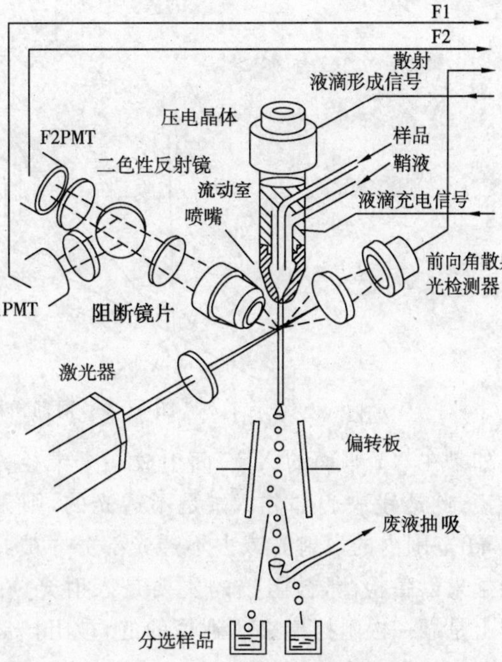

图 5-9　流式细胞仪工作原理图

细胞分选的原理如下：液滴形成信号的频率约 30 kHz，此信号加在压电晶体上使之产生同频率的机械振动，流动室也就随之振动，于是液柱断裂成一连串均匀的液滴，其形成的速度为每秒 3 万个。细胞通过喷嘴的速度大约每秒为 2 000 个以下，如以 2 000 个计算则平均每 15 个液滴中有一个液滴包有细胞，而其他液滴无细胞。从图上可以看出细胞的性质是在进入液滴以前已经被测定了的，如果其特性与被选定要进行分选的细胞特性相符，则仪器在这个被选定的细胞刚形成液滴时就带有正或负的电荷，这样，当被选定的细胞形成液滴时就带有电荷，未被选定的细胞形成的液滴及不包含细胞的空白液都不带有电荷。带有电荷的液滴落入偏转板的高压静电场时依所带电荷是正、是负而向右、或左偏转，落入指定的收集器内，从而完成了细胞分类收集的目的。

整个上述过程是依靠电子电路和计算机控制完成的，本节难以详述，下面将介绍一些与临床测量有关的内容。

(一) 散射光的测量

细胞对光的散射是细胞在未遭受任何破坏(如固定、染色)时也可以进行的，因而可以用散射光的信号对未染色的活细胞进行分析和分选，这是散射光的一个特殊应用。

细胞在液柱中与激光相交时会向空间 360°立体角的所有方向散射光线，散射光的强弱与细胞的大小、形状、质膜和胞内折射光线、散射光的方向也有关，临床上常使用的散射光有两个，一个是前向角散射光，还有一个是 90°散射光。

前向角散射亦称小角散射，图 5-10 是其示意图，X 轴是液流方向，Z 轴是入射激光方向。

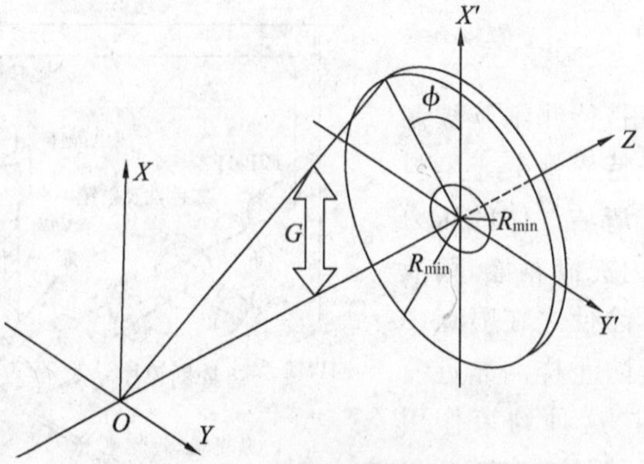

图 5-10　前向角散射原理示意图

如果在 XY 平面的 $X'Y'$ 面上放一个半径为 R_{max} 的透镜，此透镜中心部分 R_{min} 是不透光的，则只有立体角 H 范围内的散射光减去不透光部分才被此透镜会聚起来以备检测，被阻挡的主要是入射光，在实际仪器上是靠一根阻挡棒来达到目的的，被阻挡部分的立体角大约在 2°左右。

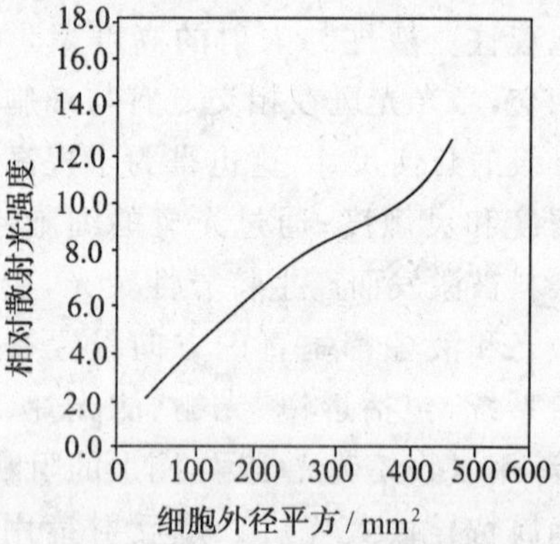

图 5-11　细胞大小与前向角散射光的关系

用核质比为 0.72 的球形活细胞测得的前向角散射光强度与细胞外径平方的关系曲线见图 5-11。

核质比不同的细胞和质膜破坏程度不同的细胞，上述曲线的细节也会有一些差异，但总起来说前向角散射的光的强度与细胞的大小有关，此外我们用的是一个模糊的语言“大小”而不说细胞的直径。对同一个细胞群体，散射光强的，其细胞大一些；而散射光弱的，其细胞小一些；究竟更准确的关系是什么，因细胞不同，对细胞处理的程序不同。当细胞为非球形时，如某些红细胞、精子，由于它们在液流中取向不同，可得不同的散射信号，这是使用者必须注意的。

侧向散射亦称 90°散射或大角散射，指的是透镜放到 Y 方向收集的散射光。因此散射光大体上与液流、入射激光都垂直而得名。

侧向散射光对细胞膜、胞质、核膜的折射率更为敏感，对胞质内较大颗粒也会有反应，可获得有关细胞内部精细结构和颗粒性质的信息。

用前向角散射和侧向散射双参数测量方法，可从不加任何染料的小鼠全骨髓中鉴别和分选出若干个亚群。

上述两种散射光波长与入射光波长一致，因此必须用阻挡棒挡住入射光进入散射光检测器而不能用阻断滤光片，荧光波长与入射光不一样，因此可以用阻断滤光片将入射光阻断使之不能进入荧光探测器，这是散射光与荧光不同的地方。

（二）荧光测量

荧光信号是由对细胞进行染色的特异性荧光染料受激发后发射的，其不同波长与入射的激发光波长不同，而且强度一般较弱，对荧光的测量是仪器的主要功能。

（三）常用荧光染料

在流式细胞术中使用的荧光染料可分为两大类。一类是直接与细胞内特异成分相结合的染料，它们之间有非常好的线性关系。另一类是染料生物大分子基团如免疫球蛋白结合，再与细胞发生免疫反应，使染料分子间接地连结在细胞上。表 5-3 和表 5-4 中列出常用的荧光染料特性及其用途。

考虑仪器的实际情况，如激发光源的种类、滤光片的配置以及实验室现有的条件来选择适合于自己使用的荧光染料。

（四）流式细胞仪的技术指标

仪器的技术指标是反映仪器性能的定量数据，流式细胞仪由于技术复杂，涉及多种尖端学科，是综合性的高技术。因此，用少量指标不易全面反映整机的技术水平，加以对同一指标不同厂商定义又有差异，造成比较上的困难。加以使用者的侧重点也不尽相同，这都使得选择指标很困难，以下几个指标作为参考：

(1) 荧光分辨率：表明仪器在测量时所能达到的最大精度，用变异系数 CV 值来表示。它不但与被测样品有关而且与计算方法也有关系。对非生物学的标准微球，仪器分辨率应能达到 2%以下；对鸡红细胞，当用 PI 染色时，应能达到 3%为佳。

(2) 荧光灵敏度：以能检测到最少的 FITC 分子表示，即微球上最少标有多少个 FITC 分子时刚好能被检测到，即定义为荧光灵敏度。现代仪器的荧光灵敏度大约在 1 000 个 FITC 分子。

表 5-3　检测细胞内特异成分常用的荧光染料

荧光染料	分子量	结合方式	结合位点	激发波长 (nm)	荧光发射峰值 (nm)	用　途
PI	668	嵌入	无	493	630	DNA
EB	394	嵌入	无	482	616	DNA
MI	1 069	非嵌入	G—C	320,445	575	DNA
CA3	1 183	非嵌入	G—C	320,445	575	DNA
Ho. 33258	624	非嵌入	A—T	343	480	DNA
Ho. 33342	615	非嵌入	A—T	343	483	DNA
DAPI	350	非嵌入	G—C	345	455	DNA
AO	370	嵌入—双链	无	492	530	DNA
		静电—单链			640	DNA
PY	303	嵌入—双链	G—C>A—T	549～562	565～574	DNA
RNA		静电—单链	无荧光，吸收峰	547		DNA

表 5-4　对抗体和其他配体分子共价标记荧光染料

荧光染料	分子量	吸收峰值	发射峰	量子产额
FITC	390	495	525	0.5
PE	240	490～580	570	0.8
Texas. Red	625	596	615	0.51

(3) 前向角散射光灵敏度：以前向角散射光最小能检测到的颗粒直径表示。一般在0.3 μm左右。这时仅用散射光即可将白细胞中的淋巴细胞、单核细胞、粒细胞三者分开。

(4) 前向角散射光分辨率：以变异系数表示。一般在2%左右，但多数厂家不给出此值，有时也可用能否将白细胞中上述三个亚群分开为标准。

(5) 分析/分选速度：现代分析速度多已不成问题，故不给出分选速度。一般标称为5 000个/s左右，但这个速度实际上是个相对值，受到被分选亚群在整体中所占百分比的影响，因而有的厂家定义分选速度为仪器处于分选状态时每秒钟通过测量点的细胞数。

(6) 分选精度或分选纯度：不但与仪器精度有关，而且与被分选的亚群的相对位置有关。如果被分选的亚群在图上可清晰分开，与其他亚群无重叠，则分选结果的纯度就高，反之则低。所以，分选纯度在仪器灵敏度确定以后并无多大实用意义。

(7) 分选收获率：通过测量点应被分选的细胞是100个，实际落到指定收集器中细胞是95个时，收获率为95%。收获率与分选纯度是相互制约的：纯度低，收获率高；纯度高，收获率就低，但一般应在90%以上。

(8) 其他软指标：如是否专用计算机，计算机品牌、配置、外设，能否在线处理数据，激光的功率，有无紫外和红光，厂商提供软件数量，有多少应用软件，文本文件数量等软指标在比较机型时都是要考虑的。

(五) 样品的制备

流式细胞仪是测定一个或重复的每个颗粒经光路的信号。因此，细胞必须做成单个细胞悬浮状态，不能聚集，也不允许有细胞碎片存在。所用染料必须特异(如特异单抗)，而且不允许渗透至载液中。

标本如果属于淋巴细胞等血细胞、骨髓细胞或白血病细胞系或类淋巴细胞系，要经Ficoll分离，作单细胞分离处理，但若为实体组织或贴壁生长的上皮成纤维样细胞，需采用酶消化法(胰蛋白酶、胶原酶等)、化学法(EDTA、EGTA和柠檬酸盐消化分散)，洗液最好用无钙、镁的PBS，柠檬酸盐的浓度为40 μmol/L，并同时采用机械分散法，将经消化处理的膨松组织，用玻璃珠悬摇或用吸管吹打分散均可，用PBS洗2～3次后重悬，最好过一下尼龙或不锈钢网筛100 μm和20 μm。细胞浓度要保证在1×10^9～2×10^9/L，若标本用于测定单个细胞，需加入1～5 mg/L的DNA酶，将有助于破碎细胞释放的DNA造成细胞再聚集，但是若分离的细胞要作DNA含量测定之用时，则切勿加DNA酶。

四、商品仪器介绍

国内外主要生产流式细胞仪的公司分别推出的产品如下：

1. Bection-Dickinson公司，简称B-D公司，目前提供4种型号的仪器

(1) FACScan：是一种不带分选功能的临床医生适用的流式细胞仪。目前全世界流式细胞仪总数量6 000台，FACScan即占2千余台，其性能十分稳定，配备15 mW气冷长寿命氩离子激光器。用一条488 nm谱线可激发三色荧光，加上前向角散射光和90°散射光共有5个参数，配有国际上流行的Macintosh计算机，CD-ROM系统软件、管理软件外还有多种应用软件，是临床分析首选机型。

(2) FACSCalibur：是B-D公司1995年推出的新机型。该机是在FACScan成功的基础上增加了捕获管分选器和一个635 nm红色二极管激光器，因此主要结构与FACScan相差不

太多。该机可加自动进样盘，盘上可装 40 个样品管依次自动进行分析。由于 635 nm 激光可激发 APC 等染料，因而该机可进行真正的 4 色荧光分析。计算机亦为 Macintosh。

(3) FACScount：是一种简单的流式细胞仪，专门用来测 T_4 和 T_8，极适于 AIDS 病检测。

(4) FACS Vantage：是 B-D 公司生产的最高档流式细胞仪，喷嘴喷向空气中以进行分析或分选，有后备大型喷孔以便分选植物细胞，可选配 200 mW～5 W 各种激光器，因而可使用各种染料，最多可进行 5 种荧光的同时测量，即 FITC、PE、PerCP、APC、Biotin/Texas Red。分选工作有专用软件控制，简化了分选前调试工作。管理软件和应用软件有较强的人机对话功能，大部分工作都无需键盘输入。

2. Coulter 公司，目前提供两种型号的流式细胞计

(1) EPICS XL：可用其气冷激光激发 ECD、RD1、FITC 和 CYS，因而能完成 4 种荧光分析。该机可配一个称为 MCL 的自动进样盘，一次可装 32 个样品。主机与计算机由光纤联接。计算机为 486 兼容机，配有 17 寸 sony 荧光屏，DNA 分析采用美国凤凰公司的多周期分析软件，在排除碎片干扰的同时，可分析双周期的时相。

(2) ELITE ESP：是 ELITE 的改进型，主要是增强了分选功能，分选速度最高可达15 000 个/s，可选配多种型号的激光器，光学系统中在检测会聚透镜的对面加有一反射镜，无疑这会提高检测光的灵敏度，据称对 PE 最为明显。计算机与 XL 一样，但可运行 Elite V4.0 软件。在该机荧光屏上可直接观察分选时液滴的形成过程，这一点为该机首创使用。

3. Partec 公司，目前提供 4 种型号

(1) PAS 111i：是为临床分析设计的仪器，内置 40 mW 氩离子激光器和 100 W 长效高压汞灯，因而是双光源仪器。检测器为 5 个 PMT，可使用需紫外激发的 DAPI、HO 等染料，最大灵敏度可检测 100 个 FITC 分子，CV 值小于 1.5%。内置两个微处理器，一个用于主机功能设置与控制，另　motorola68030 用于数据采集，数据由评估软件作图、统计、分析。

(2) PAS 111：在上述 PAS 111i 基础上增加了封闭式分选功能。

(3) CALL：是一种小型流式细胞计，有内置汞灯作为光源，全机可直接将测量结果打印图纸输出，也可外接计算机联机处理。

(4) CCA：全名是细胞计数分析器，也是用汞灯光作光源，样品流速可用计算机控制在每秒 0.2～100 μL 间调节，该机仅可作单参数测量，但分辨率极高，CV 值可达 1%，测量结果在机内 LCD 屏上显示，也可与任何 486 微机联机使用。

五、流式细胞仪在各学科中的应用

(1) 细胞生物学：定量分析细胞周期并分选不同细胞周期时相的细胞；分析生物大分子如 DNA、RNA、抗原、癌基因表达产物等物质与细胞增殖周期的关系，进行染色体核型分析，并可纯化 X 或 Y 染色体。

(2) 肿瘤学：DNA 倍体含量测定是鉴别良、恶性肿瘤的特异指标。近年来已应用 DNA 倍体测定技术，对白血病、淋巴瘤及肺癌、膀胱癌、前列腺癌等多种实体瘤细胞进行探测。用单克隆抗体技术清除血液中的肿瘤细胞。

(3) 免疫学：研究细胞周期或 DNA 倍体与细胞表面受体及抗原表达的关系；进行免疫活性细胞的分型与纯化；分析淋巴细胞亚群与疾病的关系；免疫缺陷病如艾滋病的诊断；器官移殖后的免疫学监测等。

(4) 血液学:血液细胞的分类、分型,造血细胞分化的研究,血细胞中各种酶的定时分析,如过氧化物酶、非特异酯酶等;用 NBT 及 DNA 双染色法可研究白血病细胞分化成熟与细胞增殖周期变化的关系,检测母体血液中 Rh(+)或抗 D 抗原阳性细胞,以了解胎儿是否可能因 Rh 血型不合而发生严重溶血;检测血液中循环免疫复合物可以诊断自身免疫性疾病,如红斑狼疮等。

(5) 药物学:检测药物在细胞中的分布,研究药的作用机制,亦可用于筛选新药,如化疗药物对肿瘤的凋亡机制,可通过测 DNA 凋亡峰,bcl-2 凋亡调节蛋白等。

第四节　紫外-可见光分光光度计

一、概述

研究物质在紫外-可见光光区分子吸收光谱的分析方法称为紫外-可见光分光光度法(ultraviolet and visible spectrophotometry;UV-vis)。紫外-可见光吸收光谱属于电子光谱。由于电子光谱的强度较大,故紫外-可见光分光光度法灵敏度较高,一般可达 10^{-4}～10^{-6} g/mL,许多新型光谱仪器的诞生,如激光拉曼光谱仪、圆二色仪、荧光和磷光分光光度计、原子吸收分光光度计等都是在紫外-可见光分光光度法的基础上发展起来的。随着新技术、新材料、新元件、新工艺的发展和渗透,特别是电子计算机的引入,使各种紫外-可见光分光光度计的性能有了很大的提高,从而促使紫外-可见光分光光度计的技术和方法在各种领域中得到更加广泛的应用。紫外-可见光分光光度法和分光光度技术与仪器,在分析化学、分析生化和医学检验中占有极其重要的地位。

(一) 光与光谱的基本概念

光是能的一种表现形式,是电磁波的一种。光以直线传播方式从空间的一处传播到另一处,并在不同的介质处发生反射、折射、衍射、色散、干涉和偏振等现象。可用波长、频率、传播速度等参量来描述,即光具有"波动性"。同时光也是由"光子"或称"光量子"所组成的,表现为电磁辐射的发射过程和吸收过程,即光具有"粒子性",这就是光的波粒二象性。根据量子理论:分子从光波中吸收能量是以不连续的整份单位的形式发生,这些不连续的微小能量单位称为"光量子"。每一个光量子的能量与光的频率成正比。即:

$$E=hv=\frac{hc}{\lambda} \tag{5.1}$$

式中,E 代表光子的能量;v 为光的频率;h 为普朗克常数;c 为光速;λ 为光波的波长。由式(5.1)可看出,不同波长的光具有不同的能量;波长越长(频率越低),能量越小;反之,则能量越大。紫外光的波长小于可见光、红外光的波长,因此,紫外光的能量大于可见光、红外光。

(二) 光谱

光谱就是按照波长或频率的顺序排列的电磁辐射,电磁波波谱如表 5-5 所示。

表 5-5 电磁波波谱分区示意表

能量(eV)	频率(Hz)	辐射区段	波长(常用单位)	波数(cm^{-1})	光谱类型	跃迁类型
4.1×10^{4}	1×10^{21}	γ射线	0.000 3 nm	3.3×10^{10}	γ射线发射	核反应
4.1×10^{4}	1×10^{19}	X射线	0.03 nm	3.3×10^{8}	X射线吸收发射	电子（内层）
410	1×10^{17}		3 nm	3.3×10^{6}		
		紫外光			真空紫外吸收	
4.1	1×10^{15}		300 nm	3.3×10^{4}		
		可见光			紫外可见 吸收发射荧光	电子（外层）
0.0	1×10^{13}	红外光	30 μm	3.3×10^{2}	红外吸收拉曼	分子振动
4.1×10^{-4}	1×10^{11}		3 mm	3.3×10^{0}	微波吸收；电子自旋共振	分子转动
		微波				
4.1×10^{-4}	1×10^{9}		30 cm	3.3×10^{-2}		磁场诱导电子自旋能级跃迁
4.1×10^{-4}	1×10^{7}		30 m	3.3×10^{-4}		
		无线电波			核磁共振	磁场诱导核自旋能级跃迁

对于电磁波分区的波长界限并没有严格规定。在光学光谱范围内，光的不同波长，在可见光范围内表现为不同的颜色。人眼不能感受波长大于 760 nm 和小于 400 nm 的光线，通常前者称为红外线，后者称为紫外线。光谱一般分为两大类：发射光谱和吸收光谱。发射光谱是指构成物质的分子、原子或离子受到热能、电能或化学能的激发而产生的光谱。吸收光谱是物质吸收光源辐射的能量所产生的光谱。

吸收光谱有原子吸收光谱和分子吸收光谱。原子吸收光谱是由原子中电子能级跃迁所产生的，是由一条条彼此分立的谱线组成的线状光谱，每一条光谱线对应于一定的波长。

紫外-可见光光区的分子吸收光谱一般不是线状光谱，而是宽的带状光谱（即由许多波长非常接近的线状光谱聚集而成）。它是由于电子能级跃迁而产生的光谱，因此这种分子光谱又称为电子光谱。在它的光谱中有若干不同的谱带系，相当于不同的电子能级跃迁。每个谱带系又可能含有若干个谱带，不同的谱带相当于不同的振动能级跃迁。同一谱带内包含有若干个光谱线，每一根谱线又相当于不同的转动能级跃迁。

由于光与物质相互作用所产生的对光的选择性吸收与物质本身的结构有关（化合物的吸收带是由于分子中某些特有吸收带的化学功能基团——生色团的存在），也就是说，由于各种物质的分子具有不同的结构，因而具有特殊的频率，当所照射的光线和被照射物质的分子具有相同的频率时，就会发生共振现象，即光被该物质的分子所吸收，在该物质分子特征频率处将出现吸收带。我们利用吸收光谱的形状和吸收程度的大小即可对物质进行定性和定量的分析。

二、基本原理

朗伯-比耳(Lambert-Beer)定律是吸收光度法的基本定律；是说明物质对单色光吸收的强弱与吸光物质的浓度和厚度间关系的定律。Beer 定律说明吸光度与浓度的关系；Lambert 定律说明吸光度与厚度的关系。该定律同样适用于红外线吸收光谱法和原子吸收光谱法。

光束在每单位时间内所传输的能量或光子数是光的功率(辐射功率)，可用符号 P 表示。在光度法中，习惯上用光强这一名词代替光功率，并以符号 I 代表。

假设一束平行单色光通过一个含有吸光物质的物体(气体、液体或固体)，物体的截面积为 S，厚度为 L，如图5-12所示。物体中含有 n 个吸光质点(原子、离子或分子)。光通过此物体后，一些光子被吸收，光强从 I_0 降低至 I。

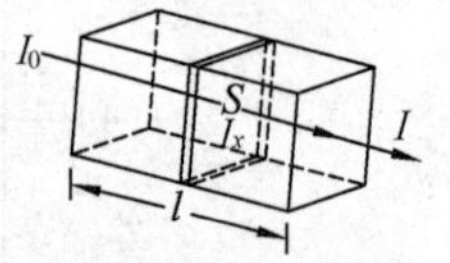

图 5-12　光通过截面积 S、厚度 l 的吸光介质

取物体中一个极薄的断层来讨论，设此断层中所含吸光质点数为 dn，这些能捕获光子的质点可以看做截面 S 上被占去一部分不让光子通过的面积 dS，即：

$$\mathrm{d}S=k\mathrm{d}n \tag{5.2}$$

则光子通过断层时，被吸收的几率是：

$$\frac{\mathrm{d}S}{S}=\frac{k\mathrm{d}n}{S}$$

因而使投射于此断层的光强 Ix 被减弱了 dIx，所以有：

$$-\frac{\mathrm{d}Ix}{Ix}=\frac{k\mathrm{d}n}{S}$$

由此可得，光通过厚度为 l 的物体时，有：

$$-\int_{I_0}^{I}\frac{\mathrm{d}I_x}{I_x}=\int_0^n\frac{k\mathrm{d}_n}{S}\quad -\ln\frac{I}{I_0}=\frac{kn}{S}$$

$$-\lg\frac{I}{I_0}=\lg e\cdot K\cdot\frac{n}{S}=E\cdot\frac{n}{S} \tag{5.3}$$

又因截面积 S 与体积 V，质点总数 n 与浓度 C 等有以下关系：

$$S=\frac{V}{l},n=V\cdot C$$

$$\therefore\ \frac{n}{S}=l\cdot C\qquad -\lg\frac{I}{I_0}=ECl \tag{5.4}$$

上式即为 Lambert-Beer 定律的数学表达式。其中 I/I_0 是透光率(transmitance,T)，常用百分数表示；又以 A 代表 $-\lg T$，并称之为吸光度(absorbance)，于是：

$$A=-\lg T=ECl\ 或\ T=10^{-A}=10^{-ECl} \tag{5.5}$$

上式说明单色光通过吸光介质后，透光率 T 与浓度 C 或厚度 l 之间的关系是指数函数的关系。例如，浓度增大一倍时，透光率从 T 降至 T^2。若以透光率的负对数为吸光度 A，则吸光度与浓度或厚度之间是简单的正比关系，其中 E 是比例常数，又称为吸光系数。

吸光度越大，表示该物质对光的吸收越强，透光度和吸光度都是用来表示入射光被吸收的程度，如表 5-6 和图 5-13 所示。

表 5-6　几种表示对光的吸收程度的量度之间的关系

入射光强度 I_a	透过光强度 I_t	吸收光强度 I_b	透光度 T	百分透光度 $T\%$	吸光度 A	吸光程度
100	100	0	1.00	100	$\lg\frac{100}{100}=\lg1=0$	增
100	75	25	0.75	75	$\lg\frac{100}{75}=\lg1.333=0.1249$	
100	50	50	0.50	50	$\lg\frac{100}{50}=\lg2=0.3010$	
100	25	75	0.25	25	$\lg\frac{100}{25}=\lg4=0.6021$	大
100	0	100	0	0	$\lg\frac{100}{0}=\lg\infty=\infty$	

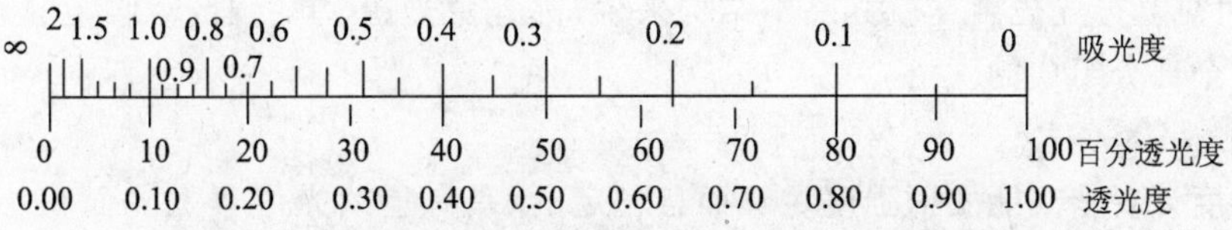

图 5-13　吸光度 A、透光度 T 及百分透光度 $T\%$ 的换算关系

由于透光度和浓度之间的反指数关系对定量分析很不方便，故引入吸光度 A，利用吸光度和浓度的正比关系测定样品的浓度，可带来更大的方便，如图 5-14 所示。

吸光系数的物理意义是吸光物质在单位浓度及单位厚度时的吸光度。在给定单色光、溶剂和温度等条件下，吸光系数是物质的特性常数，表明物质对某一特定波长光的吸收能力。不同物质对同一波长的单色光，可有不同吸光系数，吸光系数愈大，表明该物质的吸光能力愈强，灵敏度愈高，所以吸光系数是定性和定量的依据。

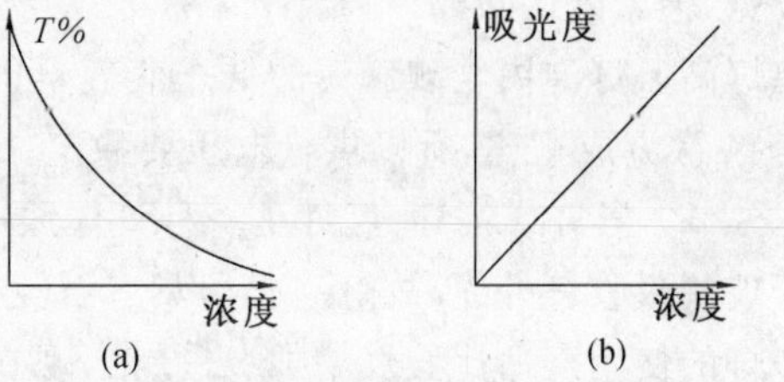

(a) 浓度 C 与透光度 T 的反指数关系

(b) 浓度 C 与吸光度 A 的直线关系

图 5-14　透光度、吸光度与浓度直线关系

吸光系数，有两种常用的表示方式：

(1) 摩尔吸光系数：是指在一定波长时，溶液浓度为 1 mol/L、厚度为 1 cm 的吸光度，一般用 ε 表示。

(2) 百分吸光系数或称比吸光系数：是指在一定波长时，溶液浓度为 1%(W/V)、厚度为 1 cm 的吸光度，用 $E_{1\,\mathrm{cm}}^{1\%}$ 表示。

吸光系数两种表示方式之间的关系是：

$$\varepsilon=\frac{M}{10}\cdot E_{1\,\mathrm{cm}}^{1\%} \tag{5.6}$$

式中，M 是吸光物质的摩尔质量。摩尔吸光系数一般不超过 10^5 数量级，通常 ε 在 $10^4\sim10^5$ 之间为强吸收，小于 10^2 为弱吸收，介于两者之间称中强度吸收，吸光系数 ε 或 $E_{1\,\mathrm{cm}}^{1\%}$ 不能直接测得，需用已知准确浓度的稀溶液测得吸光度换算而得到。例如，氯霉素(M 为 323.15)的水溶液在 278 nm 处有吸收峰。设用纯品配制 100 mL 含有 2.00 mg 的溶液，以 1.00 cm 厚的吸收池在 278 nm 处测得透光率为 24.3%。则：

$$E_{1\,cm}^{1\%}=\frac{-\lg T}{C \cdot l}=\frac{0.1614}{0.002}=307 \qquad \varepsilon=\frac{323.15}{10}\times E_{1\,cm}^{1\%}=9\,920$$

如果溶液中同时存在两种或两种以上吸光物质时，则溶液的吸光度将是各组分吸光度的总和。设同时存在有 a、b、c…吸光物质，分别有 n_a、n_b、n_c…个质点，又根据各自的吸光能力不同，(5.5)式中的 A 可有各自的值，于是：

$$A=-\lg\frac{I}{I_0}=l(E_a \cdot C_a+E_b \cdot C_b+E_c \cdot C_c+\cdots)=A_a+A_b+A_c\cdots \tag{5.7}$$

所以，只要共存物质不互相影响性质，即不因共存物而改变本身的吸光系数，则总吸光度是各共存物吸光度的和，而各组分的吸光度由各自的浓度与吸光系数所决定。吸光度的这种加合性质是计算分光光度法测定混合组分的依据。

三、紫外-可见光分光光度计的主要组成部分

紫外-可见光分光光度计就其基本结构来说，都是由光源、单色器、吸收池、检测器和信号显示系统 5 个部分组成的。

(一) 光源

分光光度计要求有能发射强度足够而且稳定的、具有连续光谱且发光面积小的光源。对分子吸收测定来说，通常希望能连续改变测量波长进行扫描的测定，故分光光度计要求具有连续光谱的光源。紫外区和可见光区通常分别用氢灯和钨灯两种光源。

(1) 钨灯和卤钨灯：钨灯光源是固体炽热发光的光源，又称白炽灯。发射光能的波长覆盖较宽，但紫外区很弱。通常取其波长大于 350 nm 的光为可见区光源。卤钨灯的发光强度比钨灯高。灯泡内含碘和溴的低压蒸气，可延长钨丝的寿命。白炽灯的发光强度与供电电压的 3～4 次方成正比，所以供电电压要稳定。

(2) 氢灯或氘灯：氢灯是一种气体放电发光的光源，发射自 150～400 nm 的连续光谱。由于玻璃吸收紫外光，故灯泡必须具有石英窗或用石英灯管制成。氘灯比氢灯昂贵，但发光强度和灯的使用寿命比氢灯增加 2～3 倍，现在仪器多用氘灯。气体放电发光需先激发，同时应控制稳定的电流，所以都配有专用的电源装置。

(二) 单色器

单色器是一种用来把光源发出的复色光分解为单色光并能任意改变所需波长的装置。它是分光光度计的心脏部分。主要由入口狭缝、出口狭缝、分光元件和准直镜等组成。而其中分光元件又为关键性部件，常用的有棱镜或光栅。转动棱镜和光栅的波长盘就改变了单色器出射光束的波长。单色器的质量好坏，主要决定于分光元件的质量。

(1) 棱镜单色器：棱镜是能把复色光分解成单色光的色散元件。其原理系基于透明物质(玻璃或石英)的折射率和光的波长有关。波长越长，传播速度越快，折射率越小；波长愈短，传播速度越慢，折射率也越大。因而棱镜能将不同波长的光分开。由棱镜作色散元件的棱镜单色器的结构原理如图 5-15 所示。

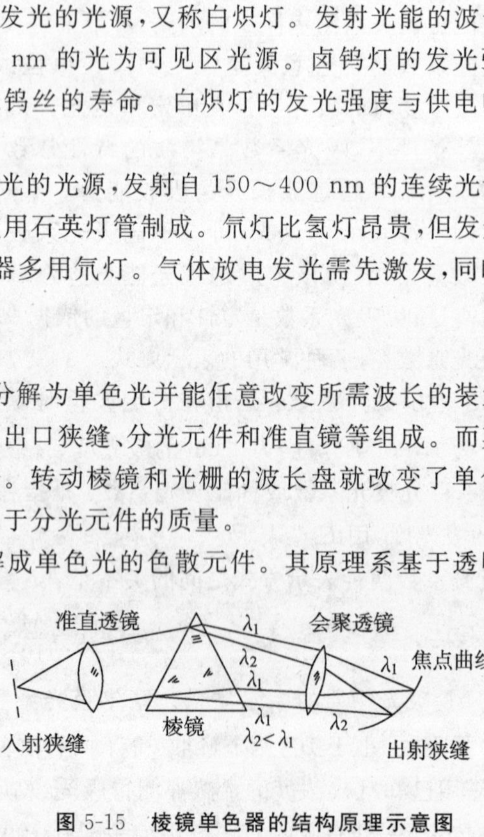

图 5-15　棱镜单色器的结构原理示意图

当然，棱镜的色散特性与棱镜的材料、几何形状也有关系。一般采用 60°棱镜，以增大色散和减少反射损失。如用石英作棱镜，则为消除石英的旋光性，采用一个左旋的，一个右旋的 30°棱镜组合成一个 60°棱镜（称为科尔钮棱镜）。也可用一个 30°棱镜，在其纵轴上镀银（或镀铝），入射光进入棱镜并经银面反射后，再从入射表面离开棱镜（称为利特罗棱镜）。玻璃棱镜，因它对紫外线吸收强，故多用在可见光分光光度计上，而石英棱镜则可用于紫外-可见光光谱区。

无论哪种棱镜，它们的色散都是非线性的。长波长，色散率小；短波长，色散率高。为此，欲得到相同的光谱强度，狭缝宽度要随波长而改变，其光谱系非匀排光谱。而光栅单色器的光谱系匀排光谱。3 种单色器的光谱线分布比较如图 5-16 所示。

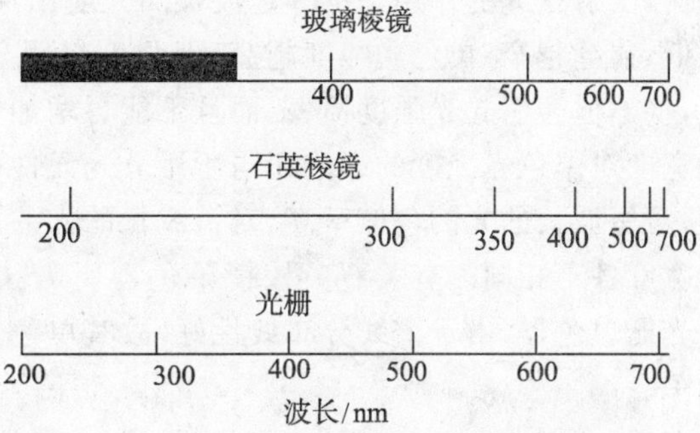

图 5-16　3 种类型单色器的光谱线分布比较

（2）光栅：光栅是一高度抛光的表面上刻出大量平行、等距离的槽，射到每一条槽上的光被衍射或散开成一定的角度，在其中的某些方向产生干涉作用，使不同波长的光有不同方向，出现各级明暗条纹，形成光栅的各级衍射光谱。光栅色散后的光谱与棱镜不同，光栅的光谱是由紫到红，各谱线间距离相等是均匀分布的连续光谱。光栅光谱是多级的（包括一、二、三级等谱线），级序增大光谱增宽，光强减弱，光栅光谱各级重叠，相互干扰，因此需用滤光片滤去高级序光谱。实用的光栅是一种称为闪耀光栅（blazed grating）的反射光栅（图 5-17）：其刻痕是有一定角度（闪耀角 β）的斜面，刻痕的间距 d 称为光栅常数，d 愈小色散率愈大，但 d 不能小于辐射的波长。这种闪耀光栅，可使特定波长的有效光强度集中于一级的衍射光谱上。用于紫外区的光栅，用铝作反射面，在平滑玻璃表面上，每毫米刻槽一般为 600～1 200 条。近年来采用激光全息技术生产的全息光栅（holographic grating）质量更高，已得到普遍采用。

图 5-17　棱镜色散与光栅色散

（3）透镜和狭缝系统：透镜和狭缝系统的作用是控制光的方向，调节光的强度和取出所需单色光。透镜和狭缝系统对单色器性能及所获单色光的纯度和强度有很大影响。对于透镜，要求它透光和聚光性能良好，以减少光强度损失；而对于狭缝，它由两片经过精密加工而有锐利边缘的金属片组成，狭缝两边必须保证准确地平行，并处于同一平面上，如图 5-18 所示。

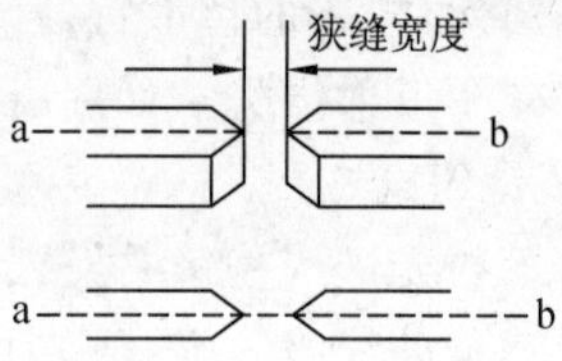

图 5-18　狭缝的构造

狭缝宽度可固定，也可微调。入射狭缝好似一个光源，其像被聚焦在出射狭缝上。入射狭缝的作用是限制杂散光进入单色器，出射狭缝的作用是把一定波长的光射出单色器。狭缝越宽，光强度越大，而单色光纯度降低；狭缝越窄，单色光纯度越高，但强度将明显下降。狭缝过窄超过瑞利(Rayleigh)绕射极限，将不但会引起光强度损失，而且不能再增加单色光纯度。因此，狭缝需保持一定的宽度。狭缝宽度对单色光纯度的影响还与所用分光元件和入射光波长有关。由于棱镜的色散是非线性的，对短波长的光的色散率高，对长波长的光的色散率低，故为得到相同纯度的出射光，所需狭缝宽度各不相同。有关石英棱镜单色器所需狭缝宽度与光的波长的关系见图 5-19 所示。而对光栅单色器，由于谱线分布线性好，故其单色光的纯度仅与狭缝宽度有关，而与入射光波长无关。

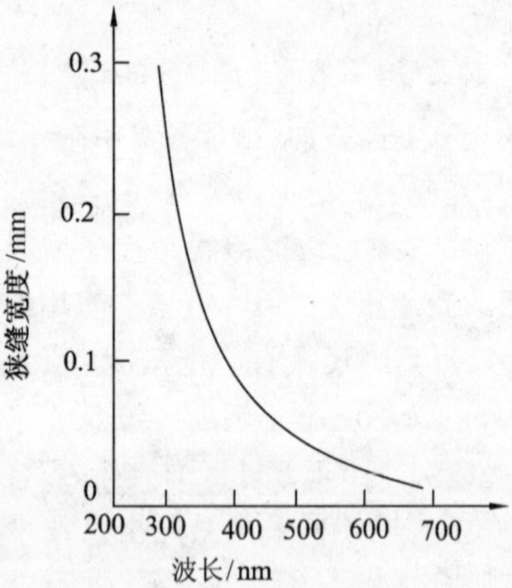

图 5-19　保持石英棱镜单色器的有效带宽为 1 mm 时所需狭缝宽度与光的波长的关系

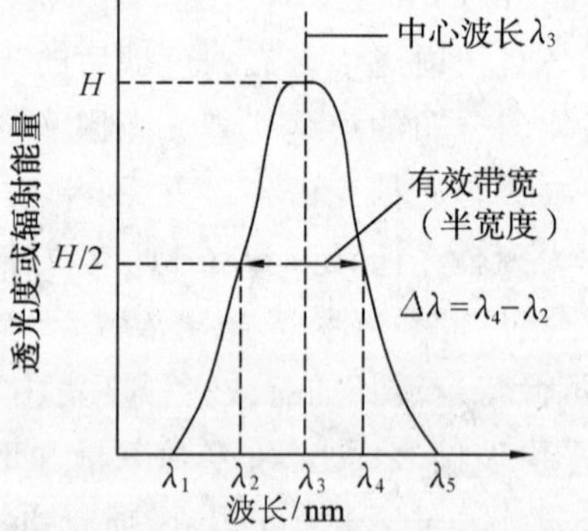

图5-20　单色器产生的单色光的波长范围和能量分布

单色器质量好坏的主要指标是它所产生的单色光的纯度的高低。任何单色器产生的单色光都不可能是绝对纯的，仍然是一定波长范围的光，如图 5-20 所示。单色光的纯度常用有效带宽来表示。

有效带宽定义：透光度（或辐射能量）为其最大透光度（辐射能量）一半时所含的波长范围。有效带宽又称“对称带宽”或“通带”。有效带宽越小，表示单色光越纯或单色器质量越高。有效带宽由单色器的分光元件的特性和狭缝宽度共同决定，其关系为：

$$\text{有效带宽}=\text{线性色散倒数}\times\text{狭缝宽度} \tag{5.8}$$

其中线色散率 $dl/d\lambda$ 是表示两条纯数学的光谱线在光谱成像焦面上的距离。采用线性色散率的倒数 $d\lambda/dl=1/dl/d\lambda(\mu/mm)$ 是为了方便计算。所以通过改变狭缝宽度，就可改变有效带宽，当然也可改变单色光的强度。

分光光度计对光谱的分辨率即分辨两条邻近谱线的能力，取决于棱镜和光栅的分辨能力。常用“分辨率”来表示：

棱镜的分辨率

$$R=\frac{\lambda}{\Delta\lambda}=b\,\frac{dn}{d\lambda} \tag{5.9}$$

式中，λ 为可分辨紧邻两条谱线的平均波长，即 $\lambda=\frac{\lambda_1+\lambda_2}{2}$，$\Delta\lambda$ 为两根谱线的波长差，即 $\Delta\lambda=\lambda_2-\lambda_1$，$b$ 为棱镜的有效底边长，$dn/d\lambda$ 为棱镜材料的色散率，n 为棱镜所用材料的折射率。

光栅的分辨率

$$R=\frac{\lambda}{\Delta\lambda}=mN \tag{5.10}$$

式中，m 为光谱的级数，N 为光栅总刻线数。R 越大，表示分辨率越高，将相邻谱线分辨开的能力越强。

现代高级分光光度计采用双单色器，即包含两个光栅或两个棱镜；或一个棱镜与一个光栅，以用来减少杂散光，提高仪器的分辨能力。

在讨论各种单色器中，还要提及的一点是杂散光的影响及消除问题。在单色器出射光束中往往会混有少量与仪器指示的波长十分不同的光波，这些异常波长的光称为“杂散光”。杂散光极为有害，严重影响吸光度的正确测量。它产生的主要原因是：各光学部件和单色器的外壳内壁的反射；大气或光学部件表面上尘埃的散射等。因此，为减除杂散光，单色器是用罩壳封闭起来的，且内壁涂以黑色吸收杂散光，通常不允许随意打开罩壳，以避免尘埃与烟雾进入或划伤黑体。

（三）吸收池（比色杯、比色皿、比色池）

一般由玻璃、石英和熔凝石英制成，是用来盛被测溶液和决定透光液层厚度的器件。在低于 350 nm 的紫外区工作时，必须用石英池或熔凝石英池。常用吸收池光程为 0.1～10 cm，其中以 1 cm 池最常用。所谓光程即为“透光厚度”，也就是两透光面之间的距离。比色皿一般为长方体，也有圆鼓形或其他形状，以长方体最为普遍。依用途不同，吸收池可分液体吸收池、气体吸收池、可装拆吸收池、微量吸收池及流动吸收池数种。对不同浓度的样品可采用不同光程的样品池。根据光吸收定律：

$$A=\varepsilon bC \tag{5.11}$$

对于浓度较大的样品可采用小光程样品池，然后把所测得的值乘以缩小光程的倍数，即为样品实际吸光度值。反之，对于浓度较小的样品可采用长光程池，然后将测得的值除以增长的倍数即可。

比色皿的质量指标主要包括透光面玻璃的光学性能和比色皿的几何精度两个方面。吸收池应注意：两窗口间距离要准确；窗口应垂直于光路；使用前后应将吸收池彻底清洗；操作时手指不要触及池窗口，以免污染影响透光特性；比色皿中不要长期放置含有腐蚀玻璃物质的溶液，也不得在火焰或电炉上进行加热或烘烤比色皿。

（四）检测器

分光光度计中常用的接收器按其检测机理的不同可分为光电转换器和热电转换器两大类，而紫外-可见光分光光度计通过光电转换。

光电转换器按其检测原理又可分为外光电效应接收器和内光电效应接收器两种。

1. 外光电效应接收器

某些金属在吸收了入射的辐射能量后其内部电子的动能将会增加，当动能增加到能克服表面势垒而逸出金属时，则有光电电子发射，这种光电现象被称为外光电效应。

紫外-可见光分光光度计中常用的外光电效应接收器有光电管和光电倍增管两大类。

(1) 光电管：是利用碱性金属的外光电效应制成的二极电子管。管内的阴极 K 与电源负极相连，阳极 A 接在正极上，电源电压通常低于 100 V。当光照射到阴极 K 时，光电阴极材料被激发出电子，形成光电流。光电管的工作原理见图 5-21。

光电管具有以下几个基本特性：

① 阴极灵敏度：它是光电管电路内的光电流 ip 与入射辐射通量之比，单位为 μA/lm。它反映光阴极材料的光谱灵敏度。

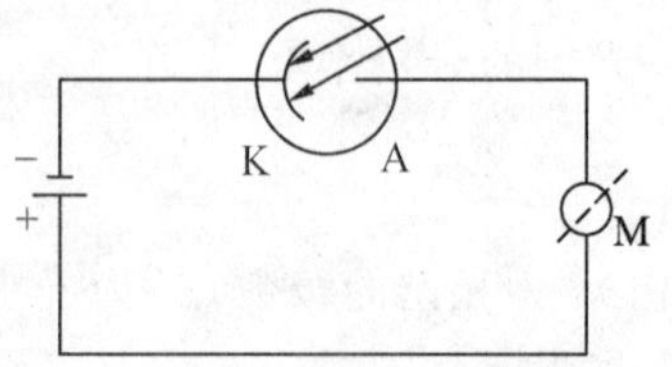

图 5-21　光电管的工作原理图

② 线性范围：在不改变入射光束的光谱成分时，光电流应与光束强度成线性关系。但是由于存在着各种二次光变效应等原因，使光电流与光束强度之间的比例关系受到破坏。在实际使用中总是希望光电管线性范围能大一些。光电管线性范围的大小与光阴极材料的特性和入射光束的光谱成分有关。

③ 最小可测能量：每一种光电接收器都有一个照度上限，当入射通量超过照度上限时，光电管工作就不稳定，而且寿命也会显著缩短。同样每一种光电接收器也有一个最小可测能量，这主要是由它的暗电流决定的。当入射辐射强度低于最小可测能量时，光电管就不可能输入有效的光电流信号。暗电流往往由两部分组成：一部分是热电流，由光阴极的热电子发射所致；另一部分是漏电流，这是由光电管的底座表面漏电而造成的。对于一般的光电管来说，暗电流主要是由漏电流所决定的。光电管的结构可分为中央阴极式、中央阳极式和平行板电极式三种，如图 5-22 所示。光电管的光谱灵敏度主要决定于光阴极的灵敏度。

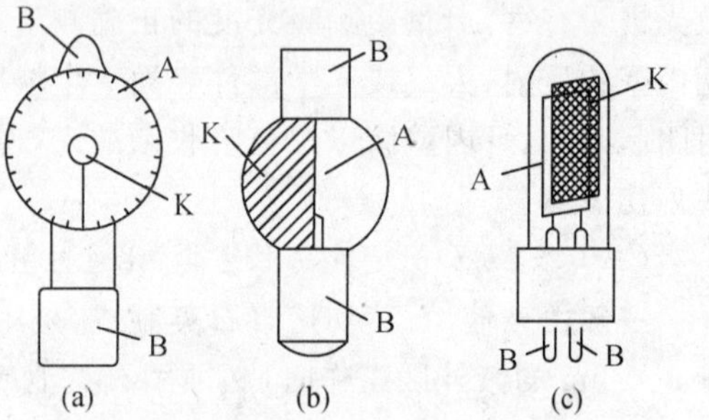

图 5-22　光电管的结构式示意图

A：阳极　K：阴极　B：阳极和阴极接线柱

(2) 光电倍增管：光电倍增管实际上是利用外光电效应与多级二次发射体相结合而制成的光电器件。其工作原理见图 5-23。

光电倍增管中有一个表面涂敷有光敏材料的阴极 K，若干个（通常为 9～13 个）二次电子发射极，又叫打拿极，其形状的设计与位置的排列要既符合电子聚焦的要求，又不能使空间占得太大。外加负高压到阴极 K，经过一系列分压电阻（R_1～R_n）使电压依次均匀分布在各打拿极上，A 为阳极。

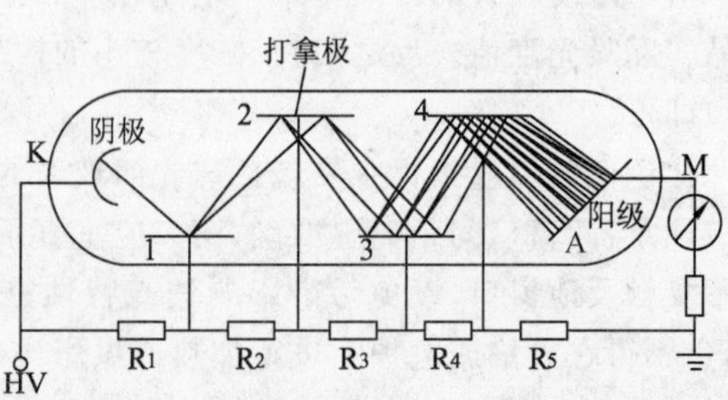

图 5-23　光电倍增管的工作原理示意图

当入射光照射到阴极 K 上，K 释放出光电子。释放的一次光电子碰撞到第一个打拿极上，就可以放出增加了若干倍的二次光电子，二次光电子再碰撞到第二个打拿极上，又可以放出比二次光电子增加了若干倍的光电子。如此碰撞下去，到最后一个打拿极上放出的电子可以比最初阴极放出的电子多到 10^6 倍以上，最后，倍增了的电子射向阳极而形成电流，最大电流可达 10 μA。这样，光电倍增管就将光电信号转换成电信号，而且还放大了许多倍。

2. 内光电效应接收器

常见的内光电效应接收器有光敏电阻和光电池两大类。

(1) 光敏电阻：某些半导体材料在吸收入射光能量后电阻率降低，电导明显增加而产生光电导现象。这种在物质内部因电子在不同能级间的跃迁而形成的光电现象被称为内光电效应，其电导随着入射通量而增加。这种光电转换器件被称为光敏电阻。常用的光敏电阻材料有硫化镉(CdS)、硒化镉(CdSe)、锑化镉(CdSb)、硫化铅(PbS)、硒化铅(PbSe)、锑化铅(PbSb)等。室温下的光敏电阻结构简单、体积小。但是它的光谱响应范围窄、稳定性差。

(2) 光电池：上述几类光电转换器件都需要在外加的辅助电源下才能工作，而光电池则是利用半导体材料的另一种特性制成的。当外界入射光照射在此种半导体层上时，其受光面与背光面会形成电势差，此电势差的大小与入射光强度有关。如果在器件两端接上负载，那么在闭合回路中就产生光电流，而不需要外加的辅助电源。

目前使用的光电池主要是硅光电池，它的结构如图 5-24 所示。在 N 型的硅片上形成一层 P 型构造，当在黑暗环境下，通过 P-N 结的仅仅是微弱的暗电流，暗电流的大小和环境温度成正比。当光电池受光照射时，内部电子被激发，如果激发的能量超过带间能量差(band gap)的话，电子将被拉进导带，失去电子的分子成为空穴。这些电子空穴对，只要活动到 P-N 结附近就立即被拉向 P 区和 N 区而形成和内建场相反的光生电场，于是产生光生电动势，如果在器件的两端接上负载，那么在闭合回路中就可以产生光电流。

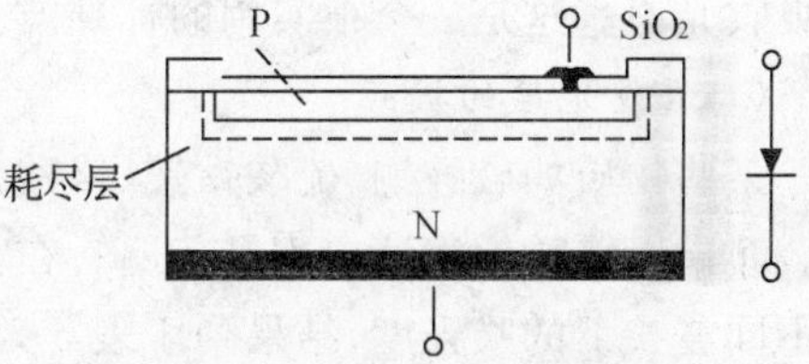

图 5-24　硅光电池结构示意图

光电流的性能指标主要有：光谱响应范围、短路电流、暗电流、旁路电阻、结电容、噪声等。有的制造厂将光电二极管和前置放大器集成在同一块集成电路上，给使用带来极大便利。

(五) 信号显示系统

紫外-可见光分光光度计一般多采用数字显示、自动记录仪、CRT 显示、打印输出等。许多型号的紫外-可见光分光光度计内置微型计算机，除对仪器进行操作控制外，还可进行数据处理等工作。

四、分光光度计的校正

即使一台性能良好的分光光度计，在正式使用之前，也需要对仪器的重要性能指标如波长的准确度、吸光度的准确度以及吸收池的光学性能等进行检查或校正。

(一) 波长的校正

氢灯或氘灯的发射谱线中有几根原子谱线，可作为波长校正用，常用的有 486.13 nm(F 线)和 656.28 nm(C 线)。

稀土玻璃(如镨钕玻璃、钬玻璃)在相当宽的波长范围内有特征吸收峰，可以很方便地用来检查和校正分光光度计的波长读数。某些元素辐射产生的强谱线也可以用于检查和校正波长，如汞灯的 546.1 nm 是强绿色谱线，钾的 776.5 nm，铷的 780.0 nm 以及铯的 852.1 nm 都可应用。在可见光区校正波长的最简便方法是绘制镨钕玻璃的吸收光谱(见图 5-25)。

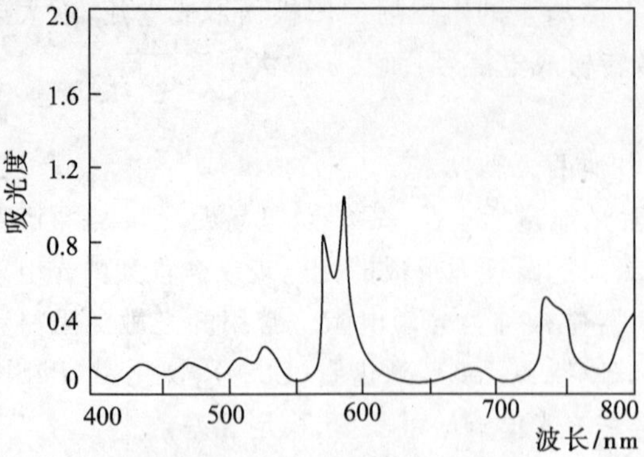

图5-25　镨钕玻璃滤光片的吸收光谱

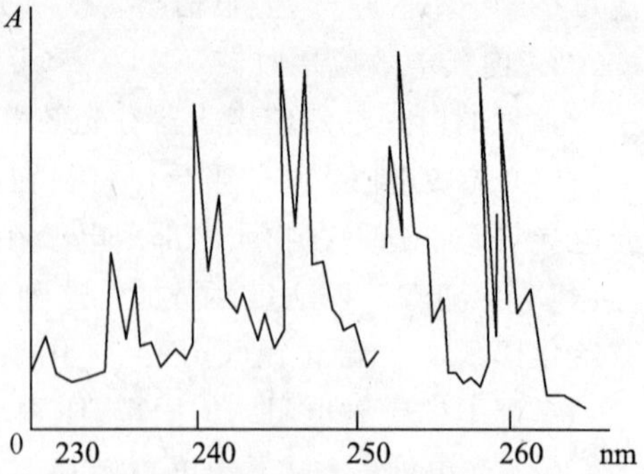

图5-26　苯蒸气的吸收光谱

苯蒸气在紫外区有很特征的吸收峰,如图 5-26 所示。用它来检查波长读数也是非常方便的。只要在吸池内滴一滴液体苯,盖上吸收池盖,待苯挥发充满整吸收池后,即可测绘苯蒸气的吸收光谱。这是一个很实用的标准波长校正器。

(二) 吸光度的校正

某些物质如硫酸铜、硫酸钴铵、铬酸钾的标准溶液,可用来检查或校正分光光度计的吸光度。其中以铬酸钾溶液应用最普遍。在 25℃时,将该溶液盛放在 1 cm 厚的吸收池内,测定其在不同波长下的吸光度,结果列于表 5-7。注意若在溶液中含杂质,则对吸光度有影响。这种校正方法适用于紫外及可见光光区。

表 5-7　铬酸钾溶液的吸光度

波长(nm)	吸光度	波长(nm)	吸光度	波长(nm)	吸光度	波长(nm)	吸光度
220	0.455 9	300	0.151 8	380	0.928 1	460	0.017 3
230	0.167 5	310	0.045 8	390	0.684 1	470	0.008 3
240	0.293 3	320	0.062 0	400	0.387 2	480	0.003 5
250	0.496 2	330	0.145 7	410	0.197 2	490	0.000 9
260	0.634 5	340	0.314 3	420	0.126 1	500	0.000 0
270	0.744 7	350	0.552 8	430	0.084 1		
280	0.723 5	360	0.829 7	440	0.053 5		
290	0.429 5	370	0.991 4	450	0.032 5		

(三) 吸收池的校正

校正吸收池的方法如下:在吸收池 A 内装入试样溶液,在吸收池 B 内装入参比溶液。测量试液的吸光度,然后倾出吸收池内的溶液,洗净吸收池。再分别在吸收池 A 内装入参比液,在吸收池 B 内装入试样溶液,测量吸光度。要求前后两次测得的吸光度差值应小于 1%。在校正吸收池时,应多选择几个波长测量吸光度,得到的校正值可供以后实验中使用。

五、常见的紫外-可见光分光光度计

(一) 单光束紫外-可见光分光光度计

单光束紫外-可见光分光光度计是一类结构较为简单、使用较方便的常用分光光度计。由于其功能较少,体积较小,售价相对较低,在使用和日常维护方面也都比较方便。因此,单光束紫外-可见光分光光度计在各方面都得到了广泛的应用。它不但可以用于科研领域，而且可以作为生产现场日常分析仪器，广泛应用于化工、涂料、制药等行业的中间控制上。

从设计原理和结构方面来看，单光束紫外可见光分光光度计具有以下几个特点：

(1) 单光束光路，从光源经试样到接收器只有一个光通道。在使用过程中要在这惟一的光路中依次对参考样品和待测样品进行测定，然后将二次测定数据进行比较或计算，才能获得最终的测定结果。

(2) 仪器只有一个色散元件，因此工作波长范围较窄。

(3) 通常采用直接接收放大显示的简单电子系统，用电表或数字表显示，没有较复杂的自动侍服控制、操作或记录系统。

(4) 结构较简单、附件少、功能范围小。一般不能进行波长自动扫描，不能自动记录测定结果，不能对测定结果进行运算，不能做特殊试样如湿浊样品、不透明样品、粉末样品或在特殊条件下如高温、低温、恒温等的测定工作。

单光束紫外-可见光分光光度计虽然结构简单、功能较少、大都不能自动记录，但因价格便宜、使用方便、维护简单，所以各国都大量生产，应用也极广泛。这一类型分光光度计中，最具代表性的是上海分析仪器厂生产的751型紫外-可见光分光光度计。

上海分析仪器厂生产的751型紫外-可见光分光光度计已有几十年的历史，其中有过几次较大的改进，从751型到751G型，再到目前的751GW型，但它基本的结构程式仍然未变。下面就751GW型紫外-可见光分光光度计作一简单介绍，其光学系统见图5-27。

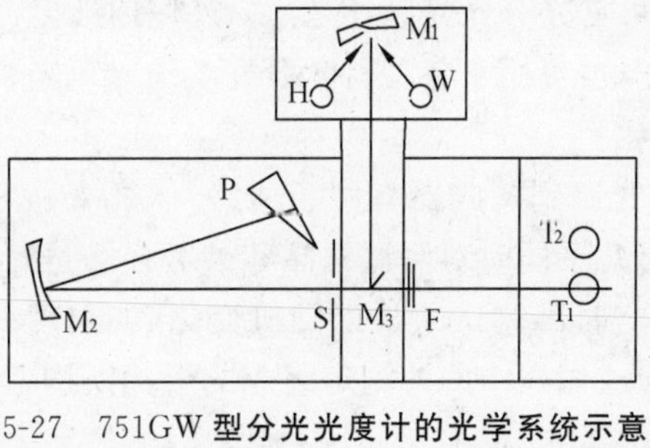

图5-27 751GW型分光光度计的光学系统示意图

H：氢弧灯 W：钨灯 M_1：反射镜 M_2：半透半反镜 M_3：自准直镜

P：棱镜 S：狭缝 F：滤光片 T_1：紫敏管 T_2：红敏管

751GW主要技术指标：

波长范围： 200～1 000 nm。

波长刻度间隔：

200～250 nm，0.2 nm/格；

250～350 nm，0.5 nm/格；

350～450 nm，1.0 nm/格；

450～600 nm，2.0 nm/格；

600～1 000 nm，5.0 nm/格。

波长准确度误差：

±0.3 nm(Hg 237.80 nm处)；

1.0 nm(Hg 579.96 nm处)。

准直镜焦距：　500 nm。

分光系统：　自准式，littrow。

色散棱镜参数：　30℃熔融石英棱镜，斜边长 65 mm，高度 50 mm。

透射比测量范围：　0～100％。

吸光度测量范围：　0～2A(各 d 值 3A)。

浓度测量范围：　0～9 999 U。

狭缝宽度：　0～2 mm。

T-A 转换精度：　±0.000 5Abs。

定时打印时间范围：　5～255 s(分度值 1s)。

定时打印次数：　1～99 次。

稳定性：　暗电流≤0.2％T/3 min；

光电流≤0.5％T/3 min。

透射比准确度：　±0.5％T。

透射比重复性：　≤0.5％T。

751 型分光光度计虽然有相当大的社会拥有量，不过由于仪器的分光系统采用的是非线性色散棱镜，波长与棱镜转角不成线性关系，维修时必须进行繁复的波长定标和校正工作，许多新的分析方法无法运用，功能范围受到了一定限制。

(二) 双光束自动记录紫外-可见光分光光度计

双光束自动记录紫外-可见光分光光度计是国内外使用最多，性能较完善的一类分光光度计。既可用于日常分析工作，也可用于各种科学研究工作。双光束紫外-可见光分光光度计在原理和结构方面有如下特点：

(1) 双光束光路：即从光源到接收器有两条通路，试样光路和参考光路。因此双光束分光光度计可以在 2 条光路上几乎同时对测试样品和参考样品进行测定，可直接获得试样的测定数据，还可以自动补偿测定时因测试条件的随机变化(如温度变化、电源电压波动、仪器扫描、记录系统的间隙变化等)或试样中的非测定组分的干扰所引起的影响，比单光束仪器使用更方便、更准确。

(2) 结构较完善：可以自动进行波长扫描，自动记录各波长处的光度变化曲线，获得准确的试样光谱曲线；也可以外接数据输出、打印设备或微型计算机，实现高性能自动化运行。

(3) 可装备多种附件，功能范围宽：能对特殊试样或在特定的条件下完成各种特殊测定任务，因此特别适用于各种科学研究任务。

(4) 光、机、电紧密结合：可以广泛采用先进技术和新型元器件，使仪器的性能指标和功能范围不断提高、扩展。

属于这一类型的分光光度计品种最多、规格各异，许多国家都生产，现就常见的几种仪器作一介绍。

上海第三分析仪器厂生产的 730 型双光束紫外-可见光分光光度计的主要技术性能指标：

工作波长范围：　195～850 nm。

光谱带宽：　0.2～5 nm。

分辨率：　0.2 nm。

波长精度：　±0.75 nm。

波长重复性：　　　0.5 nm。

测光范围：　　　　0～100%T；

　　　　　　　　　0～1.999A。

扫描速度：　　　　12.5,25,50,100,200 nm/min。

730 型光学系统图见 5-28。

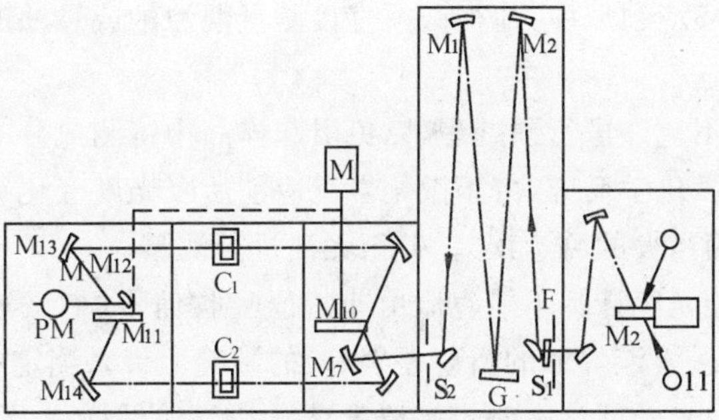

图 5-28　730 型双光束分光光度计光学系统图

日本岛津公司生产的 UV-365 型双光束单色器自动记录分光光度计的主要技术性能指标：

工作波长范围：　　185～2 500 nm。

分光器：　　　　　色散棱镜、光栅双单色器。

波长精度：　　　　±0.3 nm(185～400 nm)；

　　　　　　　　　±0.4 nm(400～800 nm)；

　　　　　　　　　±0.7 nm(800～2 500 nm)。

波长重复性：　　　≤±0.1 nm。

分辨率：　　　　　0.1 nm(250 nm 处)。

测光精度：　　　　±0.002Abs(在 0.5Abs)；

　　　　　　　　　±0.004Abs(在 1.0Abs)。

测定范围：　　　　吸光度 0～4A；

　　　　　　　　　透过率 0～200%T。

基线校准：　　　　用计算机存档自动校正。

UV-365 型光学系统图见图 5-29。

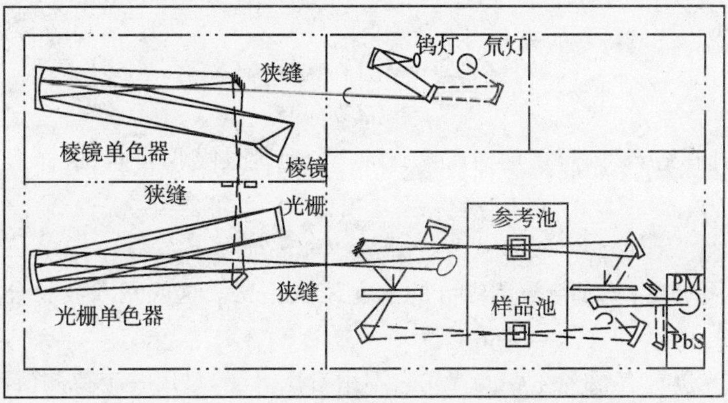

图 5-29　UV-365 型双束分光光度计光学系统图

与UV-365型同一类型的仪器还有日立公司生产的UV-320型、UV-330型、UV-340型；岛津公司生产的UV-240型、UV-250型、MPS-2000型等。特别是MPS-2000型不但能测量透明样品，还能测量混浊样品、半透明样品，甚至不透明的样品。

（三）双波长/双光束分光光度计

随着科学技术的发展，各行业对分光光度计的要求也愈来愈高。主要包括3个方面：

（1）在生物化学和环境领域中，往往必须直接测量混浊的或悬浊的样品，甚至要求直接测量活性生物体组织。

（2）有些分析样品不允许进行预处理，以免引起样品中待测成分的存在状态变化。

（3）要求直接测量微化学反应，由于微化学反应前后吸光度变化很小，如果用单波长分光光度计分析，将会产生相当大的测量误差，甚至无法进行测量。

由于单、双光束分光光度计都不能克服由非特征吸收信号（如试液混浊引起的散射，比色皿—空气界面与比色皿—溶液界面的折射差别等）的影响而带来测定中的误差，为此提出了双波长测定法，用双波长分光光度计来测定高浓度试样和混浊试样以及多组分混合物的定量分析具有很大的优越性，提高了灵敏度和准确度。Chance实验室在1951年首先设计了世界上第一台双波长分光光度计。以后Aminco-Bowman公司、日立公司和岛津公司等先后研制设计了各种类型的双波长分光光度计，如156型、356型、556型和557型；UV-300型、UV-3000型等。目前国产的有WFZ800-S型双波长自动记录分光光度计。

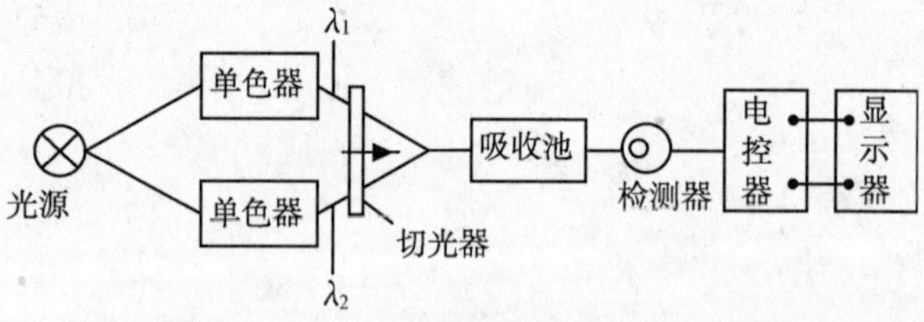

图5-30　双波长分光光度计的结构方框图

从图5-30可知双波长分光光度计的基本原理，是从同一个光源发出的光分成两束，分别经过两个单色器，得到两束具有不同波长（λ_1 和 λ_2）的单色光，利用切光器使这两束光以一定的时间间隔交替地照射到同一个试样池。经过光电倍增管和电子控制系统，在记录器上显示出两束光（λ_1 和 λ_2）的吸光度差 ΔA，即 $\Delta A = A_{12} - A_{11}$。只要 λ_1 和 λ_2 选择得适当（一个波长为吸收物质的 A 最大，另一个波长为吸收物质不吸收或吸收很少的波长），ΔA 就为消除非特征吸收影响（或称扣除了“背景吸收”）的吸光度。

设在双波长测定中，入射到试样池的两束光强度相同，对应波长分别为 λ_1 和 λ_2，其中 As 为背景吸收，则有：

$$A_{11} = \varepsilon_{11} Cb + As_1 \qquad (5.12)$$

$$A_{12} = \varepsilon_{12} Cb + As_2 \qquad (5.13)$$

若 λ_1 和 λ_2 选择适当，则可认为 $As_1 = As_2 = As$，即背景吸收相同，这样透过试样池的两束光的吸光度差值为：

$$\Delta A = A_{12} - A_{11} = (\varepsilon_{12} - \varepsilon_{11}) Cd \qquad (5.14)$$

从(5.14)式可看出：ΔA 与被测组分的浓度 C 成正比。这就是双波长分光光度法定量分析的依据。

双波长分光光度计有很多优点。首先它不用参比溶液，只用一个待测溶液，完全扣除了背景，大大提高了测定的准确度，可用于微量成分的测定；其次可用于相互有干扰的多组分混合物中，不经分离可直接进行各组分的分析。对于生物材料、医药、食品等试样的分析具有特殊重要意义。

现以 WFZ800-S 型为例，说明双波长仪器的工作原理。其光路图如图 5-31 所示。

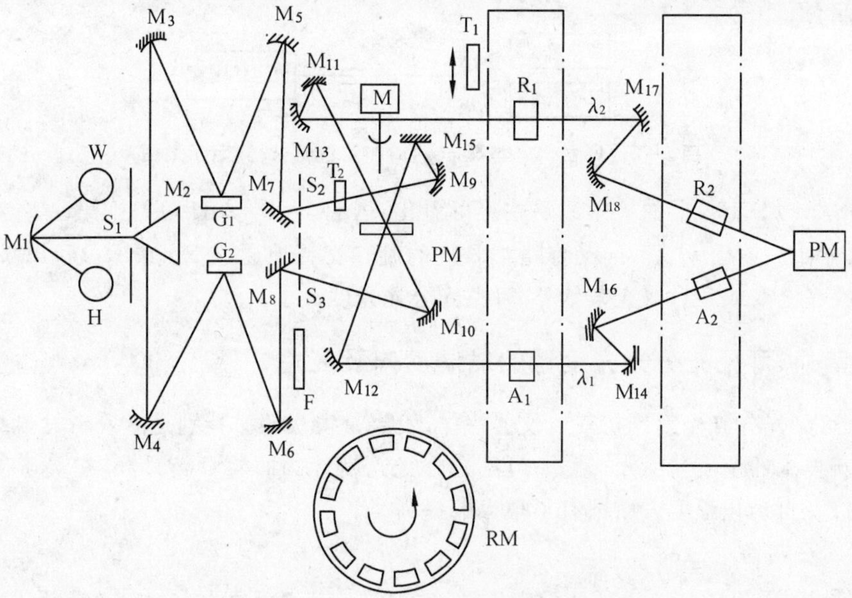

图 5-31　WFZ800-S 型仪器光路图

H：氘灯　W：钨灯　M_2：反射镜　M_1、M_3、M_4、M_5、M_6、M_9、M_{10}、M_{12}、M_{13}、M_{16}、M_{17}、M_{18}：凹面反射镜　M_7、M_8、M_{11}、M_{15}：平面反射镜　F：滤光片　T_1、T_2：遮光板　S_1、S_2、S_3：狭缝　R_1、R_2：参比池　A_1、A_2：样品池　RM：光束调制旋转镜　G_1、G_2：光栅　M：马达　PM：光电倍增管　λ_1、λ_2：光的波长

当光源 H 或 W 所发出的光经 M_1 会聚后进入两个单色器的共同入射狭缝 S_1，从 S_1 入射的光经 M_2 分成前后两路，一路经 M_3、G_1、M_5、M_7 和 S_2 射出单色光；另一路经 M_4、G_2、M_6、M_8 和 S_3 射出单色光。通常把前者称为第一单色器，把后者称为第二单色器。在某一特定位置下，由第一单色器出射的光，其波长为 λ_1，而由第二单色器出射的光，其波长为 λ_2。

如果将 T_2 关闭，挡住通往 R_1 的光 λ_2，则参比光束就不存在。这时，在某一瞬间 λ_2 经 M_{10}、RM 反射镜（图中阴影部分）、M_{12}、A_1、M_{16}、M_{18}（A_2）后进入 PM；而在另一瞬间（光束调制旋转镜转动某一角度），λ_1 经 M_9、M_{15}、RM（图中白框部分）、M_{12}、A_1、M_{16}、M_{18}（A_2）后进入 PM。由此可见，λ_1 和 λ_2 在 RM 以后的传播途径完全一样，而只存在一个时间差。也就是说，λ_1 和 λ_2 交替通过样品池 A_2（或 A_1）的同一部位。若将 λ_2 作为样品光束，则把 λ_1 作为参比光束。因此，参比光束和样品光束通过同一样品池的同一部分，体现了双波长分光光度计的重要特点。由于 λ_1 和 λ_2 比较接近，加之液池、溶剂、其他物质的吸收及样品表面的反射等条件均相同，故使仪器的精确度大大提高。

应当指出随着仪器的发展，双波长分光光度计常常同时可作双光束测定。从图5-32可看出，日立 557 型既可作双波长测定，又可作双光束测定。图5-32(a)中，一个单色器被光闸关掉，另一单色器的光束由斩波器分成两路，进行双光束测定。在图5-32(b)中，两个波长的光束借助于斩波器，以一定频率交替通过样品池，记录样品在此两波长的吸光度差来正确测定样品的真实的吸光度。

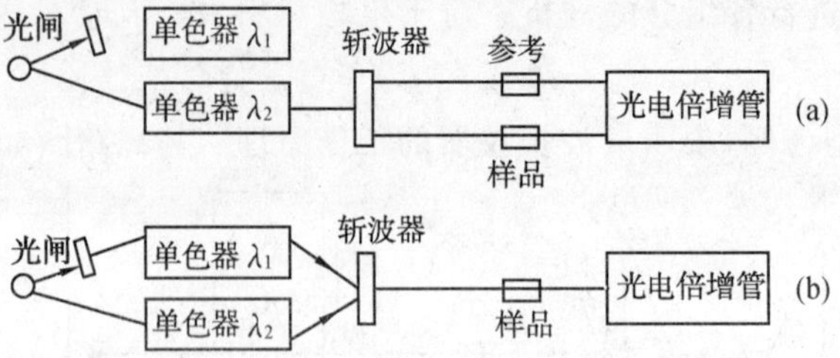

图 5-32　日立 557 型双光束(a)和双波长(b)测定示意图

在 WFZ800-S 型仪器的光学线路中也可看出，若打开 T_2，关闭 T_1，则第一单色器的作用被切断，仪器中只射出 λ_2，而 λ_2 又将随着 RM 的旋转交替地通过 R_1（或 R_2）和 A_1（或 A_2），这时仪器也就完全变成一台双光束紫外-可见光分光光度计了。

六、紫外-可见光分光光度计的发展动向及应用

紫外-可见光分光光度计与其他仪器一样，发展是很快的。特别是随着新材料、新元件、新工艺以及新技术的发展与引入，紫外-可见光分光光度计的面貌日新月异，在灵敏度、准确度、使用范围以及自动化程度方面都有了很大的提高。

（一）发展动向

1. 微机化

由于微机的普遍应用，仪器的使用可靠性大幅度提高；由于微机控制（如自动调零、自动调整基线、自动扫描、自动控制狭缝、自动补偿、自动更换光源和光电转换器、对错误操作和仪器不正常自动报警、波长自动校正等），使仪器每次开机都能自动调整至最佳状态；同时微机化也使信息处理数字化，使运算精度提高；且采用了电视显示和电子计算机绘图，改善了整机的性能指标，为使用带来极大的便利。微机的应用是分光光度计诞生以来最大的一次变革。也是今后相当长一段时期内发展的主要趋势。

2. 系列化

国外一些厂家如 VARIAN、PYE-UNICAM、HITACHI 以及 BECKMAN 等公司为加强自身产品的竞争能力，努力使商品系列化，为使用者提供了广泛的选择余地。如日本岛津(SHIMADZU)公司生产的紫外系列分光光度计就有下列几种类型：

单光束型：UV-120-01(VIS)、UV-120-02(UV-VIS)等；

中级双光束型：UV-140-01/02(电表型)、UV-150-01/02(数显型)、UV-180、UV-190 等；

高性能自动记录型：UV-250、UV-265、UV-365、UV-250、UV265 为微机化紫外-可见光自动记录分光光度计；UV-365 为微机化紫外-可见-近红外光自动记录分光光度计。

国内一些厂家也在积极向系列化迈进，如生产的单光束仪器有 721 型、7211 型、722 型、752 型和 752C 型以及 751 型、7520 型；双光束的仪器有 730 型、740 型及 760 型等。

由于系列化，仪器零件的通用性，附件的互换性大大增强，降低了成本，加强了商品的生命力。

3. 专门化

为满足特殊使用场合，有针对性设计特殊产品。如日本岛津产品：C1-720 临床分光光度计、C1-740 多样品自动检测分光光度计以及各种液相色谱、紫外检测器等。

4. 齐全的附件

国际市场的高档商品仪器，除宣扬整机性能的时代性外，往往还以五花八门的附件来吸引使用者，扩大销售市场。如紫外系列分光光度计基本附件就包括：各种规格尺寸、各种形状、各种容量的比色皿，微量流动池；各种规格的固定槽架、恒温槽架、恒温控制器、恒温水浴、样品程序控制器、波长程序控制器、积分球附件、荧光附件、反射附件、多样品自动进样附件、打印机等。

5. 高速分光光度计

为了适应动态测定的需要，如生化反应测定、脉冲光源频率测定等需在极短时间完成全波扫描，这对于常规分光光度计是无能为力的。近年来由于元件制造工艺的重大突破，出现了二极管阵列检测元件——光电二极管矩阵(photo diode array，简称 PDA)。它是由很多光电二极管组成，同时分别接收一定波长间隔的光信号，其响应时间可变，可为百分之几秒。光电二极管的数目决定了仪器的分辨率。二极管接收的光信号转变成电信号后，借助计算机处理可得到光谱。扫描速度快，并可提高信噪比。光电倍增管检测器扫描 190～900 nm 至少需半分钟，但采用 PDA 只需不到 2s。可使光谱扫描过程完全静止，其速度取决于电子信息的处理速度。像 HEWLETTPAC-KARD 的产品 HP8450 紫外-可见光高速分光光度计就是应用二极管阵列检测元件结合微机信息处理的典型高速分光光度计产品。

其他方面，如新型光源(元电极放电灯、激光光源)的引入，新型滤光片(旋转滤光片)的诞生，一些自动控制器件及标准化的组插件的使用等等，对分光光度计的发展也都具有重要意义。另外如何使仪器的使用简单化也在发展中。

我国微机化的紫外-可见光分光光度计正在开发，也有了一些产品；对附件配备、仪器性能指标考虑都有了新的发展。可以预见，我国的紫外-可见光分光光度计的生产和技术水平将会大人提高。

(二) 紫外-可见光分光光度计的应用

1. 定性鉴别

利用紫外-可见光分光光度法对有机化合物进行定性鉴别的主要依据是多数有机化合物具有吸收光谱特征。例如，吸收光谱形状、吸收峰数目、各吸收峰的波长位置、强度和相应的吸光系数值等。结构完全相同的化合物应有完全相同的吸收光谱；但吸收光谱相同的化合物却不一定是同一个化合物。因为有机分子中的选择吸收的波长的强度，主要决定于分子中的生色团和助色团及其共轭情况。利用紫外-可见光分光光度法进行化合物的定性鉴别，一般采用对比法。所谓对比法，是将样品化合物的吸收光谱特征与标准化合物的吸收光谱特征进行对照比较；也可以利用文献所载的紫外可见标准图谱进行核对。如果两者完全相同，则可能是同一种化合物；如两者有明显差别，则肯定不是同一种化合物。

2. 纯度检测

(1) 杂质检查：如果化合物在紫外可见光区没有明显吸收，而所含杂质有较强的吸收，那么含有少量杂质就可用光谱检查出来。例如，乙醇和环已烷中若含少量杂质苯，苯在 256 nm 处有吸收峰，而乙醇和环已烷在此波长处无吸收，乙醇中含苯量低达 10 ppm，也能从光谱中检出。

若化合物有较强的吸收峰，而所含杂质在此波长处无吸收峰或吸收很弱，杂质的存在将使化合物的吸光系数值降低；若杂质在此吸收峰处有比化合物更强的吸收，则将使吸光系数值增大；有吸收的杂质也将使化合物的吸收光谱变形；这些都是用做检查杂质是否存在的方法。但是，被检查的化合物必须已经鉴别确证之后，方能认为光谱数据或形状的改变是由杂质存在所致。

（2）杂质的限量检测：药物中的杂质，常需制定一个容许其存在的限量。例如，肾上腺素在合成过程中有一中间体肾上腺酮，当它还原成肾上腺素时，反应不够完全而带入产品中，成为肾上腺素杂质，而影响肾上腺素疗效。因此，肾上腺酮的量必须规定在某一限量之下。在 HCl 溶液（0.05 mol/L）中肾上腺素与肾上腺酮的紫外吸收光谱有显著不同，在 310 nm 处，肾上腺酮有吸收峰，而肾上腺素没有吸收（图5-33）。可利用 $\lambda_{max}=310$ nm 检测肾上腺酮的混入量。该法是将肾上腺素的制成品，用 HCl 液（0.05 mol/L）制成每1 mL含 2 mg 的溶液，在 1 cm 吸收池中，于 310 nm 处测定吸光度 A。规定 A 值不得超过 0.05，则以肾上腺酮的 $E_{1cm}^{1\%}$ 值（435）计算，相当于含酮体不超过 0.06%。

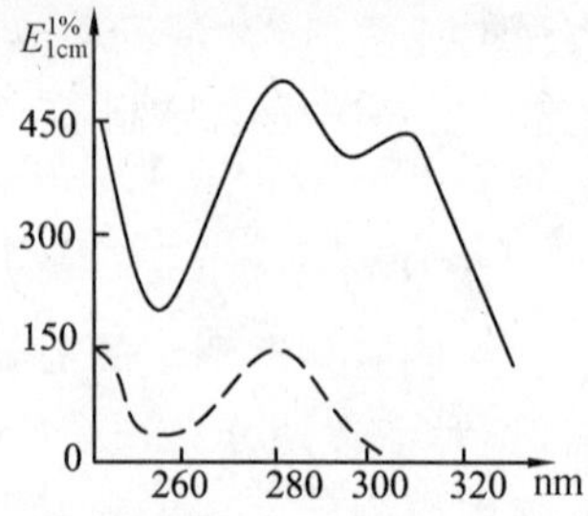

图 5-33　肾上腺素（－－－）与肾上腺酮（—）的吸收光谱

有时用峰谷吸收度的比值控制杂质的限量。例如，碘磷定有很多杂质，如顺式异构体、中间体等，在碘磷定的最大吸收波长 294 nm 处，这些杂质几乎没有吸收；但在碘磷定的吸收谷 262 nm 处有一些吸收，因此就可利用碘磷定的峰谷吸收度之比值作为杂质的限量检查指标。已知纯品碘磷定的 $A_{294}/A_{262}=3.39$，如果它有杂质，则在 262 nm 处吸收度增加，使峰谷吸收度之比小于 3.39。为了限制杂质的含量，可规定一个峰谷吸收度比的最小允许值。

3. 定量分析

采用紫外-可见光分光光度法对未知样品进行定量分析是紫外-可见光分光光度计的最重要的用途。它的依据是朗伯-比尔定律，即物质在一定波长处的吸光度与它的浓度成正比。因此，只要选择一定的合适波长测定溶液的吸光度，就可以求出溶液的浓度或物质的含量。在紫外-可见光分光光度定量分析的具体工作中应注意以下几个问题：

（1）必须按照严格的试样制备方法配制正确的试样，才能获得精确的、可重现的测定结果。特别是溶剂的选择，应选择那些在分析波长区域内透明度好、吸收光谱简单、对试样有较大的溶解度、与试样不会发生相互作用、不会腐蚀仪器与试样槽、尽可能无毒和不易燃烧的溶剂。

（2）定量分析的精密度，在很大程度上取决于所选定的分析波长合适与否。最能表征被测试样（对试样的浓度或结构变化最灵敏、最可靠）、最不易受其他组分干扰的理想分析波长是具有适当吸光度的被测试样的吸收峰。采用吸收峰作分析波长还能避免仪器波长准确度的误差。

（3）必须正确调整仪器，选择合适的测试条件，严格按照操作规程进行测定。

定量分析对仪器和操作的要求均比定性分析更严格。对仪器而言，重要的并不是是否有高档的、自动化的仪器，而是正确地使用仪器，保证仪器处在最佳工作状态。有高级的仪器，没有正确的调整和使用方法，也是不能获得良好的测定结果的。

在每次定量分析前，应先检查仪器的光源、接收器、试样室、记录器等部分，如有零部件松动、离位，一定要仔细调整并复位。检查仪器的电源电压是否在仪器的要求范围内，波动是否过大。仪器启动后应先预热，稳定一段时间后才可进行测定。放入试样前一定要先试一下

100%线或 0%线,如发现有漂移或不平直情况应立即加以调整。

对单一组分的定量分析相对来说比较简单,通常采用和标准样品进行对照的方法得出结果。如果要进行多次重复定量分析,使用工作曲线法是很方便的。采用工作曲线法需要事先把试样中的待测组分的纯物质分别配制成一系列已知浓度的标准试样,分别测出它们在选定分析波长处的吸光度值,然后将浓度和吸光度分别作为横坐标和纵坐标画出 *A-C* 之间的关系曲线即工作曲线。在实际测定工作中,只要测得试样在分析波长处的吸光度值后,就可以直接从工作曲线上求得其浓度值。

对于多组分的定量分析,往往由于无法正确地找到各组分相互之间干扰的分析波长,而使多组分的定量分析相当困难。长期以来,各国学者提出并发展了许多新的分光光度分析法。随着微机技术的不断进展和介入,这些新的分析方法也日臻完善。总的来说,这些新方法大致可以分为两类。一类是采用将共存组分作为干扰组分设法加以消除,然后对某一组分进行定量分析。属于这一类的有双波长法、三波长法、导数光谱法、正交函数法等。另一类则是通过对测定数据进行数学处理,同时得出所有共存组分各自的含量。属于这一类的有最小二乘法(包括联立方程组法)、线性规划法、卡尔曼滤波法、因子分析法、偏最小二乘法、主成分回归法、CPA-P 矩阵法以及最优化方法等。

第五节 红外分光光度计

一、概述

红外分光光度计是测定物质吸收红外光谱的工具,可分为色散型和干涉型两大类。所谓色散型就是利用棱镜或光栅作为色散元件而得到红外光谱;而干涉型是依据光的相干性得到干涉图,再根据傅里叶变换函数的特性,利用电子计算机将干涉图转换成光谱图。所以干涉型红外分光光度计又称傅里叶变换红外分光光度计。

仪器的发展大体经历三个阶段,主要区别是单色器。第一代仪器为棱镜红外分光光度计,这类仪器因岩盐棱镜易吸潮损坏及分辨率低等缺点,已被淘汰。20 世纪 60 年代出现了第二代仪器——光栅红外分光光度计,不但分辨率超过了棱镜仪器,而且具有对安装环境要求不高及价格便宜等优点。光栅仪器很快取代了棱镜仪器,是 20 世纪 80 年代前在我国应用较多的一类仪器,但扫描速度较慢是其缺点。20 世纪 80 年代出现了第三代仪器——干涉调频分光傅里叶变换红外分光光度计。

波长大于 0.76 μm,小于 500 μm(或 1 000 μm)的电磁波,称为红外线(infrared ray,IR)。习惯上将红外线分为 3 个区域、3 种波长范围的红外线,引起 3 种类型的能级跃迁。通常用波数 $\sigma(cm^{-1})$表示。波数是波长倒数的 10^4 倍(表 5-8)。

表 5-8 红外线的区划

区域	波长 λ(μm)	波数 $\sigma(cm^{-1})$	能级跃迁类型
近红外区	0.76～2.5	13 158～4 000	OH、NH 及 CH 键的倍频吸收区
中红外区	2.5～50	4 000～200	振动,伴随着转动(基本振动区)
远红外区	50～500(或 1 000)	200～20(或 10)	转动

由分子的振动、转动能级引起的光谱，称为中红外吸收光谱(mid-infrared absorbtionspectrum，Mid-IR)，简称红外吸收光谱或红外光谱(IR)。由分子的纯转动能级跃迁所引起的光谱称为远红外光谱(Far-IR)及微波谱(microwave spectrum，MS)。

利用样品的红外吸收光谱进行定性、定量分析及测定分子结构的方法，称为红外吸收光谱法(infrared spectroscopy)或红外分光光度法(infrared spectrophotometry)，简称红外光谱法。中红外光谱是红外光谱法中应用最多的光谱法。

(一) 红外吸收光谱与紫外吸收光谱的区别

(1) 起源不同：紫外光谱与红外光谱都属于分子吸收光谱，但起源不同。

① 电子能级跃迁：紫外线波长短，频率高，光子能量大，能引起分子外层电子的能级跃迁。虽伴随着振动及转动能级跃迁，因能级差小，常被淹没，除某些化合物(如苯)蒸气的紫外光谱，会显现振动能级跃迁外，一般不显现。因此紫外吸收光谱属电子光谱。

② 振动-转动能级跃迁：红外线的波长比紫外线长，光子能量比紫外线小得多，只能引起分子的振动能级并伴随转动能级的跃迁，因而中红外光谱是振动-转动光谱。

(2) 适用范围不同：紫外吸收光谱法只适用于研究芳香族或具有共轭结构的不饱和脂肪族化合物及某些无机物，不适用于饱和有机化合物。红外吸收光谱法不受此限制，在中红外区，能测得所有有机化合物的特征红外光谱，红外光谱还可用于研究某些无机物。

紫外分光光度法测定对象为溶液及少数物质的蒸气，而红外分光光度法可以测定气、液及固体样品，并以固体样品最方便。

红外分光光度法主要用于定性鉴别及测定有机化合物的分子结构，紫外分光光度法主要用于定量分析及测定某些化合物的类别等。

(3) 特征性不同：红外光谱的特征性比紫外光谱强。因为紫外光谱主要是分子的 π 电子或 n 电子跃迁所产生的吸收光谱，因此多数紫外光谱比较简单，特征性较差。

红外吸收光谱是振动-转动光谱。每个官能团都有几种振动形式，在中红外区相应产生几个吸收峰，光谱复杂，特征性强。除了极个别化合物外，每个化合物都有其特征红外光谱，因而红外光谱是定性鉴别的有力手段。例如，醋酸可的松($C_{23}H_{30}O_6$)及醋酸泼尼松($C_{23}H_{28}O_6$)，用它们的乙醇溶液测定紫外吸收光谱的 λ_{max} 都是 238±1 nm，虽然吸光系数略有差别，前者 $E_{1cm}^{1\%}=390$；后者的 $E_{1cm}^{1\%}=385$，也较难用紫外光谱鉴别。而它们的红外光谱，却有明显区别。因此，《中国药典》从 1977 版开始，规定甾体类药物用红外光谱法鉴别。

二、基本原理

通常的红外光谱是由于分子的振动引起的。分子的振动可分为伸缩振动和弯曲振动两大类。

(一) 伸缩振动

键长沿键轴方向发生周期性的变化称为伸缩振动(stretching vibration)。多原子分子(或基团)的每个化学键可近似地看做一个谐振子。其振动形式可分为两种：

(1) 对称伸缩振动(symmetrical stretching vibration)：表示符号为 ν_s 或 ν^s。

(2) 不对称伸缩振动(asymmetrical stretching vibration)：或称为反对称伸缩振动。表示符号为 ν_{as} 或 ν^{as}。

以亚甲基 CH_2 为例，两个氢原子沿键轴的运动方向相同，即两个碳氢键同时伸长或缩短，称为对称伸缩振动。若两个碳氢键交替伸长或缩短，则称为不对称伸缩振动。

除 CH_2 及 CH_3 以外，凡含有两个或两个以上相同键的基团也都有对称及反对称两种伸缩振动形式。如 NH_2、NO_2 及 SO_2 基团，它们的对称伸缩振动与反对称伸缩振动频率分别约为 3 300 cm^{-1} 与3 400 cm^{-1}；约为 1 350 cm^{-1} 与 1 550 cm^{-1}；1 050 cm^{-1} ～1 200 cm^{-1} 与 1 200 cm^{-1} ～1 375 cm^{-1}。

（二）弯曲振动

使键角发生周期性变化的振动称为弯曲振动（bending vibration）或称变形振动（deformation vibration），分为面内、面外、对称及不对称弯曲振动等形式。

1. 面内弯曲振动（in-plane bending vibration，β）

在由几个原子所构成的平面内进行的弯曲振动，称为面内弯曲振动。按振动形式，面内弯曲振动可分为剪式及面内摇摆振动两种。组成为 AX_2 的基团或分子易发生此类振动，如 CH_2 及 NH_2 等。

（1）剪式振动（scissoring vibration，δ）：在振动过程中键角的变化类似剪刀"开"、"闭"的振动。

（2）面内摇摆振动（rocking vibration，ρ）：基团作为一个整体，在平面内摇摆。

2. 面外弯曲振动（out-of-plane bending vibration，γ）

在垂直于由几个原子所组成的平面外进行的弯曲振动称为面外弯曲振动。分为两种，面外摇摆振动及蜷曲振动。

（1）面外摇摆振动（wagging vibration，ω）：两个 X 同时向面上或向面下的振动。

（2）蜷曲振动（twisting vibration，τ）：一个 X 向面上，另一个 X 向面下的振动。现将上述各种弯曲振动列于表 5-9。

表 5-9　AX_2 基团或分子的弯曲振动

面内	面外
剪式(δ) 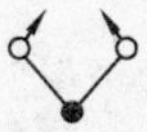 例：CH_2 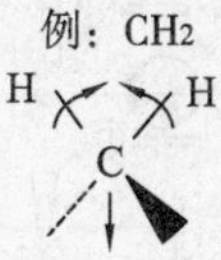 δ_{CH_2} ~1 465 ± 20 cm^{-1}	摇摆(ω) 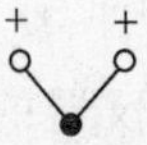 例：CH_2 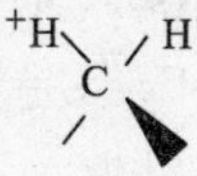 ω_{CH_3}~1 300cm^{-1}
摇摆(ρ) 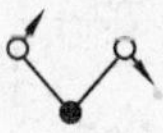 例：CH_2 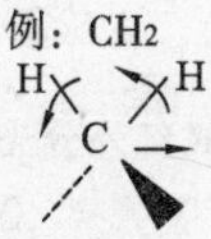 ρ_{CH_2}~720 cm^{-1} -$(CH_2)_m$-n≥4	蜷曲(τ) 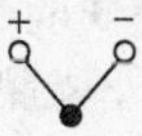 例：CH_2 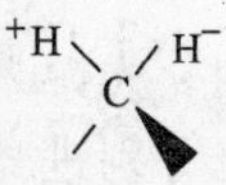 τ_{CH_2}~1 250 cm^{-1}

3. 变形振动

AX_3 基团或分子的变形振动分为两种：

(1)对称变形振动（symmetrical deformation vibration，δ_s）：在振动过程中，三个 AX 键与轴线组成的夹角 α 对称地缩小或增大，形如花瓣开、闭的振动。如图 5-34 所示。

图 5-34

图 5-35

(2) 不对称变形振动(asymmetrical deformation vibration,δ_{as}):在振动过程中,两个 α 角缩小,一个 α 角增大,或相反地振动。如图 5-35 所示。

正己烷的甲基与亚甲基(CH_2)各种振动能级跃迁产生的吸收峰如图 5-36 所示。

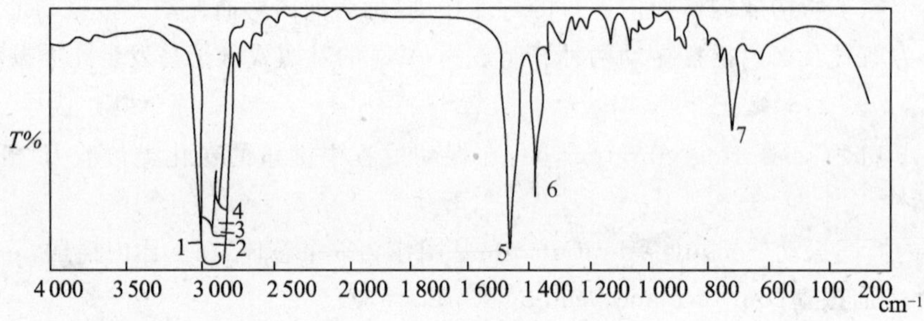

图 5-36 正己烷的红外光谱

峰 号:	1	2	3	4	5	6	7
归 属:	CH_3	CH_2	CH_3	CH_2	CH_2 及 CH_3	CH_3	CH_2
振动类型:	ν_{as}	ν_{as}	ν_s	ν_s	δ_{CH_2} 及 $\delta^{as}_{CH_3}$	δ^s	ρ

三、常见的红外分光光度计

(一) 光栅红外分光光度计

光栅红外分光光度计,属于色散型仪器,其色散元件为光栅,按仪器的平衡原理可分为光学平衡式及电学平衡式两类,本节只介绍前者(图 5-37)。

红外分光光度计由光学、电子和机械三大系统及吸收池或固体样品框高精度紧密结合而成的自动记录红外光谱全过程的一种仪器。

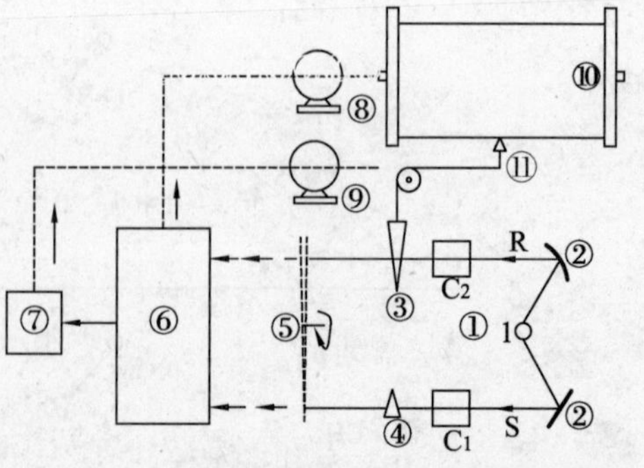

图 5-37 光学平衡式红外分光光度计示意图

① 光源 ② 反光镜 ③ 光楔 ④ T100%调节钮 ⑤ 斩光器 ⑥ 单色器 ⑦ 检测器 ⑧ 记录伺服马达 ⑨ 笔马达 ⑩ 记录纸鼓 ⑪ 记录笔 R:参考光束 S:样品光束 C_1:样品池 C_2:空白池

红外光源可产生连续的红外辐射。光源通过镜面反射分成两束相等的收敛光分别进入样品室和参比室,形成样品光束和参比光束。由于斩光器的作用,这两束光交替到达光检测器。如果样品没有吸收,两束光具有相同的强度,在检测器上产生相等的光电效应,使检测器仅有稳定的电压输出而没有交流信号。如果样品有吸收，样品光路的光强度就减弱，这样两束光强度不等，到达检测器的光强就会交替变化，其变化的频率就是斩光器的斩波频率(10 Hz)。检测器的输出就在恒定的电压基础上叠加了一个10 Hz的交变电压，其强度由两光路的光能差所决定。这个交流信号经放大、选频、检波、调制和功率放大等，然后驱动伺服电机转动。同时，伺服电机将光楔(减光器)插入参比光路，以降低其光能，直至样品光路和参比光路的能量趋于新的平衡为止。此时，检测器又没有交流信号输出，伺服电机停止转动。在记录系统中，记录透射比的笔与光楔是同步运动的，当光楔插入参比光路的同时，笔向透射0%线方向运动。当仪器扫描到超过吸收最大波数位置时，由于样品吸收能减少，样品光路的能量就大于参比光路的能量。两光路能量平衡受到破坏，检测器又有一个相反的交流信号输出。反相信号经放大等过程后，驱动伺服电机反方向转动，使光楔逐渐退出参比光路。同时，记录笔向透射100%线方向移动，随着光栅扫描，完成了对一条吸收谱带的记录。

1. 光学系统

光学系统主要由光源、单色器、检测器和反射镜等部分组成。其光路图如图5-38所示。

自光源S发出的红外线，被M_1、M_2和M_3、M_4反射分成两束光。其中一束光通过样品池C_1，称为样品光束。另一束光通过参比池C_2，称为参比光束。它们分别经M_5、M_6反射到以一定速度旋转的扇形镜M_7(斩光器)上。在某一瞬间样品光束不被M_7遮挡，经M_8、M_9反射到入射狭缝S_1上；在另一瞬间样品光束被M_7遮挡，而参比光束被M_7反射，经M_8、M_9反射到狭缝S_1上，如此反复交替进行。狭缝S_1放在凹面反射镜M_{10}的焦点上，经S_1的光由M_{10}反射发出平行光。经光栅G衍射分光，再经M_{10}、M_{11}成像于出射狭缝S_2上。由S_2经M_{12}、M_{13}照到检测器TC上。

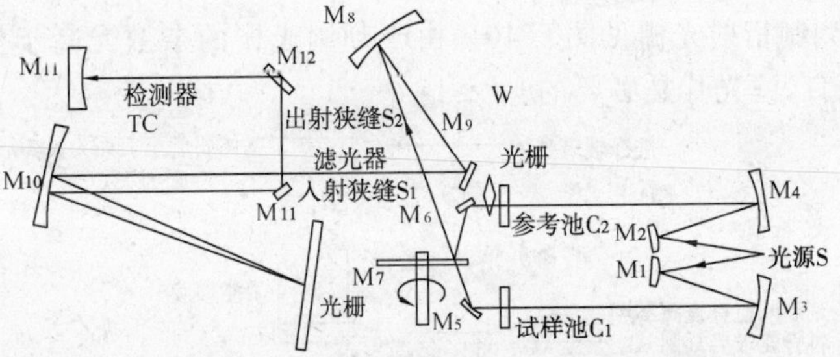

图5-38　红外分光光度计光学系统示意图

(1) 光源：红外分光光度计的光源即红外辐射源。红外辐射的一个主要性质是辐射能量按波长分布。理想的辐射体是绝对黑体，它能完全吸收入射能量而又以同样速度辐射能量。但真正的黑体是没有的，实际上只有灰体和选择体，它们的发射率小于黑体的发射率。一个好的红外辐射光源，要求在所有的频率范围内，其辐射能量尽量接近黑体。现将红外分光光度计最常用的光源列于表5-10中。

表5-10　红外分光光度计常用的光源

名称	波长范围(cm^{-1})	工作温度(K)	备注
能斯特灯	400～5 000	1 800	ZrO_2、ThO_2、Y_2O_3等烧结而成
碘钨灯	10 000～5 000	1 300～1 500	
碳硅棒灯	5 000～400	1 100	需用水冷却
炽热镍铬丝圈	5 000～200	6 000	用于远红外区

(2)单色器：单色器的作用是将辐射光分散成单色光。单色器通常是指从入射狭缝开始至出射狭缝射出单色光的部件。单色器如图 5-39 所示。

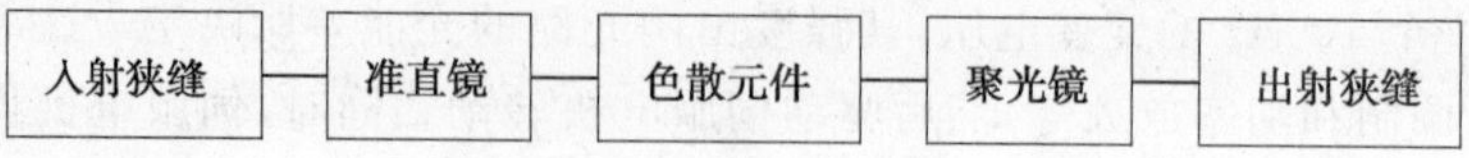

图 5-39　单色器示意图

① 狭缝：狭缝直接决定单色光的纯度和能量，在一定的范围内狭缝关小可以提高分辨率。入射狭缝使光源成为狭长状光束射入。由 M_{10} 成平行光束后再色散成单色光，然后聚焦于出射狭缝射出。狭缝的开闭通常是入射、出射两者同步进行。红外光谱狭缝宽度调节较紫外光谱复杂，因为红外光谱各波长的光强度受到很多因素的影响。一般在指定波长处狭缝的宽度由诸如光源的能量输出、单色器色散本领、光栅效率、总光学系统效率及检测器灵敏度等所决定。其目的是要保持恒定的光学效率及抵消光源及检测器等不能被补偿的变化。狭缝的变化不随波长而作线性变化，而是作程序的变化，称为狭缝程序。狭缝的程序变化可以由凸轮控制，亦可通过计算机控制。

② 光栅：现在的色散型分光仪器的色散元件已经全部采用光栅。光栅的制造可大致分为刻制衍射光栅和全息记录衍射光栅两种。红外光谱所用的一般都是刻制衍射光栅。因为红外线波长较长，光栅的槽间距较宽，超出一般激光器的波长范围，致使全息红外光栅制作困难，所以在红外分光光度计中基本不用全息光栅。刻制光栅的刻槽间隔通常由每毫米刻数决定，与衍射的波长有关。波长较长的红外光谱需要的每毫米刻数较少，刻槽的质量、平直度、平行度等间隔程度均对光栅质量有很大的影响。光栅的刻制需要时间很长，一般一块红外光栅刻制需要连续工作几天的时间。刻制条件要始终保持不变，槽间距误差要控制到小于 0.001 μm。经典的刻制衍射光栅见图 5-40。由于刻制光栅的杂散光高于全息光栅，所以对于光栅单色器仪器而言，滤光片是必要的。

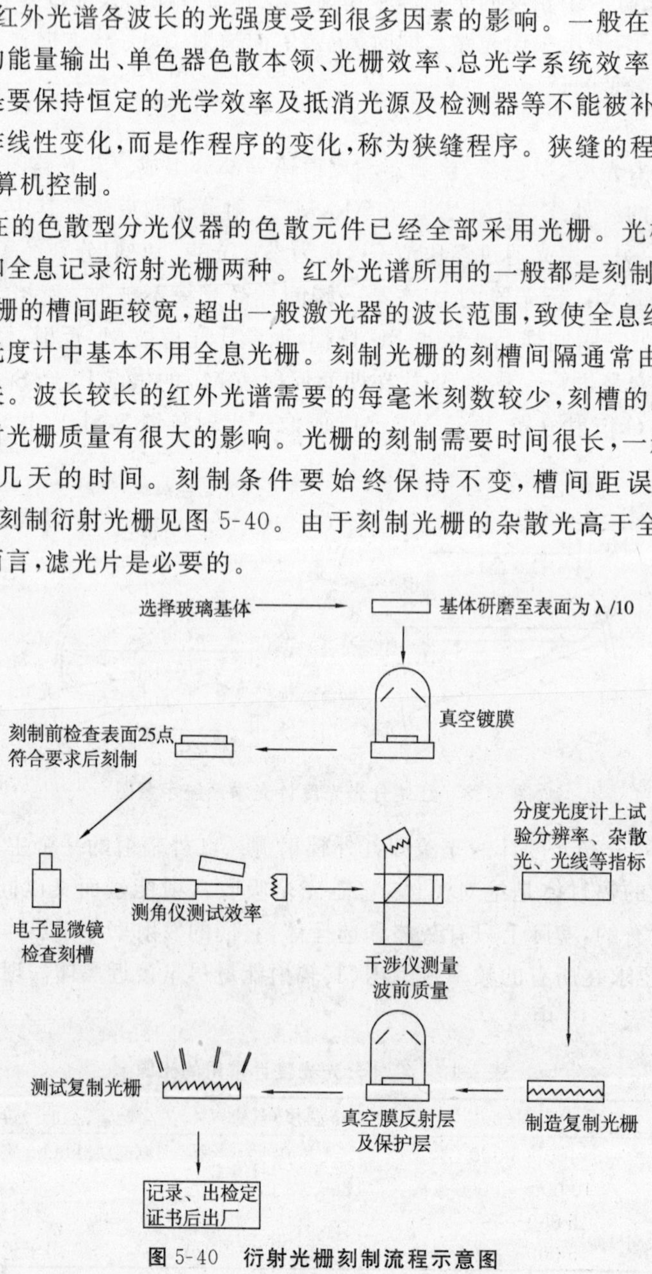

图 5-40　衍射光栅刻制流程示意图

③ 滤光片：滤光片用于选择性地减弱辐射，以协助单色器纯化辐射，主要是减少杂散光和去除不需要的光谱。按照完成滤光片作用的机理，滤光片可分为干涉、吸收、折射、散射、偏转和透射滤光片。透射式滤光片按透过波长的特性又可分为长波通滤光片（能透过大于某波长的全部辐射），如图 5-41(a)所示；短波通滤光片（能透过短于某波长的全部辐射），如图 5-41(b)所示；带通滤光片（只能透过一定波长间隔的辐射），如图5-41(c)所示；窄通滤光片（只能透过非常窄的波长间隔的辐射），如图5-41(d)所示。窄通滤光片一般为干涉滤光片。光栅式红外分光光度计中多采用长波通滤光片或带通滤光片。

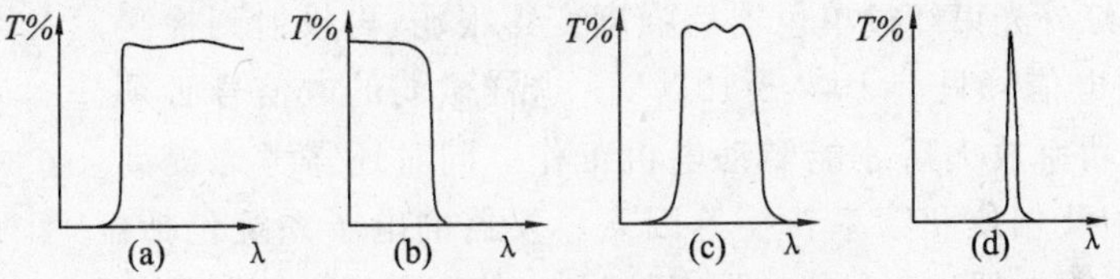

图 5-41　透射式滤光片滤波示意图

在红外分光光度计中，由于光学材料在红外区透射的局限性，大多采用反射或散射式滤光片。图 5-42 所示为红外光学材料的反射光谱，这种滤光片对于减少远红外区的杂散光和消除光栅级次重叠特别有效。

由于滤光片的性质和作用与波长有关，为此一台精密型红外分光光度计中需配用多块滤光片。

④ 准直镜：单色器中的准直镜是用来准直、发射和聚光的。在组成单色器时，入射狭缝位于准直镜焦距处，以保证射向分光元件的是平行光。从分光元件回到准直镜的光仍然是平行光，它被准直聚焦在狭缝上。准直镜的大小将由色散元件的尺寸所决定，一般以能充分照亮色散元件为原则。因透光材料的限制，在红外光谱仪中，广泛采用反射镜作准直镜。按镜面的几何形状可分为球面反射镜、轴外抛物面镜及椭球面镜等。这些反射镜是将玻璃磨成相应的几何面，然后经真空溅射喷镀数微米至数十微米厚的金属膜而成。通常使用的金属材料是对红外辐射反射率较高的金、银或铝等。

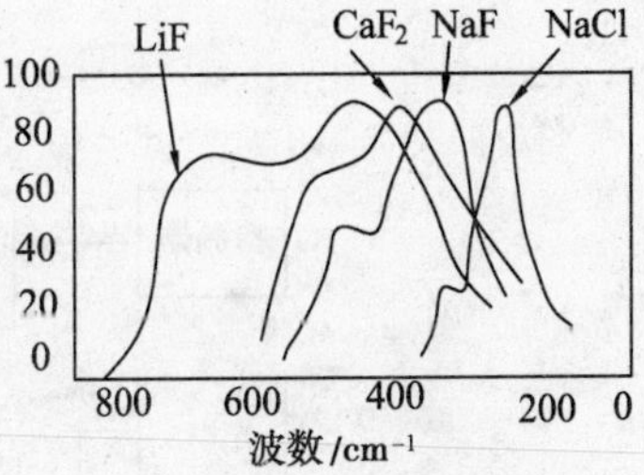

图 5-42　红外光学材料的反射光谱示意图

(3)检测器：检测器是利用热效应来测量辐射能的一种装置，其作用是把照射在它上面的红外信号转变成电信号。常用的有真空热电耦检测器、高莱盒和热电量计等。而热电耦是所有红外检测器中用得最广的。

将两种不相同的金属丝的两端头焊在一起，若两接头温度不同，在回路中就会产生电位差，因而形成微小电流。此种装置称为热电耦。红外检测器的热电耦结构如图 5-43 所示。这种热电耦是用一低热容量的金箔或铂箔作为实际接收面。为了改善对红外的吸收，在金箔或铂箔表面沉积上一层绒毛状的金黑，这样红外线易被吸收转变成热能，使接收面温度升高。将具有高热电能力和高导电性能的热电材料与金箔焊接起来，从而形成热电耦的“热点”。这种热电材料多为金属镍、锑、铋或它们的合金。而“冷点”端接导线并与输出变压器相连。为了避免热损失，热电耦的接收面被安装在真空密封的玻璃罩内。真空热电耦的响应时间慢

(0.05 s),故不适于作快速扫描的检测器。它的优点是较耐用,如果不受潮,使用寿命在10年以上。在远红外区,高莱盒的灵敏度要比热电耦高得多,但是使用寿命较短。

热电量计的检测器元件是一种热电材料,最常用的是硫酸三甘肽(简称TGS)。这种检测器的时间常数很小,斩光频率可达2 000 Hz,故可应用于高速扫描仪器中。

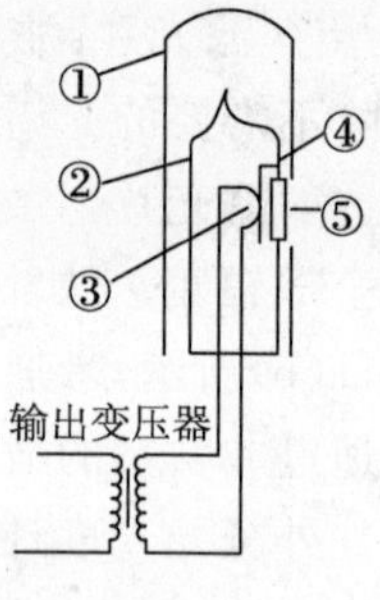

图5-43 真空热电耦结构示意图

① 屏蔽罩 ② 密封玻璃 ③ 热电耦 ④ 涂黑金箔 ⑤ 透光窗

2. 电子系统

透过样品的红外光束经过单色器后强度变得很弱,再投射到检测器上所变换成的电信号只有 $10^{-7}\sim10^{-9}$ V。这样微弱的电信号必须经过电压放大和功率放大后才能驱动电机工作。同时还需考虑提高信噪比、阻抗匹配及相位和频率转换等因素。仪器的电子系统包括:前置放大器、选频放大器、相敏检波器、调制器、功率放大器和电源部分等。电子系统的各部分关系如图5-44所示。下面简略地介绍各部分的线路结构和原理。

(1) 前置放大器:热电耦采用升压变压器输出,目的是输出阻抗小。由于热电耦输出信号微弱,通过升压变压器可以进行阻抗变换,与前置放大器的输出阻抗匹配。同时将测试信号升高几百倍。其后面的电容对光切换频率(频率较低,一般约为10 Hz)有选频作用,以进一步提高信噪比。为充分发挥变压器功能,第一级选用低噪声、高输出阻抗的结型场效应管。

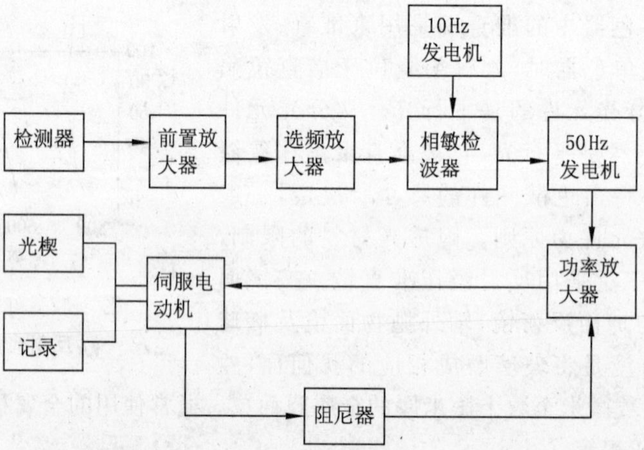

图5-44 红外分光光度计电子系统结构框图

前置放大器是整机的关键部件之一,它自成一个独立组件。用双层紫铜、坡莫合金作电磁场屏蔽。安装在检测器近处,以求最大限度地缩短接线距离,减少噪声,以提高信噪比。

(2) 选频放大器:选频放大器由运算放大器和其间接一双T选频网络组成。每级放大器将交流信号放大20倍,双T选频电路对50 Hz工作频率具有特殊的抑制能力。这是因为双T网络可视为由 RC 低通电路和高通电路并联而成,而对不高不低的 f_0 信号具有陷阱作用。设计时使:

$$f_0=\frac{1}{2\pi RC}=50(\text{Hz}) \tag{5.15}$$

故此网络对50 Hz工作频率有特强的抑制效果。双T网络和放大器适当连接构成选频放大器。

(3) 相敏检波器：相敏检波器的功能是把从检测器经过放大后的交流信号转变为直流信号。它由运算放大器、场效应开关管以及参比信号驱动电路和移相器等组成。

发电机发出的10 Hz方波交流信号作为相敏检波器的控制信号(或称参比信号)。在参比信号的激励下，交替地导通和截止，达到相敏检波的目的。若输出信号与参比信号同相时，输出为正向脉动电压；反相时输出为一负极性脉动电压。

(4) 调制器：要使光楔和记录笔随着信号的变化而动作，要将由相敏检波器出来的直流信号调制成伺服电动机所需的50 Hz的交流信号。再经过功率放大，形成足够大的功率，才能推动伺服电动机转动。

从相敏检波器出来的直流脉动信号通过运算放大器放大并反相。输出电压再进入T形滤波器，使之滤除脉动成分成为平稳直流电压。50 Hz的调制波由220 V的电网电压经变压器降压，再经移相输出供给。调制信号经稳压管限幅，变成近似的方波信号去激励场效应管的栅极，使之处于开关工作状态。这样，输出的直流慢变化信号(即样品的光学透过率变化量)被50 Hz的激励信号所调制，经隔直电容变换为50 Hz的调幅波。移相器的作用是改变调制波的相位，从而调整电机的正、负转动特性。运算放大器除了有直流放大作用外，还主要起电平衡调节作用。

(5) 功率放大器：它的作用是使调制后的信号有足够的功率去推动伺服电动机工作。

50 Hz的调制信号经同相、反相放大器放大后推动射极跟随器，后者再推动功率放大器，其输出送到伺服电动机控制。

3. 吸收池

分为液体池与气体池，分别用于液体样品与气体样品。为了使红外线能透过，吸收池都具有岩窗片。

在红外光谱测定中，不论是液体、固体或气体样品都需要容器。金属卤化物不吸收红外线，所以较适合，常用的是 NaCl、KBr、$CaCl_2$ 或 AgCl 制成的透明的板和槽。其中 NaCl 和 KBr 最常用，前者的吸水性小，后者对低频率领域的测定较适合。样品如果是水溶液，则需用不溶于水的 NaCl 或 AgCl 制成的容器。

(1) 液体池：可分为固定池、密封池及可拆卸池等。

① 固定池：窗片间距离(光径)固定，可用于定性及定量分析。

② 密封池：是固定池的一种，样品注入口与出口具有密封塞，用于测定挥发性样品。

③ 可拆卸池：窗片间距离不固定，用铅垫厚度按需调节，主要用于测定高沸点液体或糊剂。因光径不固定，只能用于定性分析(图5-45)。

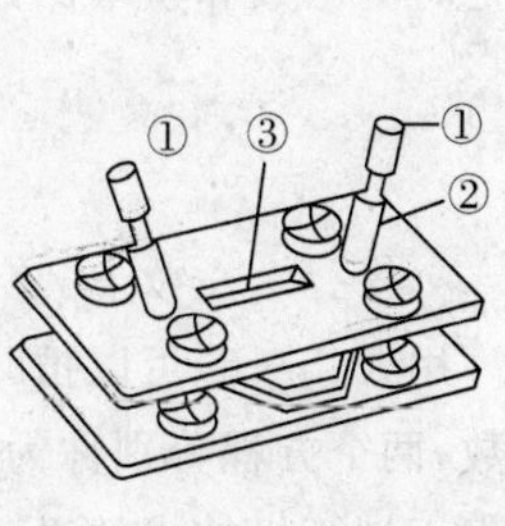

图 5-45 可拆卸液体池

① 塞子 ② 进样口 ③ 窗片

固定池及密封池具有液体出入口，用注射器将样品注满即可。光径有 0.01 mm、0.025 mm、0.05 mm、0.10 mm、0.20 mm 及 1.00 mm 等规格，常用 0.10 mm。除此，尚有可变厚度池及微量池。

(2) 气体池：可用减压法将气体装入样品池中测定，气体池常用的光径为 50 mm 及 100 mm。另外尚有多次反射气体池，光径 1～10 m，用于测量低浓度、弱吸收气体样品及沸点较低的液体样品。气体池在药物分析中很少应用。

四、傅里叶变换红外分光光度计(FTIR)

(一) 时间域与频率图谱

传统的光谱分析获得图谱的方法是扫描波长或与之对应的频率，然后观察被测物质的响应。得到的是以光谱的强度为纵坐标，以与频率有关的参数为横坐标的图谱，称之为频率域光谱。例如，红外光谱以波数 σ 为横坐标表示的图谱，与频率有直接关系；如果横坐标是以表示时间的 s(秒)为刻度单位的图谱，则称为时间域图谱。图 5-46 给出了两个简单正弦波及其加和的时间域图谱(a)与频率域图谱(b)。

因此，不论是何种波谱，传统的方法必然是采集直观的频率域图谱，避免采集不能直接认识的时间域图谱。但是频率域表示法有两个明显的缺点：一是扫描全谱的过程要花费相当长的时间，而图谱的各个区间并不一定都含有反映被测物质结构的信息；二是为获得单一波长所必需的狭缝和分光设备导致能量极大的损失。被狭缝所遮挡的其余部分包含着大量的有用信息，这些信息也被无偿地丢失。而时间域表示方式能克服频率域表示法的这些缺点。从图 5-46 可见，各个频率的信息存在于全部采集信号的过程中，绝无丝毫时间的浪费。收集时间域信号所耗费的时间是秒级，而扫描频率所需要时间则长达数分钟。一般两者相差两个数量级。另外能量和样品的利用率两者之间也存在着极大的差别。因此就本质而言，时间域表示法较之频率域表示法具有无可比拟的优越性。

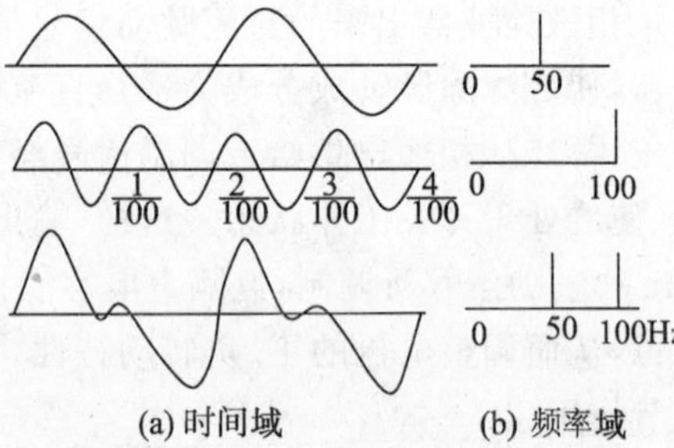

图 5-46　两种简单正弦波及其加和的时间域图谱与频率域图谱

(二) 傅里叶变换的数学表达式

时间域图谱具有明显的优点，但不易被直接识别；频率域图谱可直接识别，却有明显的缺点。19 世纪法国数学家和物理学家傅里叶提出了傅里叶变换解决了以上矛盾。这个数学方法把时间函数和频率函数联系起来。其数学表达式为：

$$\left.\begin{aligned} F(\omega) &= \frac{1}{2\pi}\int_{-\infty}^{+\infty} f(t)e^{-i\omega t}\,\mathrm{d}t \\ f(t) &= \int_{-\infty}^{+\infty} F(\omega)e^{i\omega t}\,\mathrm{d}\omega \end{aligned}\right\} \tag{5.16}$$

用式(5.16)可以把时间函数 $f(t)$ 变换成频率函数 $F(\omega)$，也可以把频率函数变换成时间函数，两个方程分别称为傅里叶正变换和反变换。解此积分方程本应是个冗长的运算过程，现在由于计算机技术的迅速发展和介入，运算速度大大提高，傅里叶变换在科学技术领域中得到了广泛的应用。

对于红外光谱，被测分子受激发使其处于高能态的振动能级的寿命极短，一般在微秒级以下。在此极为短促的时间内计算机不可能取得所需的时间域信息，也不可能在微秒以下的时间要求光源发射出足够的能量。这样红外光谱无法直接得到时间域图谱，只能通过干涉光谱间接得到。

获得干涉谱的仪器为迈克尔逊干涉仪，其结构原理如图 5-47 所示。

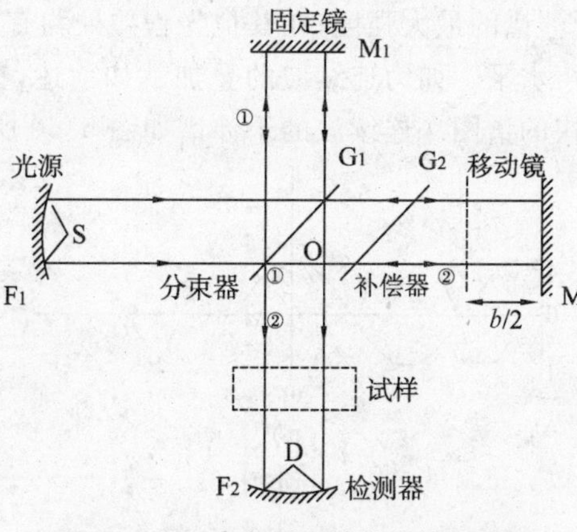

图 5-47　迈克尔逊干涉仪结构原理图

单色光源 S 经准直镜 F_1 后变成平行光，射到一个倾角为 45°的分束器 G_1 上。G_1 是由一片合适的透光材料在第二平面上涂有特殊材料的半透膜制成的。光束的一半能量被 G_1 反射成光束①，射至固定平面镜 M_1，再沿原路反射回来，通过 G_1 到达聚光镜 F_2；光束的另一半能量从 G_1 透射成光束②，射至移动平面镜 M_2，从 M_2 反射沿原路至 G_1，再反射到达聚光镜 F_2。光束①、②在聚光镜 F_2 相遇产生干涉。干涉结果由检测器接收。G_2 为补偿器，它与 G_1 的材料、厚度相同，但不涂半透膜。G_2 起到补偿光束②光程的作用，避免光束①、②光程差太大而超过相干长度。如在光路中放置样品，则可得到带有样品信息的干涉图。

两束光的光程差：

$$\delta = 2\times(OM_1 - OM_2) \tag{5.17}$$

当　$OM_1 = OM_2$，即 $\delta = 0$

当时两个光束位相相同，相长干涉，有最大振幅，此时有最人的输出信号；当 M_2 移动 $\lambda/4$，光程差为 $\delta=\lambda/2$，两光束相遇时位相相反，为相消干涉，振幅最小，输出信号最小；当 M_2 再移动，光程差为 $\delta=\lambda$，输出信号又变为最大。一般说来

$\delta = \pm k\lambda$,　　　　$k=0,1,2,\cdots$　　　最大

$\delta = \pm(2k-1)\lambda/2$,　　$k=1,2,\cdots$　　　最小

即当光程为波长整数倍时输出信号最大，为半波长的奇数倍时，输出信号最小。平面镜 M_2 以恒定速度移动，即连续改变两束光的光程差。以检测器接收到的光强对两光束光程差作图，即得入射单色光的干涉图，如图 5-48 所示。其数学表达式为：

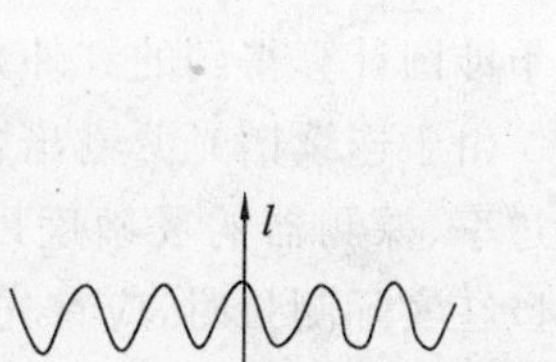

图 5-48　单色光的干涉图

$$I(\delta) = B(\sigma)\cos(2\pi\sigma\delta) \tag{5.18}$$

式中，$I(\delta)$ 为干涉图上某点光强度，它是光程差 δ 的函数；$B(\sigma)$ 为样品吸收光谱上某点的光强度，它是波数 σ 的函数，显然式(5.18)为余弦函数。

（三）傅里叶变换红外光谱

实际分析时应用的是宽带的连续波长的复色光，所以连续光谱的干涉谱应为各频率的余弦干涉谱之和。叠加的结果为中心极大并向两边迅速衰减的对称干涉图。此结果可以用 3 种等振幅不同频率的干涉谱叠加来说明。图 5-49(a)表示 3 种等振幅、不同频率的光谱；图 5-49(b)即为它们叠加后的干涉谱。从图 5-49 清楚地看到，在零光程差处，每个光谱位相均

相同，全部相加，因而可得干涉谱的最大强度；在其他光程差处均有不同程度的相互抵消，因而信号急剧下降，最后达到噪声水平。如为连续波的叠加就如前述，在零光程差处均可加强，形成中央极大，且两边衰减极快的谱图。连续波的干涉谱如图 5-50 所示。

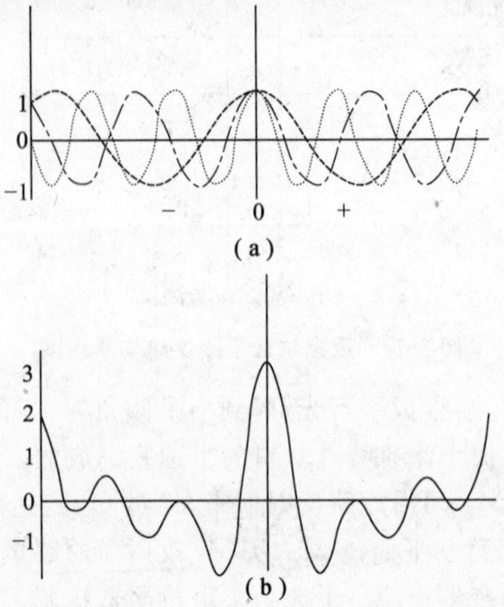

(a) 3 种等振幅、不同频率的光谱 (b) 以上光谱叠加后的干涉谱

图 5-49 3 种等振幅、不同频率的干涉谱的叠加

连续光波干涉谱的数学表达式为：

$$I(\delta) = \int_{-\infty}^{+\infty} B(\sigma)\cos(2\pi\delta\sigma)\,\mathrm{d}\sigma \tag{5.19}$$

由傅里叶变换，可由干涉图分布 $I(\delta)$ 计算出光谱分布 $B(\sigma)$，即：

$$B(\sigma) = \int_{-\infty}^{+\infty} I(\delta)\cos(2\pi\sigma\delta)\,\mathrm{d}\delta \tag{5.20}$$

式(5.19)和式(5.20)是傅里叶变换光谱学的基本方程式。这里的 $B(\sigma)$ 为通过计算机根据干涉图计算得到的红外光谱图。

由于连续谱光源输出各频率的强度不同，分束器的透过率、探测器的灵敏度以及大气组分透过率也不同，所以在实际测量时，应首先在所需要的频率范围内测出当光路中无样品时的光谱图，即所谓的背景光谱图。随即将样品放入光路中，就可得到与背景作比较后的样品的傅里叶红外光谱图。

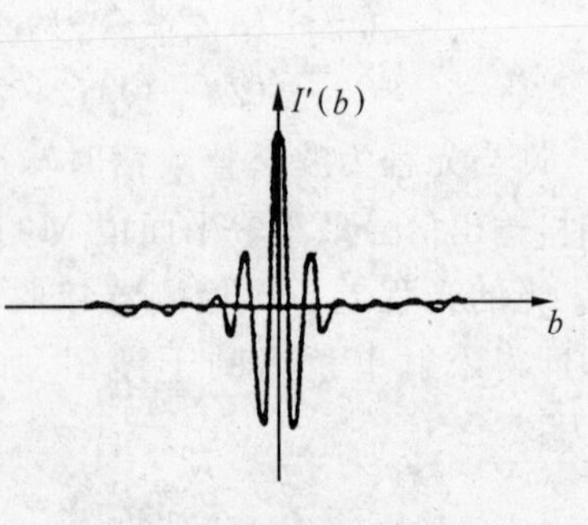

图 5-50 连续波的干涉谱

（四）红外干涉谱的切趾法处理

从理论上讲，要用计算机进行傅里叶变换从 0→∞ 连续采集。也就是说实验中需要使干涉仪的动镜从零移至无限远，且每隔无限小间隔就得对干涉图取样，以便得到无限多个取样点使干涉图数字化。但实际上动镜只能在有限距离内移动，并采用有限间隔取样。所以干涉型红外光谱仪也只能测量一定波长范围和具有一定分辨率的红外光谱，这种实际上的有限测量截去了部分信息。从图 5-49(b)和图 5-50 中可见到干涉光谱中心的两边出现有类似于脚趾的正、负旁瓣，这种旁瓣使噪声增大，应该采取措施给予

抑制，抑制这种旁瓣脚趾又称为切趾。切趾的办法是将干涉图乘以一个切趾函数，如三角形函数、矩形函数、梯形函数、余弦函数和 HG 函数等。实际上切趾措施就是用数学的方法为干涉图提供一个滤波器。图 5-51 的虚线图形是乘三角形函数切趾后的曲线。可见经切趾处理后两边旁瓣大为削弱，但主峰却略显变宽，这意味着分辨率下降。切趾函数种类很多，其作用各有利弊。具体操作时应根据实际需要来选择。

（五）傅里叶变换红外光谱法的优点

傅里叶变换红外光谱法较之色散分光法具有很多显著的优点，这些优点使得傅里叶方法具有极大的灵活性，特别是可大大提高光谱的质量。

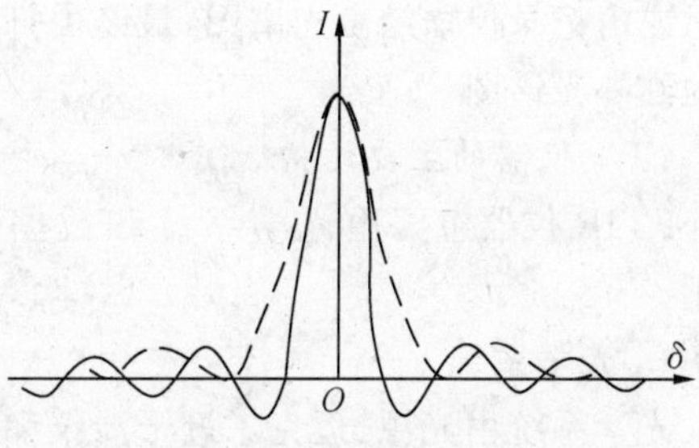

图 5-51 截断和切趾后的干涉图

(1) 具有极高的分辨率：一般棱镜色散的红外光谱仪在 1 000 cm^{-1} 附近的分辨率为 3 cm^{-1}，光栅的红外光谱仪在 1 000 cm^{-1} 附近的分辨率可达 0.2 cm^{-1}，而 FTIR 光谱仪在整个光谱范围内可达0.002 6～0.1 cm^{-1}。

(2) 具有极高的波数精度：色散型红外光谱的波数测量精度很难达到 0.1 cm^{-1}，而 FTIR 光谱仪的精度可达到 0.01 cm^{-1}。

(3) 具有极高的灵敏度：由于 FTIR 光谱的干涉仪中无狭缝装置，因此输出能量大，灵敏度高，它的光通量比色散型仪器高 100 多倍。又因为分辨率愈高时信噪比也愈高，所以 FTIR 光谱仪的信噪比比色散型仪器高得多，可分析 ng 级的痕量样品。

(4) 具有极宽的光谱范围：目前色散型红外光谱仪的较宽测量范围为 4 000～200 cm^{-1}，若要向远红外区扩展，由于能量低对技术上要求较复杂。而 FTIR 光谱仪在不同光谱区通过更换光源、分束器和检测器，可测量 4 500～4 cm^{-1} 的极宽光谱，特别适于研究低频分子振动等远红外光谱。

(5) 具有极快的扫描速度：色散型红外光谱仪是依次测定从狭缝出来的单色光而得到红外光谱的，要得到一张全程光谱图至少需 1 分钟的扫描时间。而 FTIR 光谱仪的干涉仪是在整个扫描时间内同时测定所有频率的信息，一般在 1 秒至数秒内即可完成全程光谱扫描，因此 FTIR光谱仪对于红外与色谱联用以及研究瞬间反应等特别有用。

另外，FTIR 光谱仪的机械移动部分少，光学系统比较简单，可靠性高。由于是数字化取样经傅里叶变换数据处理，引起的杂散光影响甚小，这对定量分析极为有利。另外光谱的连续性好，不必在分析过程中更换色散元件及滤光片等，更保证了光谱的质量。

（六）工作原理

傅里叶变换红外分光光度计主要由光源、迈克尔逊干涉仪、检测器和计算机等部分组成。其工作原理与色散型红外光谱仪的工作原理有很大不同，主要是单色器的差别，FTIR 常用单色器为迈克尔逊干涉仪。工作原理如图 5-52 所示。

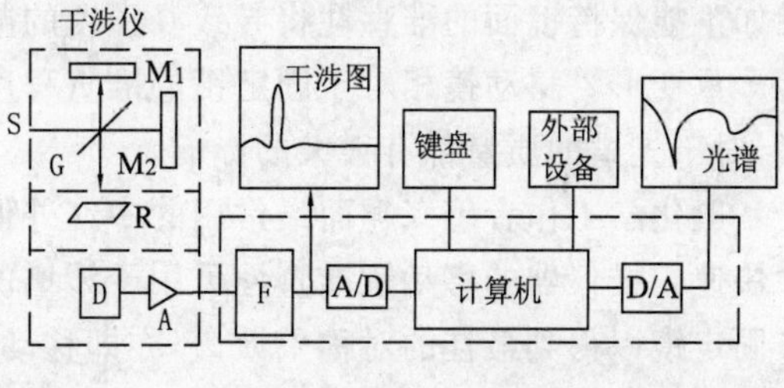

图 5-52 傅里叶变换红外分光光度计工作原理图

S：红外光源 M_1：定镜 M_2：动镜 G：分束器

R：样品 D：检测器 A：放大器 F：滤光器

A/D：模数转换器 D/A：数模转换器

光源发出的红外光经准直镜变成平行

光，经迈克尔逊干涉仪后产生干涉。干涉光通过样品池 R，由于样品吸收了某一波长的能量，使干涉光信号变成带有样品信息的光信号。检测器 D 将此光信号转换成电信号输入放大器 A 进行放大，再经滤波器 F 滤波后得到含有样品信息的干涉图。此干涉图属时间域函数，人们难以对它解析，必须经过进一步把这个干涉图由 A/D 模数转换器进行数字化处理，然后输入计算机进行傅里叶变换，再经 D/A 数模转换器处理，最后由波数分析器扫描，即可由荧光屏显示或由记录仪描绘出光谱图，最终由打印机打印出透光率（T 谱）或吸收度（A 谱）随波数变化的红外光谱图。

（七）仪器的主要结构

FTIR 仪器主要由光学系统和数据处理系统组成。光源吸收池等部件与色散型仪器通用。

1. 光学系统

光学系统由光源、迈克尔逊干涉仪和检测器等部分组成。典型的双光束傅里叶变换红外分光光度计的光路图如图5-53所示。这种仪器首先用干涉仪对红外光源的辐射进行干涉调制，然后通过斩光器 M_1、M_2 的作用使被调制的红外线交替地通过参比品和样品而取得参比透射光及样品透射光投射到检测器上。检测器输出与调制同频的含有样品选择吸收特征波数红外辐射的干涉电信号。

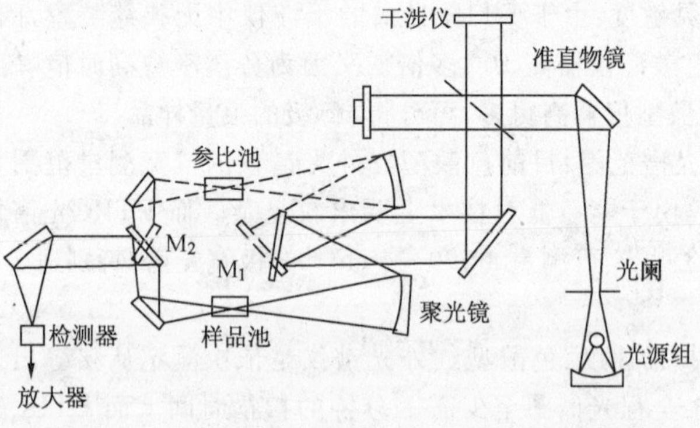

图 5-53 双光束傅里叶变换红外分光光度计光路图

（1）光源：FTIR 使用的光源与色散型红外分光光度计通用。

（2）迈克尔逊干涉仪：干涉仪是 FTIR 仪光学系统的核心部件。它的结构和原理已在前面作了介绍。干涉仪的移动镜在移动时的机械稳定性对光谱的质量起着重要作用。移动镜移动时如不能保持镜面的准直性将导致峰强度的减少，高频区较之低频区减少得更多，结果是使光谱严重变形。移动镜相对于固定镜的准直程度、扫描过程中移动镜自身的振动以及倾斜等因素，对于光谱的质量都有很大的影响。

一般化学工作者感兴趣而最常用的中红外傅里叶变换红外光谱仪的扫描速度很快，对于这种快速扫描仪器的移动镜准直性可用干涉谱的对称性来衡量。在零光程差附近反复扫描并调节固定镜以得到最佳的对称干涉谱，亦即移动镜处于最佳的准直状态。

多数干涉仪的移动镜的驱动机构采用空气轴承以降低振动的影响，使之在较长距离移动时保证有更好的光谱质量。较高级的仪器可自动控制移动镜的准直度。其方法是在移动镜的背面安置三个传感器，以监控两个轴倾斜度和一个镜速等三个变量，可保证动态准直和移动速度，所以也称之为动态校正。其示意图如图 5-54 所示。

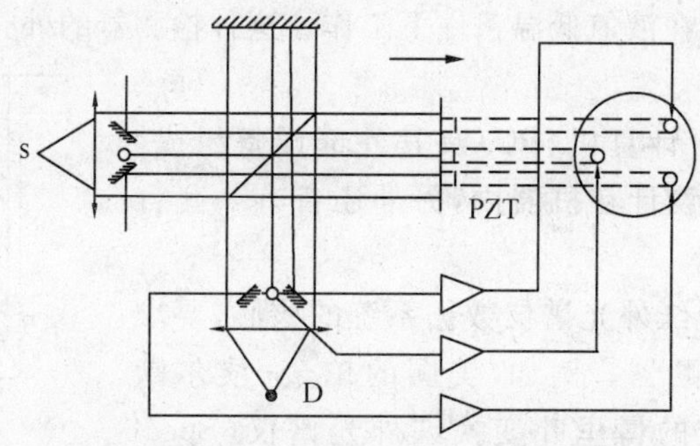

图 5-54　使用动态校正的迈克尔逊干涉仪

干涉仪中另一重要部件是分束器。分束器常用氯化钠作基板材料，其波长为650 cm^{-1}。碘化铯则用到远红外区，但由于它们的硬度不够，不易保持其平坦度。中红外区最为常用的材料是溴化钾，其特点是具有良好的物理性能和合适的波长透过范围。半透膜的材料为锗(n=4.0)和硅(n=3.4)。锗易于加工，故为首选材料。在远红外区多采用不同厚度的聚酯薄膜，它们的厚度及适用波长范围如表 5-11 所示。

表 5-11　FTIR 采用的分束器

光谱区	分束器	选用波长范围(cm^{-1})
近红外区	Si/石英衬板	10 000～5 000
中红外区	Ge/KBr GeCsI	5 000～400
	聚酯膜(厚)	1 600～200
	6.25 μm	500～80
远红外区	12.5 μm	200～400
	25 μm	100～20
	50 μm	25～10

(3) 检测器：傅里叶变换红外分光光度计的检测器要求灵敏度高且响应速度快。在室温条件下工作的常用热电型检测器，即在色敏型仪器中提到过的硫酸三甘肽 $(NH_2CH_2COOH)_3 \cdot H_2SO_4$ (TGS)和氘代硫酸三甘肽(DTGS)。TGS 检测器的结构如图 5-55 所示。它是在厚度为 10～20 μm、面积为 3 mm×1 mm 的硫酸三甘肽薄片的正面真空镀铬，背面镀金而形成两个电极。此两个电极相当于一个电容器。当红外线照射到薄片时，引起其温度升高，极化程度改变，于是两极间产生电荷。经放大后以电流或电压形式测量。它的响应时间极快，约 1μs，适用波长范围宽 2～1 000 μm。

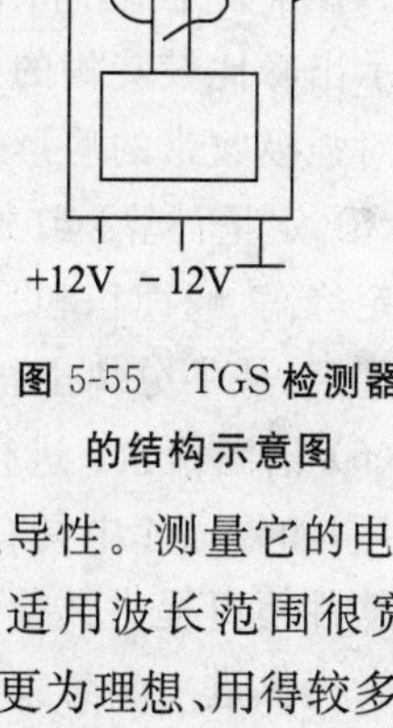

图 5-55　TGS 检测器的结构示意图

在液氮低温条件下用的是一种光电导管型检测器。例如，Hg-Cd-Te(MCT)。这种检测器由 Hg-Te 和 Cd-Te 两种半导体混合物制成。这些半导体材料未受光照射时为绝缘体，而受红外线照射时，一个光子会移走一个半导体材料的电子，从而大大地改变其电导性。测量它的电导或电阻变化，就可测量红外线的强度。它的响应时间也极快，约 1 μs，适用波长范围很宽，为 0.8～40 μm；灵敏度比 TGS 高 30 倍，噪声低，是傅里叶变换红外光谱仪更为理想、用得较多的检测器。其主要缺点是需要在液氮低温条件下工作。这种检测器的外壳结构如图 5-56 所示。

2. 数据处理系统

数据处理系统主要由计算机(PC)及其外部设备组成,A/D、D/A 转换器一般已设计在机器内,另外还备有一套行之有效、功能较多的软件。

计算机是傅里叶变换红外光谱仪数据系统的核心,要求计算机有一定容量的存贮器。例如,美国的珀金-埃尔默(Perkin Elmer)公司生产的傅里叶变换红外光谱仪(Spectrum GX 系列)对 PC 机的最低要求为:486DX 处理器,主频为66 MHz,内存 12 MB,彩色 VGA 显示卡,256 色显示器以及光盘驱动器。计算机的外部设备还有键盘、鼠标和打印机等。

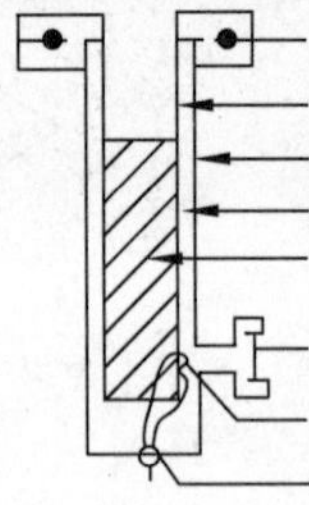

图 5-56　Hg-Cd-Te 检测器的外壳结构示意图

配合一定的软件,计算机主要进行时间域与频率域图谱的傅里叶变换,还可以控制仪器的工作参数及处理数据。

近年来,世界上出现的各种 FTIR 商品仪器,都集先进的光学、电子、机械和软件技术于一体。有些较高级的仪器将干涉仪、检测器、样品室、微处理机、屏幕显示器和人机对话键盘全部紧凑地安装在一个整体化的单元里。

(八) 计算机技术被广泛地应用于红外光谱分析

(1) 数据格式变换:利用计算机可对红外光谱纵坐标的 T 谱和 A 谱之间进行相互变换:

$$A = \lg \frac{1}{T} \tag{5.21}$$

计算机采集数据后,根据以上关系在 T 和 A 之间进行变换是十分简单的工作。除了对纵坐标进行变换外,还可以对横坐标进行波长和波数间的相互变换。

此外,计算机还可进行高频区与低频区在谱图上的位置互换,特殊格式变换如:光谱基线拉平,坐标的上、下、左、右移动,将某区间内的信号放大以观察特殊的精细结构等。

(2) 累加和平滑处理:计算机对某一光谱图进行累加数据处理和平滑处理的目的都是为了有效地消除样品光谱的背景噪声,以提高信噪比。

(3) 示差光谱:示差光谱又称光谱分解,简称差谱,差谱信息的示差处理不同于化学分离,它虽得不到纯的化合物,却能得到纯化合物的光谱,且在一定程度上能解决化学上无法分离的问题。

(4) 导数光谱:利用计算机可以很容易作出某一曲线的导数曲线。导数光谱可比原光谱图显示出峰比较陡峭的谱带,对测量微弱信号很有用。导数光谱还可以增大重叠谱带的间隔,也可对强吸收带的肩形突出部位作精确测量。

(5) 定量计算:红外光谱仪可配备多种定量软件,如有一种称之为 QUANT 的软件可定量测定峰高、峰面积和一阶、二阶导数光谱的最大、最小及光谱全幅。可以以曲线拟合法进行加权处理,从中分离出相应的光谱再进行定量计算,这种方法适用于低含量成分的定量分析。

(6) 谱图检索:进行谱图检索时需一个检索程序和一个谱库。当输入被检谱图后启动检索程序,如果谱库中具有被检谱图即可快速检出,或者提供几幅与被检谱图相近的谱图。有些检索软件还可提供被检谱图中可能存在的官能团和可能的结构式以及有关化学物理常数,为检索者提供进一步考察物质的信息。谱库的容量对检索命中率的影响较大,目前商品谱库容量以美国 Sadtler 公司提供的最大，共存有 10 万个红外谱库。

五、红外分光光度计的安装与性能指标

（一）仪器对环境的要求

红外分光光度计是具有光、机、电重要部件的精密光学仪器，对安装环境有如下要求：

(1) 防潮防水：仪器光学系统中的检测器的窗口和干涉仪中的分束器等贵重部件的材料往往是 KBr、CsI 等卤化物晶体。如果仪器的密封性能不好，环境的相对湿度在 40%以上时，水汽会使晶体潮解损坏，使仪器无法工作。室内不应有水源和排水口，并且必须杜绝仪器室可能被意外渗水的现象。仪器室里应备有湿度计和去湿机。

(2) 防震：振动会使零部件接口松动，会降低红外辐射源的使用寿命，电子系统也会因振动而工作不正常。所以仪器最好安装在防震的稳固的工作台上。

(3) 防电磁干扰：因为热电耦的输出信号为 10^{-9} V 数量级，极易受外界电磁干扰。电压波动也能使仪器的光源和电子系统工作状态不稳定。所以，仪器室附近不应有较强的电磁干扰源，仪器必须认真接地。电源最好经电子稳压器稳压后再使用。

(4) 恒温：过高或过低的室温会影响仪器的性能，所以仪器室不要直接受日光曝晒。室内最好有空调装置，使室内保持恒温。

(5) 防尘：仪器的光学部件和电子元件落上灰尘将使仪器的工作状态变坏，所以室内要防尘。仪器室的窗最好配上双层玻璃，门窗缝隙需粘贴羊毛毡。这样既可防止风沙吹进室内，又能保温。

(6) 防腐蚀：房间内不应有腐蚀性气体和溶剂蒸气，光学系统中的各种镜面极易受腐蚀性气体的腐蚀而使反射率下降甚至损坏。溶剂蒸气均能吸收红外辐射而影响测光精密度。所以样品处理室应与仪器分开但要相邻。

（二）仪器的安装

红外分光光度计在出厂运输的过程中是密封的，一般均采取了防震、防潮、防尘等措施。

仪器安装应在湿度＜45%、防腐、防尘的环境下进行。开箱时要严防碰撞和振动并按装箱单清点各部件、附件。开箱后主机及附件应随即搬入仪器室。仔细检查光、电、机系统中各元件外形是否有破损或缺陷，各部件是否有松动，电子线路的导线和插件是否有松动和脱落。按仪器安装说明书，小心拆除固定机械部分的绳索或固定螺丝，装上在运输前拆下的部件，接上电缆。检查并确认各开关在正确位置，方可通电进行试运转和调试。

（三）仪器的性能指标

红外分光光度计的性能指标有分辨率、波数准确度与重复性、透过率线性与重复性、杂散光、10(100%)线的线性、狭缝程序线性和信噪比等项。前两项为仪器的主要指标。

(1) 分辨率：仪器的分辨率为 $\sigma/\Delta\sigma$，$\Delta\sigma$ 是在波数 σ 处恰能区分两个吸收带差。对于给定的光谱区域，习惯上也用 $\Delta\sigma$ 的大小表示仪器的光谱分辨能力。检查仪器的分辨率有粗测法和细测法两种。粗测法是用红外光谱仪以慢速扫描、窄狭缝和较高增益测绘厚约为 0.05 mm 的聚苯乙烯(简称 PS)薄膜(一般红外光谱仪中都附有这种红外光谱图的标准测试片)的光谱图，然后以在波数为 3 000 cm^{-1} 处能分辨清楚的吸收峰来检验仪器的分辨能力。对于 FTIR 光谱仪和中红外区具有两块光栅的色散型红外光谱仪，在 3 110～2 800 cm^{-1} 应能分辨 3 104 cm^{-1}、3 083 cm^{-1}、3 060 cm^{-1}、3 026 cm^{-1}、3 001 cm^{-1}、2 924 cm^{-1}、2 851 cm^{-1} 7 个吸收峰。

细测法是用红外光谱仪测绘 NH_3 气或 HCl 气体的红外光谱图。在一个 10 cm 气体槽中充以压力为 2 kPa 的氨气或 HCl 气体，记录其谱图。例如，图 5-57 是用高分辨率红外光谱仪测到的氨气光谱图。图中 1 013.2 cm^{-1} 和 1 012.45 cm^{-12}2 个吸收峰可以被分辨开，故该仪器在1 000 cm^{-1} 附近的分辨率为 0.75 cm^{-1}；若只能分辨 951.8 cm^{-1} 和 948.8 cm^{-12}2 个吸收峰，则其分辨率为 3.5 cm^{-1}。

如果发现仪器的分辨率达不到标准，应进一步检查能量输出、放大器信噪比、笔楔响应、仪器相位、光路系统等是否符合要求。注意：对单色器的调整，应由专业维修人员进行。

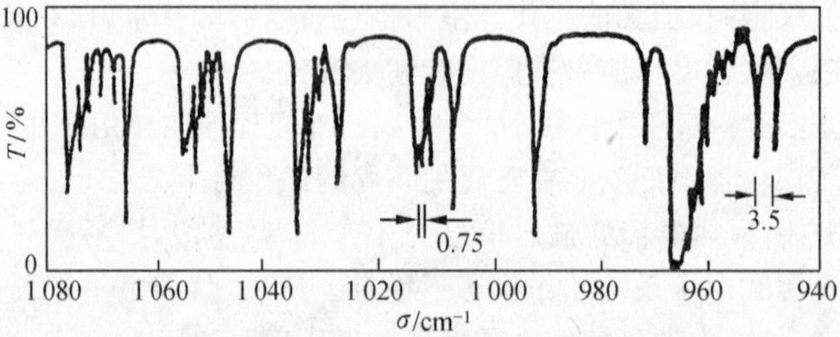

图 5-57　氨气的红外光谱图

(2) 波数准确度与重复性：仪器测定所得波数与文献值之差称为波数准确度。多次重复测量(3～5 次)同一样品，所得同一吸收峰数值最大值与最小值之差称为波数重复性。通常用厚为 0.05 mm 或 0.10 mm 的聚苯乙烯片检查。图 5-58 和表 5-12 给出了聚苯乙烯红外特征吸收峰波数，在 4 000～400 cm^{-1} 范围内的 17 个特征峰与被检仪器绘得的聚苯乙烯的相应峰对照。在 4 000～2 000 cm^{-1} 范围内允许误差 ± 5 cm^{-1}；在 2 000～400 cm^{-1} 范围内允许误差为 ± 2 cm^{-1}。

重复 3～5 次测绘聚苯乙烯片的光谱，即可确定仪器的波数重复性。对色散型仪器的重复性要求在 4 000～2 000 cm^{-1} 范围内为 ± 2 cm^{-1}；在 2 000～400 cm^{-1} 范围内为 ± 1 cm^{-1}。

表 5-12　聚苯乙烯红外特征吸收峰波数(cm^{-1})

峰 号	波 数	峰 号	波 数	峰 号	波 数	峰 号	波 数
1	3 061	6	1 871	11	1 181.4	16	698.9
2	3 027.1	7	1 801.6	12	1 154.3	17	541
3	2 924	8	1 601.4	13	1 109.1		
4	2 850.7	9	1 583.1	14	1 028		
5	1 944	10	1 494	15	906.7		

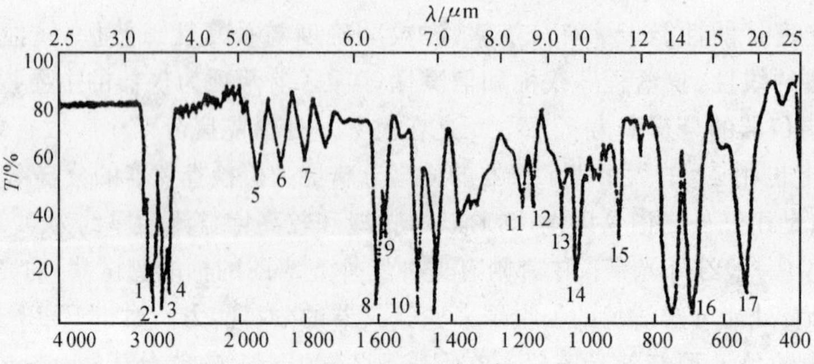

图 5-58　聚苯乙烯红外特征吸收光谱示意图

若仪器的性能达不到要求，应检查仪器工作稳定性，记录纸的刺孔及走纸误差，扫描相应速度误差，读数误差等是否符合要求。或请专业人员进行检测维修。

六、红外吸收光谱应用简介

分子的红外光谱最突出的特点就是具有高度的特征性。每种物质除光学异构体外都有特征的红外吸收光谱，因此红外光谱具有广泛的用途。

由于红外吸收光谱法具有许多突出优点，因此，它在与化学有关的许多领域都有广泛应用。在煤和石油化工产品以及染料、药物、生物制品、食品、环保等有机化合物的研究方面，用于产品纯度或基团的鉴定、异构体的鉴别、分子结构的推断、化学反应机理的研究以及定量分析。此外，红外吸收光谱法还用于分子结构的基础研究，如通过测定分子键长、键角来推断分子的立体构型，通过测定简振频率、计算力常数来推断化学键的强弱等。

（一）红外吸收光谱在医药方面的应用

每一种化学药品的红外光谱都具有指纹特征的性质，因此，红外光谱作为药物的验证识别手段较为可靠。中国药典、英国药典及美国药典等所载的许多品种，都以核对红外光谱作为鉴别药品的主要依据。在药品生产厂和药检部门众多的质量检测仪器设备中，红外光谱已是首选设备。中国药典、英国药典以及其他很多国家的药典采用在极其严格的条件下制备标准光谱图作为药典的附录，以便进行对照。

红外光谱还可用于药品的结构确定。如青霉素结构的确定就是利用红外光谱来推断的，后来由X射线衍射的结果得到证实。

配合显微红外光谱技术，可以对有机化合物晶体型混合物进行分析。某些有机化合物在不同溶剂或不同条件下可以生成不同的晶型。药物的多晶现象特别引起人们的注意和重视。例如，驱虫药甲苯达唑存在3种不同晶型，其中之一的疗效接近于零，而另两种的有效率为98%，因此晶型的检测十分重要和有意义。在很多情况下，由于一些未知的因素，即使是在固定的溶剂等结晶条件下，所得晶体往往是两种甚至多种晶型的混合物。显微红外为分析多晶型混合物提供了强有力的方法，它能在显微镜下逐粒地进行红外摄谱，从而获得混合物中各个单晶的晶型信息。

（二）红外光谱技术与其他技术的联用

由于傅里叶变换红外光谱的扫描时间短，检测器的灵敏度和响应时间都有了大幅度的提高，因此，红外光谱分析技术有了新的发展。除了前面提到显微红外光谱法外，还有气相色谱与红外光谱联用(GC/IR)；超临界流体色谱与红外光谱联用(SFC/IR)；高效液相色谱与红外光谱联用(LC/IR)和热失重与红外光谱联用(TGA/IR)等。这些新技术的发展为红外光谱的应用提供了广阔的前景。

七、制样

气、液及固态样品皆可测定其红外光谱，但以测定固态样品最方便。

对样品的主要要求：① 样品的纯度需大于98%，以便与纯化合物光谱对照(Sadtler纯化合物光谱是由纯度大于98%的样品测得)。若为商业规格的样品，如药典规格等，所测得的光谱需与商业光谱对照。② 样品应不含水分，若含水(结晶水、游离水)则对羟基峰有干扰，样品更不得是水溶液。若制成溶液，需用符合光谱波段要求的溶剂配制。

(一) 固态样品

固体样品可用3种方法制样。压片法、糊剂法及薄膜法。样品在1 mg以下时,可用微量测定技术,如红外显微镜及透射型聚光器测定法等。物体的表面涂膜可用反射法测定。压片法应用最广,因此只介绍压片法。

压片法:以直径为13 mm的样品片为例。取200目光谱纯、干燥的KBr粉末200 mg,样品1～2 mg,在玛瑙乳钵中研匀(在红外灯下操作),装入压片模具,边抽气边加压,至压强约为18 MPa时,维持压力10 min,卸掉压力,可得厚约1 mm的透明KBr样品片。光谱纯KBr在中红外区无特征吸收。因此将含样品的KBr片放在仪器的光路中,可测得样品的红外光谱。无光谱纯KBr时,可用GR或AR级品重结晶,未精制前,若无明显吸收,也可直接使用。

(二) 液态样品

可用夹片法、液体池法,黏度大的样品还可用涂片法。

(1) 夹片法:适用于挥发性不大的液态样品,在作定性分析时,此法可代替液体池,方法简易。压制两片空白KBr片,将液态样品滴入一片上,再盖上另一片,片的两外侧放上环形保护滤纸垫,放入片剂框中夹紧,放入光路中,即可测定样品的红外吸收光谱。空白片在气候干燥时,可用溶剂洗净,再用1～2次。

(2) 液体池法:将液态样品装入具有岩盐窗片的液体池中,测定样品的吸收光谱。样品所用的溶剂,需选择在测定波段区间无强吸收的溶剂,否则即便使用空白抵偿也不能完全抵消。因此在作精密测定时,需按波段选择数个溶剂完成整个区间的测定。一般常用的有CCl_4(1 350～4 000 cm)及CS_2(600～1 350 cm)。CCl_4在1 580 cm处稍有干扰。

(三) 气态样品

首先把气体池中的空气抽掉,然后装入样品气体。

第六节　荧光分光光度计

一、概述

某些物质对待定波长的光有一定的吸收,从而产生吸收光谱。有些物质受到光的照射时,除吸收某种波长的光之外还会发射出波长相同或比吸收波长更长的光,这种现象称为光致发光,反映该物质特性。荧光分光光度计就是利用荧光的这一特性进行物质分析的仪器。荧光分光光度计的主体设计是以荧光发射机制为根据的。

例如,物质的原子受X射线激发能发射出X射线荧光,用以建立的分析方法称为X射线荧光分析法(X-ray fluorometry)。又如,气态金属原子受其特征谱线激发能发射出荧光,据此建立的方法称为原子荧光分析法(atomic fluorometry)。而某些有机物质的分子,在用紫外-可见光激发时,亦能发射荧光,由此建立的方法称为分子荧光分析法(molecular fluorometry)。本章仅介绍分子荧光分析法。

荧光分析法最主要的优点是测定灵敏度高和选择性好。一般紫外-可见光分光光度法的检出限约为10^{-7} g/mL,而荧光分析法的检出限可达到10^{-10} g/mL甚至10^{-12} g/mL。虽然具有天然荧光的物质数量不多,但许多重要的生化物质、药物及致癌物质(如许多稠环芳烃等)都有荧光现象。而荧光衍生物试剂的使用又扩大了荧光分析法的应用范围。所以荧光分析法在医药和临床分析中有着特殊的重要性。

二、荧光分析的基本原理

根据光致发光余辉时间的长短分为荧光和磷光两类。物质的发光随着激发光的消失而立即消失的称为荧光，若发光仍能持续一段时间的则称为磷光。相应的物质分别称荧光物质和磷光物质。

光是一种电磁波，具有波、粒二象性，它们之间的关系可用式(5.22)来表示：

$$\nu=\frac{c}{\lambda} \tag{5.22}$$

式中，c 为光速；ν 为频率；λ 为波长。

又依据量子说，频率为 ν 的单色光的能量必定是 $h\nu$ 的整数倍，即每个量子的能量用下式表示：

$$E=h\nu=\frac{hc}{\lambda}=hcw \tag{5.23}$$

式中，h 为普朗克常数即 6.62×10^{-27} 尔格·秒；w 是波数，即 1 cm 长度中电磁波的数目。

可以看出，能量 E 与波长 λ 成反比，波长越长，能量越小。

每个分子具有一系列严格分级的能级，处于基态的分子吸收了特征频率的能量后，可从低能级跃迁到高能级。被吸收的光量子的能量正好等于两个能级之差(见图 5-59)。处在基态的分子于吸收激发光之后跃迁为激发态。这些激发态分子将因振动等而损失掉一部分激发能量，以无辐射跃迁下降到低振动能级，再从低振动能级下降到基态。在这过程中，激发分子将以光的形式释放出它们所吸收的能量，所发出的光称为“荧光”。显而易见，由于发生荧光时所发出的能量比从入射光所吸收的能量略小些，因此，荧光的波长比入射光的波长稍为长些(Stokes 法则)。

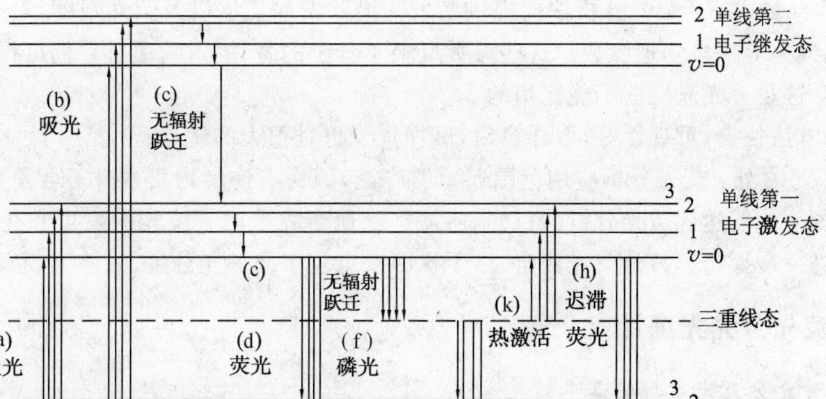

图 5-59　吸收光谱和荧光、磷光光谱能级跃迁示意图

另一方面，以无辐射跃迁到亚稳的三重线态，再从三重线态返回基态的过程中所发出的光，则称为“磷光”。由于从三重线态跃迁到基态要受到“选择定则”的限制，故一般磷光寿命大

于 10^{-4}s，而荧光寿命却在 $10^{-9}\sim10^{-8}$s 左右。所谓荧光寿命是指当去掉激发光以后，分子的荧光强度降到激发时最大荧光强度的 1/e 所需要的时间。除了荧光寿命外，在荧光技术中还有两个较重要的参数，即荧光强度和量子产率（或称量子效率或荧光效率）。

量子效率通常用 φ 表示，其定义为：发射量子数与吸收量子数之比。

$$\varphi=\frac{\text{发射量子数}}{\text{吸收量子数}} \tag{5.24}$$

当然，任何物质的量子产率不可能大于 1。

荧光强度通常用 F 表示，表示荧光的相对强弱。物质所放射出的荧光强度与物质所吸收的光量成正比，与物质本身的量子产率也成正比，当然与仪器条件也是有关的。

所谓荧光分析是指：利用某些物质被紫外光照射后所发生的、能够反映出该物质特性的荧光，以进行该物质的定性或定量分析。它有如下特点：

(1) 灵敏度高：由于荧光是从入射光的直角方向检测，即在黑背景下检测荧光的发射；而分光光度法是在入射光的直线方向检测，即在亮背景下检测暗线。故一般说来荧光分析的灵敏度要比分光光度法大 2～3 个数量级。分光光度法灵敏度通常在 10^{-7}；而荧光分析的灵敏度常达 10^{-9}，甚至 10^{-12}（尤其在低浓度时更佳）。另外，在比色法和分光光度法中，吸光值大小与溶液浓度、光程以及该物质的克分子吸光系数有关，而几乎与入射光强度无关；但荧光分析则与溶液浓度、紫外光照射（激发光）强度及光度计的灵敏度有关。因此在荧光分析中，可通过提高光度计灵敏度的方法，使荧光分析的灵敏度大为提高。

(2) 选择性强：这主要指有机化合物的分析而言。由于荧光光谱既有激发光谱（发射波长固定，扫描激发波长），又有发射光谱（激发波长固定，扫描发射波长）。所以控制激发光和荧光单色器的波长，不难得到选择性良好的方法。分光光度法只能得到待测物质的特征吸收光谱；而荧光法既能依据特征发射，又可按照特征吸收来鉴定物质。因此，假如某几种物质的发射光谱相似，就可从激发光谱的差异把它们区分开来；而如果它们的吸收光谱相同，则可用发射光谱将其区别。

(3) 信息量丰富：荧光分析法能提供激发光谱和发射光谱以及荧光强度、量子产率、荧光寿命、荧光偏振等许多物理参数。这些参数反映了分子的各种特性，通过它们可得到被研究分子的信息。这是分光光度法不能比拟的。

此外，方法快捷，重现性好，取样容易，试样量少也是很大的优点。

(4) 不足之处：荧光分析应用范围还不够广泛，因为有许多物质本身不会发生荧光，而要加入某种试剂才能达到荧光分析的目的，还需广泛地研究。对于荧光的发生和化合物结构的关系也需进一步探讨。另外荧光测定时，干扰因素也较多。如光分解、氧淬灭、易污染等。

三、荧光分光光度计

（一）荧光分光光度计的基本结构

荧光仪器的基本结构如图 5-60 所示，是由激发光源、激发单色器、发射单色器、样品室以及检测系统组成的。

从图 5-60 中可见，紫外分光光度计和荧光分光光度计的结构是非常相似的。但有两点不同：一是荧光仪器是从入射光的直角方向检测样品的发光信号；而紫外分光光度计是从入射光的方向检测样品的吸收信号。二是紫外分光光度计在检测器前面的是样品；而荧光分光光度计在检测器前面的则是发射单色器，因此样品信号经过分光以后，可以除去样品发射以外的辐射，从而为分析的专一性提供有利条件。

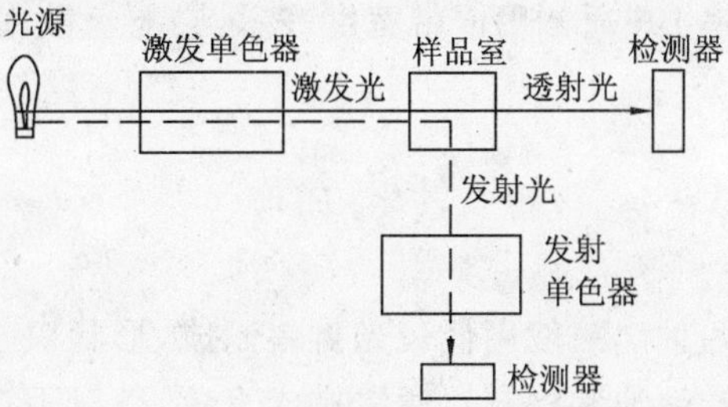

图 5-60 紫外分光光度计和荧光分光光度计典型结构图

——紫外分光光度计光路 ---荧光分光光度计光路

1. 光源

理论上要求光源应含有各种波长的紫外线和可见光，光强度足够大，且在整个波段内强度一致。常用的光源有：

(1) 汞灯：高压汞灯能发射 365 nm、398 nm、405 nm、436 nm、546 nm、579 nm、690 nm 及 734 nm 谱线，它主要供给近紫外线作为激发光源。如果物质的荧光波段较短，则用石英灯泡封制的低压汞灯，它可发射波长短于 300 nm 的紫外线，最强的谱线是 253.7 nm。但汞灯所发射的光谱线是不连续的线光谱，大都作为滤光片荧光光度计的光源。

(2) 氙弧灯：目前大部分荧光分光光度计采用 150 W 和 500 W 的高压氙灯作为光源。氙灯发出射线较强的连续光谱，分布在 250～700 nm 光域区，并在 300～400 nm 波段内射线强度几乎相等。但氙灯需有稳定性高的电源，且需 500～1 000 W 大功率紫外区才有显著输出。另外，对大功率氙灯在发射光的稳定性及热效应方面还存在不少技术问题。

2. 滤光片和单色器

(1) 滤光片：在滤片荧光计中，滤光片即为单色器的全部。一般荧光计中有两个滤光片，第一滤光片为激发光滤片放在光源和液槽之间，作用是把不需要的光线滤去，让所选择的激发光透过而照射于荧光物质样品上；第二滤光片为荧光滤片，放在液槽和探测器之间，它可以把由激发光所发生的反射光、溶剂的散射光以及溶液中杂质所发生的荧光滤去，只让样品溶液所发生的荧光通过而照射于检测器上。在荧光分光光度计中，加前置滤光片可消除光栅色散后高级次光线的影响；在样品池和激发单色器间加上适当的滤光片，可清除样品中杂质荧光或杂散光的干扰。如日本 HITACHI 公司生产的 850 型荧光分光光度计，在样品和发射单色器之间设计了一台滤光片旋转台，台上有 5 片滤光片，可分别滤去波长为 290 nm、310 nm、350 nm、390 nm 和 430 nm 的光线，至于哪块滤光片转到光程中，则由操作盘控制。

(2) 单色器：在荧光分光光度计中，光栅是单色器的主要元件。它是在一个抛光的玻璃表面上镀铝，然后在铝表面上刻有大量的平行线(如 2 400 线/mm)制成的。

根据不同的仪器既可用平面光栅，也可用凹面光栅。如 850 型激发单色器用的是光栅-光栅型双单色器系统。前置单色器用 600 条/mm 消像色散凹面衍射光栅，主单色器用的是 1 200 条/mm平面衍射光栅；发射单色器用 1 200 条/mm 的平面衍射光栅。而上海分析仪器总厂生产的 960CRT 型荧光分光光度计的发射单色器采用的是 1 200 条/mm 凹面光栅。

狭缝是单色器的重要组成部分，它关系到分辨率的优劣。狭缝越小，单色性越好，但光强度也随之减小。当入射狭缝和出射狭缝宽度相等时，从单色器的出射狭缝出来的单色光的能量输出，是一个等边三角形，有3/4的能量辐射是在有效带宽内，此时既有好的分辨率，又保证了光通量。单色器的分辨率BP通常用谱带宽度表示，它与色散率D、焦距F、狭缝宽度W有关。可用公式5.25表示：

$$BP=\frac{W}{FD} \tag{5.25}$$

3. 样品池

样品池有玻璃和石英两种。一般用低荧光材料制成，形状以正方形或长方形为宜。对于溶液试样荧光分析，光源、样品池和检测器通常排成直角形；对不透明固体试样，光源、样品池和检测器通常排成锐角形(30°或45°检测)。

应当注意检测器的窗口须比样品池小。

测低温荧光或磷光时，在石英样品池外套上一个装盛液氮的透明石英真空瓶，以降低样品池温度。有些仪器还配有仅需几到几十微升样品能检测10^{-12} g物质的微量池。

4. 检测器

常用的检测器主要有硒光电池、光电管和光电倍增管。硒光电池和硅光电池主要区别是对光的响应波长范围不同。硒光电池一般为250～750 nm，灵敏峰约在530 nm；而硅光电池灵敏区可达近紫外区。在荧光分光光度计中一般用光电倍增管作检测器，其输出可用高灵敏度的微电计测定或再经放大后输入记录器中，自动描绘光谱图。在选择光电倍增管时要注意波长响应、灵敏度和噪声水平3个指标，注意选择“红敏”和“蓝敏”两种类型的管子。“蓝敏”管适合于蛋白质、核酸的测量，而对一些荧光染料最好使用“红敏”光电倍增管。通常，仪器除了配有检测样品发射荧光信息的测量用的光电倍增管外，另还配有作监视检测器的监控光电倍增管。通过分束器，激发光的约10%左右被导入监控光电倍增管上转换成电信号，经过放大后用来控制加到监控器和样品光电倍增管上的高压，可稳定光强。

(二) 荧光分光光度计的类型

常用几种类型的荧光仪器有紫外分析灯(荧光分析灯)、滤片荧光计(荧光光度计)和荧光分光光度计。

国内荧光分光光度计发展不是太快，生产厂家不多。上海第三分析仪器厂1982年试制成功的910型双光束荧光分光光度计，技术性能达到国际20世纪70年代中后期水平。主要指标情况如下：波长范围：激发光谱200～750 nm，荧光光谱220～800 nm；分辨率：优于0.5 nm；检测极限：5×10^{-11} g/mL硫酸奎宁(0.1 mol/L硫酸)溶液；激发光谱校正范围：240～600 nm，荧光光谱校正范围：240～600 nm。其他中档和微机化高性能荧光分光光度计，还在研制中。

国际市场上，荧光分光光度计商品仪器以PERKIN-ELMER、HITACHI、SHIMADZU较具特色，HITACHI产品MPF-4型荧光分光光度计在我国进口最多，普遍得到好评。该仪器光学系统设计合理、灵敏度高、分辨率好、使用可靠。HITACHI产品还有650-60型、850型以及F-3000型、F-4000型都具有较高的水平。SHIMADZU的典型商品仪器有RF502型、RF-510型、RF-503型以及RF-520型等。PERKIN-ELMER的商品仪器有MPF-44型、650系列、LS系列型等。

下面重点介绍一下MPF-4型荧光分光光度计。

1. 结构和原理

MPF-4 型荧光分光光度计的光路图和结构方框图分别见图 5-61 和图5-62。

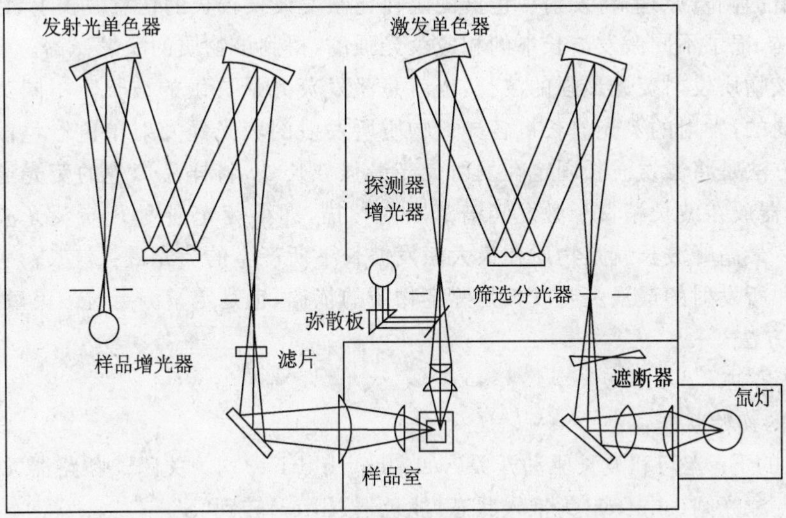

图 5-61　HITACHI MPF-4 型荧光分光光度计光路图

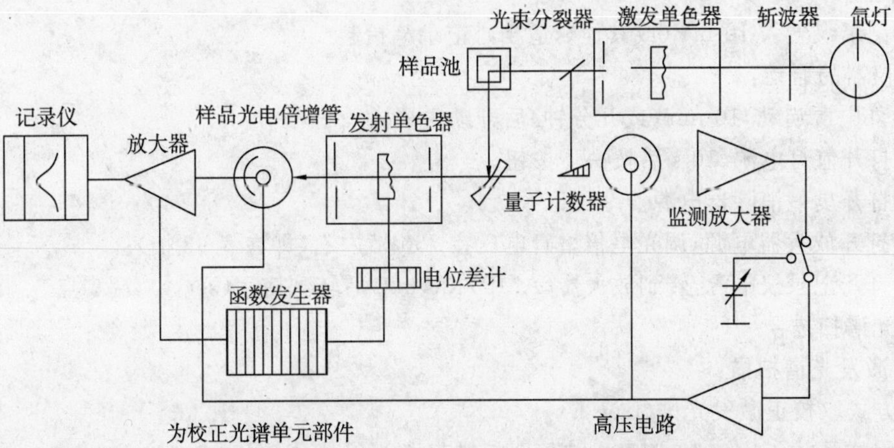

图 5-62　HITACHI MPF-4 型结构方框图

MPF-4 型荧光分光光度计以氙灯作光源，入射光被斩波器斩波后进入激发单色器，经光栅色散后成单色光射入样品池，成为样品激发光。样品被激发后发出荧光，经凹面镜反射后进入发射单色器，再被样品光电倍增管检测并转换成电信号。电信号经放大器放大后被输入记录仪。斩波器的作用是在光束被阻断时可自动调节放大器的零点水平。

激发光束经光束分裂器后，一小部分导入监控光电倍增管上转换成电信号。这个电信号用来控制加到监控器和样品光电倍增管上的电压，以补偿光源发出的光束在强度上的变化。

为了校正激发光谱，一个以罗丹明 B 浓溶液为标准的量子计数器放在监控光电倍增管前面。罗丹明 B 的量子输出与入射光强度成正比，其量子效率不随激发波长而变化，并且它有较宽的吸收带。量子计数器可产生一个与激发光源强度成比率的信号，该信号经监测放大器放大用来控制加到光电倍增管上的高压，以补偿光源强度的变化。发射光谱的校正，是用调节每个波长处放大器的增益水平的方法，电位差计与波长扫描机械装置紧紧相连，函数发生器就是为此目的而工作的。

荧光光谱的测量原理：将发射单色器固定在比激发波长较长的任意波长上，以激发单色器进行波长扫描，记录不同激发波长下的相应荧光强度，得到该物质的激发光谱。强度最大的激发波长就是该物质发射荧光最强的波长，也就是激发荧光最灵敏的波长。不同荧光物质其激发光谱是不同的，发射的荧光波长也各异。物质所发射的荧光经发射单色器色散后可得荧光光谱。测定方法是将激发波长固定在发射荧光最强波长处，将样品产生的荧光通过发射单色器，将此单色器放在波长稍长于激发光谱范围内扫描，即得荧光强度 F 与荧光波长 λ 所作的荧光光谱图。最高峰波长就是物质在最大激发波长下所产生的荧光最强波长。荧光物质的最大激发波长和所发射的最强荧光波长是鉴定物质的依据，也是定量测定时最灵敏的条件。

2. 使用方法

(1) 操作方法：

① 仪器的初始状态：

A. 主机的 Ex 光门和波长驱动开关(wavelength drive)均为关闭。断路器(chopper)置于“ON”，氙灯光源光闸(shutter)为推入状态，滤色器(filter)转到“S”。

B. 放大器方式处于“荧光”，零点抑制(zero, suppression)关，光电倍增管电压(dynode, voltage)置于“INT”。

C. 记录仪转入 10 mV(或其他合适挡)，记录笔抬起。

② 仪器的启动：

A. 外电源启动，10 min(或几分钟)后开动主机。

B. 打开氙灯电源，10 s 后按一下按钮。

C. 打开臭氧消除器电源。

D. 打开放大器电源，调光电倍增管电压在 750 V 左右(即在 6～8 挡)。

E. 打开记录仪电源，转到放大器(AMP)，20 min 后转到使用(serve)，调零点。

③ 光谱扫描：

A. 激发光谱扫描：

a. 方式取校正激发光谱(true Ex)。

b. 将样品放入比色池，调激发波长至扫描起点。

c. 将发射光波长调至所需波长，选择合适狭缝(slit)。

d. 选择适当的扫描速度(scan speed)及走纸速度(chart speed)。

e. 调放大器的零点(sample zero)。

f. 打开尺光门，将滤色器转到“·”。

g. 调节灵敏度(sample sensitivity)，使记录笔在刻度范围内将笔放下。

h. 将主机的波长驱动开关由关“off”转到激发(excitation)。

i. 扫描完毕后，关驱动开关，将滤色器转到“S”。

j. 抬笔。

k. 重复扫描时，要用手轮将纸退回起点，并将波长调到扫描起始点。

B. 发射光谱扫描：

方式取校正发射光谱(true EM)；选定激发波长，打开波长驱动开关，由关转到发射(emission)，其余操作同激发光谱扫描。

④ 样品的定量测定：

A. 选定合适的激发和发射波长。

B. 选定合适的灵敏度和狭缝。

C. 将放大器方式置于比例(ratio)挡，调放大器的零点。

D. 用1～100 μg/mL 硫酸奎宁的0.1 mol/L 硫酸溶液作为定位标准(所用硫酸奎宁溶液的浓度，要视样品的荧光强度而定)。

E. 转动滤色器至"·"，打开Ex光门，放下笔。

F. 调节狭缝及灵敏度，使记录仪指针在100%，开始测定样品。

G. 测定完毕后抬笔，转动滤色器至"S"。

H. 在上述条件下，测定未知样品，得到的为相对荧光强度值；读数过大或过小，可以调节灵敏度粗调，但不能改变狭缝及光电倍增管电压。换挡后，注意重新调零点。

⑤ 关机：依次关闭放大器、记录仪、氙灯电源及去臭氧电源。

(2) 注意事项：

① 每完成一次测定时，要及时将滤色器关至"S"。对光不稳定的样品，每测一次也要及时关闭Ex光门。

② 易挥发酸作溶剂时，不宜用此仪器进行测定。

③ 石英比色杯用后要及时洗净，若有油污可用95%乙醇或肥皂水浸泡，再用水洗净。

④ 定位用的硫酸奎宁溶液要置冰箱保存，大约每隔1个月重配一次。

⑤ 仪器有多种用途，凡与荧光操作无关的旋钮不要随意拨动。

3. 仪器的性能指标

(1) 灵敏度：灵敏度是荧光分光光度计最重要的性能指标之一。过去大多数仪器都以在特定的仪器操作条件下能检出硫酸奎宁(0.05mol/L 硫酸溶液)的最小量为灵敏度指标，其数量级在 10^{-12}～10^{-9} g/mL 范围之内。

目前，商品仪器的灵敏度指标是用蒸馏水的拉曼峰来检测，具体做法是：在一定仪器操作条件下，作水的"发射光谱图"，绘制出瑞利散射和拉曼散射。

取水的拉曼峰高，固定发射波长，让记录器作时间扫描，以拉曼峰高作为信号值(S)，峰高随时间的波动大小视为噪声(N)，最后以信噪比 S/N 的值作为仪器的灵敏度指标。目前，商品仪器 S/N 值大约在40～100之间。

(2) 波长范围：波长范围指仪器的有效工作波段。一般荧光分光光度计都采用氙灯作光源，光栅为单色器分光元件，它们的有效工作波段在200～1 000nm 范围之内，这对于荧光测量来说是足够的。

(3) 波长精度：它是指波长计数器的指示值与真实光波长的数值相符的程度。目前，荧光分光光度计的波长精度误差为±(0.2～2)nm 范围之内。波长的校正通过汞灯实现。发射单色器的校正是把一汞灯置于样品室中点燃(不需点燃原激发光源)，校对仪器波长在汞灯的13条主线是否出现能量峰，出现能量峰说明波长刻度盘无误。如果所显示最大能量的波长读数不在这些汞线上，并超出仪器允许的波长偏差，应根据说明书予以校正。激发单色器的校正是把汞灯置于原激发光谱远端位置，在样品室中放置一块漫射板或高散射溶液，把发射单色器波长放在零或欲检测的汞线上，与校正发射单色器的方法一样进行校正。

(4) 分辨率：它是指荧光仪器对靠近的峰尖分开的能力，它与波长精度有密切关系，商品仪器的分辨率在 0.2～5 nm 之间。它主要决定于光栅的每毫米刻线数。

(5) 光谱带通：它是仪器主机狭缝宽窄程度的指数。狭缝的宽度是机械几何尺寸，不能明确表明光谱纯度，所以，商品仪器都以一定狭缝几何密度对应的光谱半宽度来直接表示光谱纯度。光谱纯度直接影响仪器的分辨率、灵敏度以及背景干扰。目前的荧光分光光度计的光谱带通常在 0.15～20 nm 之间，一般都采用连续可调方式，个别仪器采用分几个固定的挡。

(6) 响应：仪器的响应快慢是指电路样品通道对光电信号反映的快慢。响应快慢关系到波长扫描速度的选择、光谱峰的尖锐程度以及随机噪声的大小。一般荧光仪器的响应分为快、中、慢 3 挡。

四、荧光仪器的应用和荧光分析新技术简介

荧光仪器能测试荧光样品的多种荧光参数，如：激发光谱、发射光谱、荧光强度、量子效率、荧光偏振度等。样品可以是有机化合物或无机化合物，也可以是溶液、粉末和晶体。总之，荧光样品横跨许多学科领域和各种不同的实用部门。特别是近年来，随着荧光分析法及荧光仪器的发展，它们在医学、生物学、生物化学及临床检验上的应用也日益扩大。例如，对体液中某些激素(如性激素和皮质激素等)及其代谢物的测定，由于化合物含量太少，一般分析方法灵敏度不够，使用荧光分析仪器就能解决测量问题。另外，测定血液中的维生素 A 和 B 族维生素的含量，用荧光分析法测定生物体中微量的 5-羟色胺都取得了简单、准确和灵敏的结果。血液中肾上腺素、多巴胺、胆碱等含量的荧光测定，血液和尿中某些抗菌素、强心剂、麻醉剂的荧光分析等都受到了更多的重视。

生育酚在致病过程和防治中的作用机制研究需建立快速测定生育酚含量的方法，采用荧光仪器即可进行测定。

生物对象的荧光常呈一定的偏振特性，其变化程度与环境或病理状况有关，因此偏振度可作为一种指标。应用荧光偏振特性判断癌症就是一个很好的尝试，不少医务科技人员正在就此进行研究。

随着仪器分析的日趋发展，分子荧光法的新技术发展亦很迅速。荧光分析仪器的应用前景愈来愈广阔。

(一) 激光荧光分析

激光荧光法与一般荧光法的主要差别在于使用了单色性极好、强度更大的激光作为光源，大大提高了荧光分析法的灵敏度和选择性。高压汞灯仅能发出有限的几条谱线，而且各条谱线的强度相差悬殊。氙弧灯在紫外区输出功率较小，只有用大功率氙弧灯才有显著输出，但目前大功率氙弧灯在稳定性和热效应方面还存在不少问题。激光光源可以克服上述缺点，特别是可调谐激光器用于分子荧光法具有很突出的优点。另外，普通的荧光分光光度计一般用两个单色器，而以激光为光源仅用一个单色器即可。目前，激光分子荧光分析法已成为分析超低浓度物质的灵敏而有效的方法。

(二) 时间分辨荧光分析

由于不同分子的荧光寿命不同，可在激发和检测之间延缓一段时间，使具有不同荧光寿命的物质得以分别检测的目的，这就是时间分辨荧光分析(time-resolved fluorometry)。时间分辨荧光分析采用脉冲激光作为光源。激光照射样品后所发射的荧光是一混合光，它包括待测

组分的荧光、其他组分或杂质的荧光和仪器的噪声。如果选择合适的延缓时间;可测定被测组分的荧光而不受其他组分、杂质的荧光及噪声的干扰。该法在测定混合物中某一组分时的选择性比用化学法处理样品时更好,而且省去前处理的麻烦。目前已将时间分辨荧光法应用于免疫分析,发展成为时间分辨荧光免疫分析法(time-resolved fluorimmunoassay)。

(三)同步荧光分析

同步荧光分析(synchronous fluorometry)是在荧光物质的激发光谱和荧光光谱中选择一适宜的波长差值 $\Delta\lambda$(通常选用 λ_{ex}^{max} 与 λ_{em}^{max} 之差),同时扫描发射波长和激发波长,得到同步荧光光谱。若 $\Delta\lambda$ 值相当于或大于斯托克斯位移,能获得尖而窄的同步荧光峰。因荧光物质浓度与同步荧光峰峰高呈线性关系,故可用于定量分析。同步荧光光谱的信号 $F_{sp}(\lambda_{em},\lambda_{ex})$ 与激发光信号 $F_{ex}K$ 荧光发射信号 F_{em} 间的关系为:$F_{sp}(\lambda_{em},\lambda_{ex})=KCF_{ex}F_{em}$,$K$ 为常数。可见,当物质浓度 C 一定时,同步荧光信号与所用的激发波长信号及发射波长信号的乘积成正比,所以此法的灵敏度较高。

(四)胶束增敏荧光分析

除上述仪器和测量技术上的改进外,还可用化学方法提高荧光效率,从而提高荧光分析的灵敏度。例如,溶剂对荧光有很大影响,20 世纪 40 年代起人们就观察到胶束溶液对荧光物质有增溶、增敏和增稳作用。20 世纪 70 年代后发展成胶束增敏荧光法。

第七节　色 谱 仪

一、色谱法概述

色谱分析法简称色谱法或层析法(chromatography),是一种物理或物理化学分离分析方法。色谱是指色素被分离后形成的色带。它的分离原理是使混合物中各组分在两相间进行分配,其中一相是不动的称为固定相,另一相则是流动的称为流动相,此流动相是推动混合物样品移动的动力。由于组成混合物的各组分在性质与结构上有所不同,它们跟流动相与固定相两者之间的作用(指分配系数或吸附力)存在大小、强弱的差异,因而各组分在同一流动相的推动力作用下,不同组分在固定相中滞留时间有长有短,从而按先后不同次序从固定相中流出(滞留时间短的先流出,滞留时间长的后流出)。

(一)概述

色谱仪是 20 世纪 60 年代以来迅速发展起来的一类分离分析仪器,它基于先将被测样品中的各个组分分离成单体,然后逐个对构成组分的单体进行定性或定量测定。这项测定的完成,在有条件的测试单位,许多情况下是色谱仪-质谱仪(或光谱仪)-电脑三者联合应用而完成的。由于气相色谱法或高效液相色谱法具有高分辨率、高速度、高灵敏度、样品量少、结果准确且重复性好等优点,是分析混合物组分的有效手段,因而被广泛应用于医药卫生、食品、环保、农业、石油、化工等领域,成为一类常用的实验室仪器。

随着材料学、电子自动化技术及电脑应用技术等方面的新成就的不断涌现,各类色谱仪器在性能、质量等方面都得到了极大的提高,色谱技术在如医学检验、药物分析及基础医学研究方面的应用更加普及。因此,有必要深入了解、掌握有关色谱仪器的基本原理、结构等方面的知识，以便更好地使用这些“工具”，充分发挥其效能，进而推动该技术的不断完善。本节将对色谱技术中的气相色谱仪和高效液相色谱仪的原理、结构及部件进行系统的介绍。

（二）色谱法的基本原理

1906年，俄国植物学家Tsweet用$CaCO_3$粉末填充玻璃柱，用石油醚洗脱，以分离植物叶片的色素，结果在管的不同部位形成色带，因而命名为色谱。后来色谱法不仅用于分离有色物质，而且被广泛应用于分离无色物质，虽然“色”已失去意义，但仍沿用“色谱法”这个名称。色谱法的分离原理主要是利用物质在流动相与固定相之间的分配系数有差异而实现分离的。当两相作相对运动时，被分离混合物各组分在两相中经历反复多次分配或吸附并经历一段距离位移之后，即使被分离的各组分之间的分配系数相差极其微小，也能完全被分离开来，经检测器的辨认，可以确认完全分离。

吸附柱色谱法的操作及色谱过程如图5-63所示。把含有A、B两组分的样品加到色谱柱的顶端，A、B均被吸附到固定相上。然后用适当的流动相冲洗，当流动相流过时，已被吸附在固定相上的两种组分又溶解于流动相中而被解吸，并随着流动相向前移行，已解吸的组分遇到新的吸附剂颗粒，又再次被吸附，如此在色谱柱上不断地发生吸附、解吸、再吸附、再解吸……的过程。若两种组分的理化性质存在着微小的差异，则在吸附剂表面的吸附能力也存在微小的差异。经过反复多次的重复，使微小的差异积累起来就变成了大的差异，其结果就使吸附能力弱的B先从色谱柱中流出，吸附能力强的A后流出色谱柱，从而使各组分得到分离。

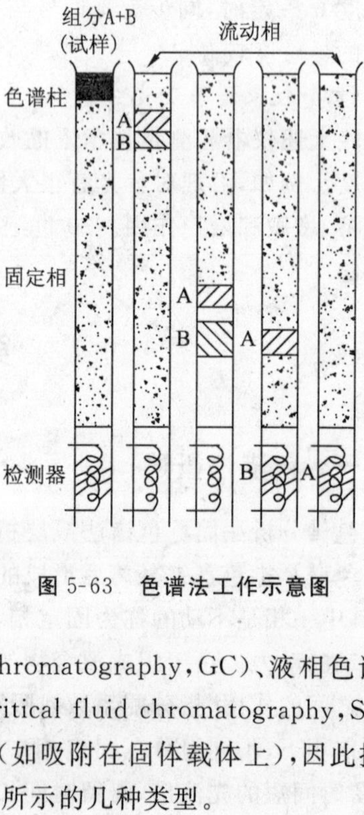

图5-63　色谱法工作示意图

（三）色谱法的分类

色谱法可从不同的角度进行分类：

（1）按两相所处的状态分类：流动相可以是气体、液体和超临界流体，这些方法相应称为气相色谱法（gas chromatography，GC）、液相色谱法（liquid chromatography，LC）和超临界流体色谱法（supercritical fluid chromatography，SFC）等。由于固定相也可以有固体或以某种形式固定了的液体（如吸附在固体载体上），因此按流动相与固定相的不同组合，可把气、液相色谱分成如表5-13所示的几种类型。

表5-13　气、液相色谱法分类

流动相	总　称	固定相	色谱名称
气　体	气相色谱(GS)	固　体	气-固色谱(GSC)
		液　体	气-液色谱(GLC)
液　体	液相色谱(LC)	固　体	液-固色谱(LSC)
		液　体	液-液色谱(LLC)

（2）按操作形式分类：可分为柱色谱法、平板色谱法、电泳法等类别。

① 柱色谱(CC)：固定相填充在管内构成色谱柱，色谱过程在色谱柱内进行。按色谱柱的粗细等，又可分为填充色谱法、毛细管柱色谱法及微填充柱色谱法等类别。气相色谱法、高效液相色谱法及超临界流体色谱法等属于柱色谱法范围。

② 平板色谱法(PC)：色谱过程在固定相构成的平面状层内进行。又分为纸色谱法(用滤纸作固定液的载体)、薄层色谱法(将固定相涂在玻璃板或铝箔板等板上)及薄膜色谱法(将高分子固定相制成薄膜)等，都属于液相色谱法范围。

③ 毛细管电泳法(CE)：分离过程在毛细管内进行，利用组分在电场作用下的迁移速度不同进行分离。

(3) 按色谱过程的分离机制：可分为分配色谱法、离子交换色谱法、空间排阻色谱法及亲合色谱法等类型。

(四) 色谱法的发展趋势

现代色谱法是分离分析方法，具有分离与"在线"分析两种功能，能解决组分复杂的样品分析问题，而且还可以制备纯组分。

色谱法的发展趋势主要是两个方面，一方面是色谱方法及其硬件的进一步研究；另一方面是联用技术的发展。

1. 新型固定相和检测器的研究

虽然已有很多种类的色谱固定相，但新型固定相仍然不断出现，从而使色谱分析方法的应用越来越广泛。如各种手性固定相的出现使手性药物的分析变得十分方便，大大促进了手性药物的立体选择性研究。从 1985 年以来发展了内表面反相固定相等几种浸透限制固定相，允许体液如血浆等直接进样。1989 年又出现了灌注色谱固定相，用于各种生物分子的分离分析。此外，还有如各种特殊用途的固定相的研制。新型检测器也在不断研制，如蒸发光散射检测器和半导体激光荧光检测器等。后者对靛菁绿(indocyaninc)标记后的白蛋白的最低检测限为 1.3 pmol/L，优于普通光度法达两个数量级。

2. 色谱新方法的研究

目前色谱方法的研究仍然十分活跃。新近发展起来的电色谱法兼有毛细管电泳和微填充柱色谱法的优点，其应用研究越来越多，将成为最重要的色谱方法之一。1995 年又出现了以激光的辐射压力为色谱分离驱动力的光色谱，按几何尺寸对组分进行分离，但其应用还在研究之中。

3. 色谱-光谱(或质谱)联用技术

把色谱作为分离手段，光谱(或质谱)充作鉴定工具，各用其长，互为补充。已有 GC-MS、气相色谱-傅里叶变换红外光谱(GC-FTIR)、SFC-MS、HPLC-UV、HPLC-MS 及 TLC-UV 等多种联用仪器的商品。还有毛细管区带电泳(CZE)-MS 和 HPLC-NMR 等联用技术。由于计算机的运用，这些联用仪多数都能绘制光谱-色谱三维谱，即在一张图上可以同时获得定性与定量信息。

4. 色谱-色谱联用技术

将两种色谱法联用称为二维或多维色谱法。两种色谱法可以互相弥补，分离一些难分离的物质对，常见的有：GLC-GSC、HPLC-GC、LC-SFC 及 HPLC-HPLC(如 LLC-IEC、LLC-SEC)等，还有非手性固定相与手性固定相联用的 HPLC。在色谱-色谱联中常用到柱切换技术。这种联用技术能够获得更多的定性信息，也提高定量的准确度。

5. 色谱专家系统

这是一种色谱-计算机联用技术。色谱专家系统是指模拟色谱专家的思维方式，解决色谱专家才能解决的问题的计算机程序。完整的色谱专家系统包括了柱系统推荐和评价、样品预处理方法推荐、分离条件推荐与优化、在线定性、定量及结果的解析等功能。色谱专家系统的应用，将大大提高色谱分析工作的质量和效率。

（五）气相色谱和高效液相色谱

色谱法目前技术上比较成熟的仪器有气相色谱仪和高效液相色谱仪两大类。按照固定相的性质及形状，它们都属于柱色谱，就仪器的结构组成来说两者很相似，其主要部分都是由流动相供给系统、分离系统（色谱柱）、检测器和控制、记录系统等组成。

气相色谱虽然具有高分辨率、高速度及高灵敏度等优点，但它只能用可被汽化物质的分离、检测。对于挥发性较差的液体、固体，需采用制备衍生物或裂解等方法，增加其挥发性。据统计，能用气相色谱法直接分析的有机物约占全部有机物的20%。

现代气相色谱仪常与质谱仪相联接，简称气-质联用（GC-MS）。如在质谱仪上再联接电脑，便构成GC-MS-电脑联用形式，这种应用形式可以在电脑荧屏上显示出混合组分单体的质谱图，经电脑自动在谱库（软件）中寻找，能提供3种左右与被测样品极近似的质谱图，这样就使定性分析更方便快捷。另外，如需要气相色谱图中混合物各组分（单体）的相对百分含量表，这样就为定量测定提供便捷可靠的结果。

液相色谱可应用于分离高沸点、难挥发或热不稳定的样品，故样品无需经汽化而直接导入色谱柱进行分离、检测，因此特别适用于汽化时易分解和不易汽化的物质的分离、分析。通常认为有机物质当其分子量小于400时，采用气相色谱法分析比较合适；分子量在400～1 000时，最好采用液相色谱法分离分析；而当分子量大于1 000时，最好采用凝胶色谱（排阻色谱法）分离分析。液相色谱和气相色谱两者可形成优势互补，即气相色谱不易分离分析的样品（如生物大分子、离子型化合物、不易挥发物等），可用液相色谱分离分析，反之亦然。

液相色谱不仅在适用范围方面与气相色谱存在差异，而且它们所使用的流动相也各有特点：用做气相色谱的载气一般只有氢气（H_2）、氮气（N_2）、氩气（Ar）和氦气（He），由于它们的性质相近似，因而对改善分离条件作用极小。但液相色谱使用的流动相，主要是有机溶剂，可以配成不同比例的混合溶剂（也可配成不同梯度的混合溶剂），因而混合溶剂的极性、黏性、pH值等方面可根据分离操作的需要人为控制，这给改善分离条件提供了多方面的选择，从而有效地解决被分离混合物的多样性带来的各种困难，并有助于提高分析的灵敏度和精密度。随着20世纪60年代制造出能承受压力的高效离子交换树脂柱填料，70年代生产出的薄壳型硅胶微球及全孔型微球硅胶等高效柱填料，加上紫外和荧光检测器以及近几年来电脑技术的联用，把液相色谱技术推进到一个崭新的发展阶段。全电脑控制并能在电脑荧屏上显示出整台高效液相色谱的工作状态，使得高效液相色谱分离技术在速度、效率、灵敏度、重复性等方面都有了极大的提高。

二、气相色谱仪

气相色谱仪具有分离效能高、分析速度快、灵敏度高等特点，能对复杂的多组分混合物进行分析测定，在药物分析中的应用很广泛，包括药物的含量测定、杂质检查及微量水分测定、药物中间体的监控（反应程度的监控）、中药成分研究、制剂分析（制剂稳定性和生物利用度研究)、治疗药物监测和药物代谢研究等。所采用的基本设备可分为5个部分,即气路系统、进样系统、分离系统、检测系统和放大记录系统。图5-64是气相色谱仪的结构框图。

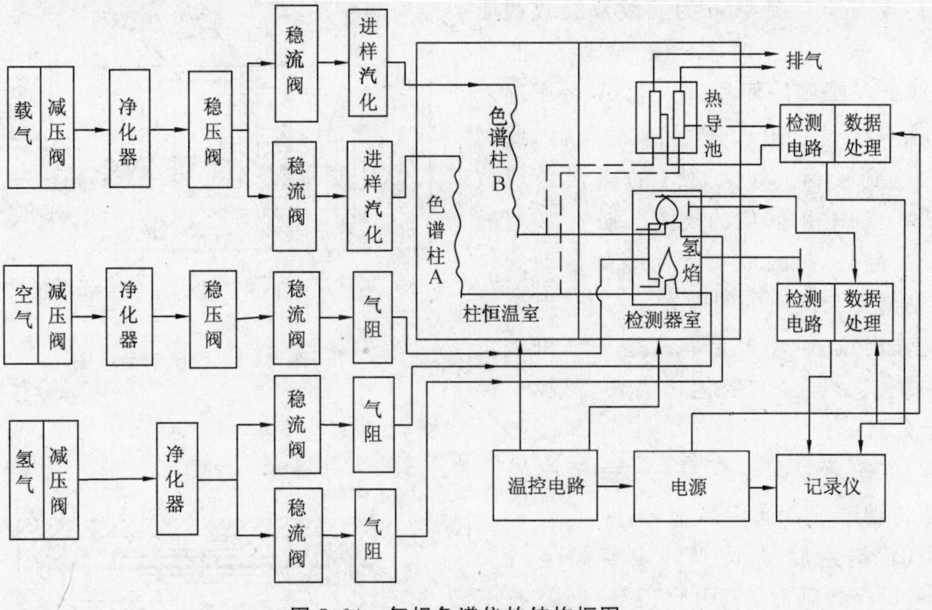

图5-64　气相色谱仪的结构框图

(一) 基本结构

1. 气路系统

气相色谱仪的气路系统指载气和补充气体流经的管路和一些部件。由于作为流动相的载气的性质、纯净度和流速等对色谱柱的分离效果和检测结果的可靠均有影响,因此,气路系统就是为了向色谱柱提供质地洁净、流动平稳的流动相。

(1) 减压阀:减压阀是载气流出高压钢瓶的第一道关口,其作用是把气体的压强从2~15 MPa的高压降低到0.2~0.4 MPa的工作压强。减压阀的结构如图5-65所示。从高压气源来的气体流入进口后,可以从高压表①上读出其压强,此时顺时针旋转手轮⑤,调压弹簧⑥被压缩,通过压板④、薄膜③及支杆⑦使减压活门⑨开启,高压气体通过该活门的间隙进入低压气室⑧,并由出口处输出,从低压表⑫可以读出低压气室的气体压强。关闭减压阀时逆时针旋转手轮至完全松开,这时靠回动弹簧⑩的作用可封闭减压阀。

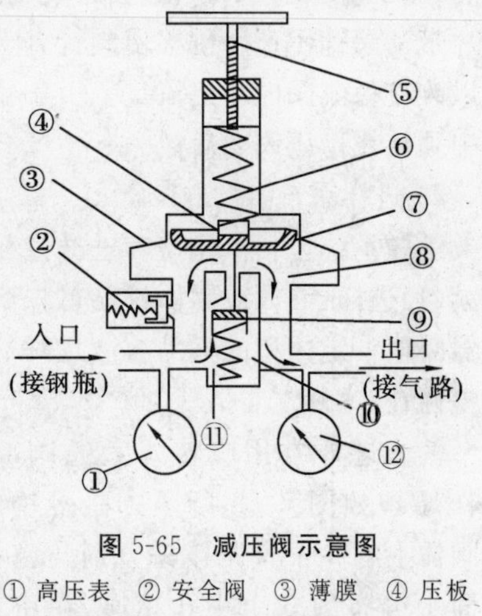

图5-65　减压阀示意图

①高压表　②安全阀　③薄膜　④压板　⑤调压手轮　⑥调压弹簧　⑦支杆　⑧低压气室　⑨减压活门　⑩回动弹簧　⑪高压气室　⑫低压表

使用减压阀时应注意:严禁接触油脂;不同的钢瓶所配用的减压阀不可混用、错用;使用过程中严格按照说明书上的步骤操作,以免损坏减压阀或发生危险。

(2) 净化器:净化器对载气进行净化,主要是为了除去其中的水分、有机烃类杂质。净化器通常为一根两端有接口的铜管、不锈钢管或其他金属管,管内装填净化剂,两接口处堵上玻璃棉制成。载气一般净化方法是先用变色硅胶，再用0.4 nm或0.5 nm的分子筛除去载气中的水分，然后再用活性炭除去载气中的有机烃类杂质，在使用氢焰检测器时对此要求较高。

(3) 稳压阀：图5-66为波纹双腔式稳压阀示意图，假定工作时输入压强为p_1的气体，经阀针与阀座的间隙进入腔A后压强降为p_2，并从出处送出压强为p_3的气体，此时系统内达到平衡。如果进气的压强出现波动，腔A、腔B(相通)内的气体压强p_2将有随之波动的趋势，导致波纹管伸缩并带动阀针移动，使阀针与阀座的间隙发生变化，其结果将维持输出压强p_3恒定。这是一个机械负反馈系统，它以p_2的变化趋势来实现p_2保持稳定的目的。

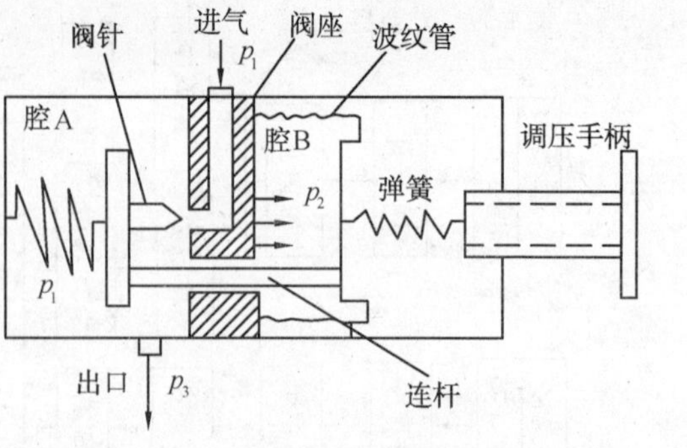

图5-66 稳压阀示意图

(4) 稳流阀：图5-67是一种稳流阀的示意图。当进气口通以压强为p_1的气流时，该气流进入腔A使阀针1与阀座闭合，并使针阀的阀针2打开，气流经间隙进入腔B，其压强为p_2。当压强p_2增大到足以使阀针1重新打开时，出口处有压强为p_3的气体流出，腔A、腔B的压强将达到平衡。若气路中气流速度变化，针阀出、入口处的压强差也发生变化。假如p_1是恒定的，则p_2变化，从而引起膜片受力改变，膜片带动阀针1产生位移使阀针、座的间隙(即阀门的气阻)改变以维持流量恒定。调节针阀可以改变稳流阀的输出流量。由于稳流阀必须在输入压强比较稳定的情况下工作，因此在气路中须接在稳压阀之后。

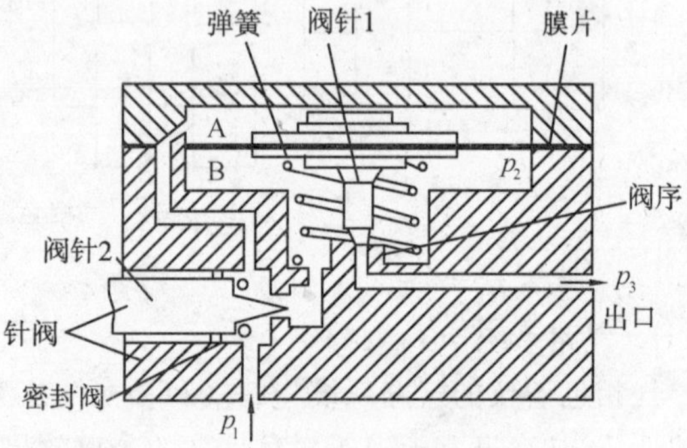

图5-67 稳流阀示意图

2. 进样系统

进样系统包括汽化室和进样汽化装置。

(1)进样：液体或固体样品首先溶解于适当的溶剂中，配制成一定浓度的溶液，再用微量注射器吸取一定体积的样品溶液进样。微量注射器有1 μL、5 μL、10 μL、50 μL等规格，进样的重复性在2.0%左右。

气体进样常用旋转式六通阀，工作原理如图5-68所示。在不锈钢阀体上有6个气路接头分别与密封面上分布的6个小孔相通，在密封面上有3个弧形槽把相邻的小孔两两相通。当可作60°旋转的阀瓣转位时，将使弧形槽连通的小孔改变，引起气路改变，实现取样、进样

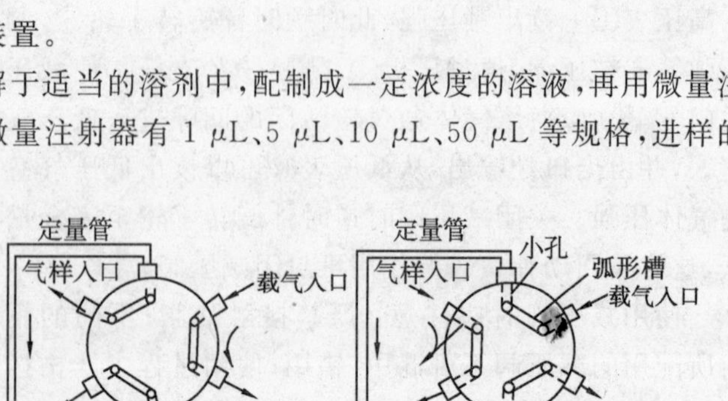

图5-68 六通阀的工作原理示意图

的转换。如图 5-68(a)位置，此时样品进入定量管，载气直接进入色谱柱，这是六通阀取样位置，取样量由定量管确定。进样时阀瓣旋至图 5-68(b)位置，这时载气经定量管并把其中的样品带进色谱柱完成进样工作。定量管常用的有 0.5 mL、1 mL、3 mL 等几种规格，可根据需要选择使用。

(2) 进样汽化装置：由进样口及与之联成一体的汽化室构成，如图 5-69 所示。由于必须将液体样品瞬间汽化，所以要求汽化室死体积小，热容量大，无催化效应(不使样品分解或发生其他化学反应)。汽化室外紧套着体积较大的金属块，就是为了使它具有较大的热容量，以保证组分能在尽可能短的时间内完全汽化，但又不致于分解。流入汽化室的载气必须先经盘形预热管加热后才与样品接触。进样汽化室与载气通道的结构设计应使样品在载气中的扩散为最小，从而能集中地、成一窄带状被带入色谱柱。一般测定气体样品可以不用加热。

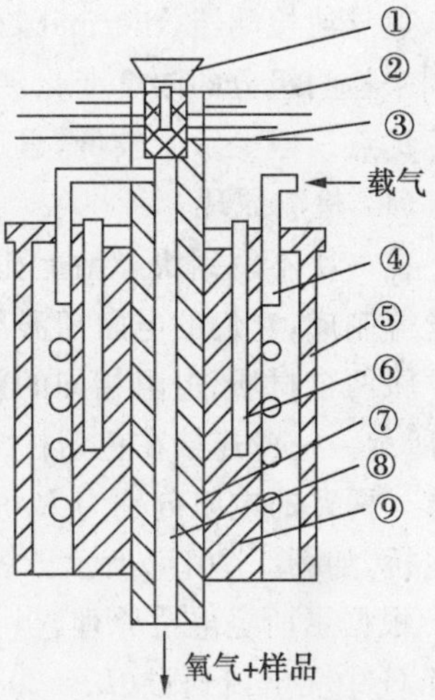

图 5-69　进样汽化装置

① 进样口　② 散热片　③ 密封垫　④ 载气预热管　⑤ 壳体　⑥ 加热器腔　⑦ 汽化管　⑧ 金属块

3. 色谱柱(分离系统)

色谱柱是气相色谱仪的核心部分，它通常用玻璃管、尼龙管等弯成 U 形或绕成螺旋形，内附固定相制成，其功能是将样品中各个组分分离开来。色谱柱可分为气固色谱柱、气液色谱柱及近年发展起来的填充毛细管色谱柱、多孔层玻璃球柱、多孔层空心毛细管柱等。气固色谱柱、气液色谱柱属于填充柱式，其结构特点是管柱内装着作为固定相的吸附剂、分子筛或涂有不挥发性液体的惰性气体，其内径较大，一般为 2～6 mm，长度较短，一般为 0.7～2 m。而毛细管柱式色谱柱的固定相是涂渍在内径只有 0.1～0.5 mm 的管子内壁。这种管柱由于在同样长度上的压降比填充柱小好几个数量级，因此长度可以取很大，一般可选在 30～300 m 之间，而且由于它单位长度的分离能力与填充柱式不相上下，因此，具有分析速度快、柱效高、样品量小、分离效果好等特点。但是由于制备较困难，空心管柱的成本要比填充柱高很多。

为达到分离目的，需要根据对象的不同来选择固定相和管柱。因能作固定相的固体并不多，气固色谱应用受到限制，只适用于分析无机气体、低烃类气体，而不适于分析沸点较高的样品。气液色谱由于可供选择的气体及固定液非常多，其应用就远比气固色谱普遍。毛细管色谱因性能优良，可用来分离复杂的及其组分间物理、化学特性只有较小差异的样品。

若要使色谱柱获得较好的分离效果，不仅需要选择合适的固定相，而且还要掌握好色谱柱的制备过程。色谱柱的制备过程有制作空心管，在单体表面均匀地涂渍一层固定相(对气液色谱)，往柱中填充固定相及老化处理等阶段，一些专门介绍色谱方法的著作对此有比较详细的介绍。

4. 检测器(检测系统)

气相色谱检测器是一种能把经过色谱已分离的各组分及其浓度变化转换成易于测定的电信号的装置，是分析能否精确的关键性部件。

气相色谱检测器通常可分为积分型检测器和微分型检测器两类，由于前者检测灵敏度低，不能显示出保留时间，已很少使用；后者根据其测量原理又分为浓度型检测器和质量流速型检测器两种。热导池检测器、电子捕获检测器等属于浓度型检测器,而氢火焰检测器、火焰光度检测器等则属于质量流速型检测器。

(二) 常用的气相色谱检测器

1. 热导池检测器

热导池检测器(thermal conductivity detector,TCD)利用被检测组分与载气的热导率的差别来检测组分的浓度变化。具有构造简单、测定范围广、稳定性好、线性范围宽、样品不被破坏等优点。但灵敏度较低,只适于常量分析以及含量在几十个 ppm 以上的组分分析。

(1) 检测原理

在一块不锈钢块上钻上孔道,装入热敏元件(热丝),就构成热导池。热敏元件用钨丝或铼钨丝等制成,它们的电阻随温度的升高而增大,并且具有较大温度系数,故称为"热敏"元件。

将两个材质、电阻相同的热敏元件,装入一个双腔的池体中,构成双臂热导池,如图5-70(a)所示。一臂连接在色谱柱之前,只通载气,称为参考臂;另一臂连接在色谱柱之后,称为测量臂。两臂的电阻分别为 R_1 与 R_2。将 R_1、R_2 与两个阻值相等的固定电阻 R_3、R_4 组成惠斯登电桥,如图 5-70(b)所示。若测量臂无样气通过,即只通载气时,两个热丝的温度相等,$R_1=R_2$。根据惠斯登电桥原理,当 $R_1/R_2=R_3/R_4$ 时,A、B 两点间的电位差 $V_{AB}=0$。因此,此时检流计 G 中无电流通过($I_G=0$),检流计指针停在零点。

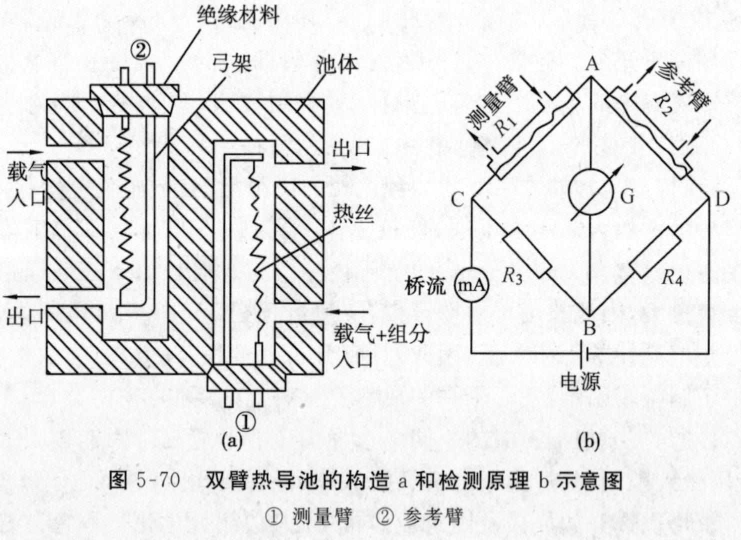

图 5-70 双臂热导池的构造 a 和检测原理 b 示意图

① 测量臂 ② 参考臂

但是当测量臂有样品通过时,样品与载气的热导率不相等,则测量臂的热动平衡被破坏,热丝的温度将改变。相应的电阻值就不一样,所以惠斯登电桥就失去平衡,检流计指针偏转。而且当测量臂通过的样品浓度愈大,两孔道中热丝的电阻差别也愈大,输出的信号也愈大。

早期生产的气相色谱仪多用双臂热导池,灵敏度较低。目前都采用四臂热导池。将电桥上两个固定电阻(R_3、R_4)也换成热敏元件则构成四臂热导池,其灵敏度在同样条件下是双臂热导池的 2 倍。

(2) 操作条件选择

选择操作条件的目的是为了提高检测器的灵敏度和稳定性,也要考虑便于操作和使用寿命等问题。影响热导池检测器灵敏度的因素有:桥电流、载气的热导系数、热丝的电阻值和电阻温度系数、热导池结构因子等。由于仪器选定后热丝和池结构因子等不可变更,以下仅对桥电流、载气和池体温度等由使用者操作的因素作一简要讨论。

① 桥电流：热导池检测器的灵敏度与桥电流(通过热丝的电流)的三次方成正比，显然增加桥电流可以迅速提高灵敏度。但是，桥电流不可过大，否则检测器的稳定性会下降，噪声增大，而且热丝易氧化使其寿命缩短。

② 载气：根据热导池检测器的原理可知，载气的热导系数与样品的热导系数相差愈大，检测器灵敏度愈高。通常选用热导系数特别大的氢气和氦气作为载气。

③ 池体温度：热导池检测器对温度十分敏感，随着检测器温度的升高，灵敏度将下降。因此，要获得高的灵敏度，应在允许的较低温度下使用检测器。一般来说，为了防止样品冷凝在检测器中，检测器温度应略高于柱温。

2. 氢火焰离子化检测器

氢火焰离子化检测器(hydrogen flame ionization detector，HFID)是一种有选择性的检测器，它对大部分有机物有很高的灵敏度(可达 10^{-11} g)，且稳定性好、响应快、线性范围宽(5×10^{6})、对操作参数(载气流速、检测器温度、助燃气流速等)的要求不甚严格、操作简单、稳定可靠。因此，它是目前常用的比较理想的气相色谱检测器。

氢火焰离子化检测器是一种质量型检测器，检测器的信号大小与单位时间内进入火焰中燃烧的样品量成正比，而与样品在载气中的浓度无关。它对永久性气体和水，基本上不产生信号，所以它适于进行大气和水中有机物的测定。

(1) 检测原理

有机化合物进入氢火焰，在燃烧过程中直接或间接产生离子。检测器(图 5-71)的收集极(阳极)与极化环(阴级)间具有电位差，使离子在收集极与极化环间作定向流动形成离子流。离子流强度与进入检测器中组分的量及分子中的含碳量有关，因此在组分一定时，测定电流(离子流)强度可以对组分进行定量。

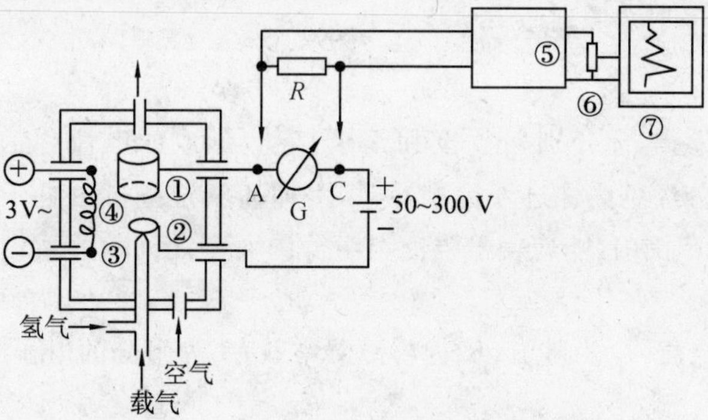

图 5-71　氢焰检测器检测原理示意图

① 收集极　② 极化环　③ 氢火焰　④ 点火线圈　⑤ 微电流放大器　⑥ 衰减器　⑦ 记录器

(2) 操作条件选择

有机物在该检测器的灵敏度不仅受离子室结构的影响，还受操作条件的影响，操作条件包括氢气、载气、空气的流速和纯度以及离子室的清洁等。

① 氢气流速：氢气作为燃气由离子室底部加到火焰中去。当载气流速选定后，氢气流速的变化将使有机物的响应值发生改变。通常以氮气为载气时氮、氢流速比选择为(1～1.5)∶1。

② 空气流速：空气是作为助燃气加到离子室中去的，低流速时，检测器的灵敏度随空气的流速的增大而增大，到达一定值后，空气流速将不受影响。一般氢气与空气的流速比是1∶(10～20)。这样的比例足以赶走燃烧产生的水蒸气，保持火焰的稳定。

③ 检测器应升温至100℃以上才能点火，并保持在100℃以上的温度，防止水蒸气冷凝或水蒸气在检测器中捕获自由电子形成负的分子离子，影响仪器的灵敏度和稳定性。

此外，电极的绝缘、离子室的清洁以及载气、氢气和空气的净化(除去有机物杂质)等对检测器的稳定性和噪声都有较大的影响，尤其是在进行痕量分析时要特别注意。

3. 电子捕获检测器

(1) 检测原理

电子捕获检测器(electron capture detector，ECD)是一种有选择性的高灵敏度检测器。它只对具有电负性的物质有信号，对卤化物，含磷、硫、氧的化合物，硝基化合物等都有很高的灵敏度，其灵敏度随物质电负性的增强而增高。目前已广泛用于环境保护监测、食品卫生检验、医药和生物代谢产物分析等方面。

(2) 结构原理

电子捕获检测器有放射性和非放射性两种类型。图5-72是放射性ECD的结构示意图。在检测器金属池体内装有一个圆筒状β射线放射源(^{3}H或^{63}Ni)作为负极，一个不锈钢棒作为正极，正负极上加有直流或脉冲电压，电极和金属池体间用聚四氟乙烯或陶瓷绝缘。

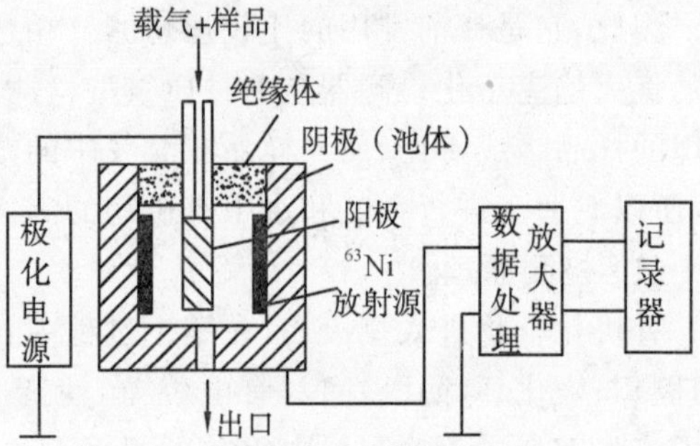

图5-72 电子捕获检测器结构示意图

当载气(一般采用纯度高于99.5%的氮气)进入检测器时，在β射线照射下发生电离：

$$N_2 \xrightarrow{\beta射线} N_2^+ + e \tag{5.26}$$

生成正离子和低速电子分别向负极和正极移动，形成的电流称为基流，一般为10^{-9}～10^{-8}A。当电负性组分经色谱柱进入检测器时，立即捕获这些自由电子，结果使基流下降，产生信号。在一定浓度范围内，响应信号强度与组分浓度C之间的关系式为：

$$I_e = I_o e^{-KAC} \tag{5.27}$$

式中，I_e为信号电流，I_o为基流，K为检测器常数，A为组分的电子吸收系数，它与组分的性质有关。

(3) 操作条件选择

电子捕获检测器对操作条件的要求比较严格，而这些条件对基流和灵敏度都有很大影响。

① 检测器温度：检测器的放射源常使用^{3}H和^{63}Ni。当^{3}H作放射源时，一般只能在180℃以下使用，在200℃以上使用时^{3}H有比较明显的流失，会缩短检测器的使用寿命。以^{63}Ni作放射源的检测器最高使用温度可达450℃。

② 极化电压：电子捕获区检测器的极化电压有直流供电和脉冲供电两种方式。加极化电压的目的是为了充分收集电子和离子，但极化电压过高会使自由电子的能量增大而不易被捕获，因此在保证收集离子的情况下，直流供电选择的极化电压应较低，一般在50 V以内。脉

冲供电时，通常脉冲周期为 30～1 000 μS，振幅 40～60 V。由于脉冲周期远比脉冲宽度大，所以检测器里电子的能量比直流供电小得多，有利于电负性组分捕获电子。脉冲供电的检测器线性范围较宽，对操作条件尤其是载气流速变化不敏感，稳定性好。因此，现代气相色谱仪的电子捕获检测器都采用脉冲供电。

③ 载气：电子捕获检测器常使用氮气或氩气作载气，有时也用氩气加 5%～10%的甲烷或氮气加 5%的二氧化碳。对载气纯度的要求较高，一般都需要净化处理，除去其中的氧、水等电负性物质。含氧量应控制在 10 ppm 以下。

4. 火焰光度检测器

火焰光度检测器(flame photometric detector，FPD)是一种对含硫、磷有机化合物有很高灵敏度和选择性的检测器。主要应用于环境监测、食品卫生和生物化学领域。

(1) 结构与原理

火焰光度检测器类似于一种简单的发射光谱仪，由火焰发射源、滤光片、光电倍增管组成。图 5-73 是火焰光度检测器的结构示意图。火焰发射源由火焰喷嘴、燃烧室、石英片和散热片组成。含有硫、磷的化合物经色谱柱分离后随载气进入检测器，先与氢气混合，由检测器底部进入喷嘴，喷嘴周围供给适量的空气，使火焰处于不完全燃烧状态(氢气过量)，这种不完全燃烧的火焰通常叫做富氢还原焰或冷焰。含硫、磷的有机物进入富氢火焰中燃烧时，含硫化合物生成激发态的 S_2^* 分子，当其回到基态时就发射出 394 nm 的特征光谱；而含磷有机化合物在火焰中首先生成磷有机氧化物，然后被富氢焰中的氢还原为 HPO，同时发射出波长为 526 nm 的特征光谱。这些特征光谱经滤光片后由光电倍增管接收放大，再经微电流放大器由记录仪记录。对于含碳有机物在氢焰中电离产生的离子流，可以由燃烧室上方的离子化收集极监测。FPD 是一种质量型检测器。

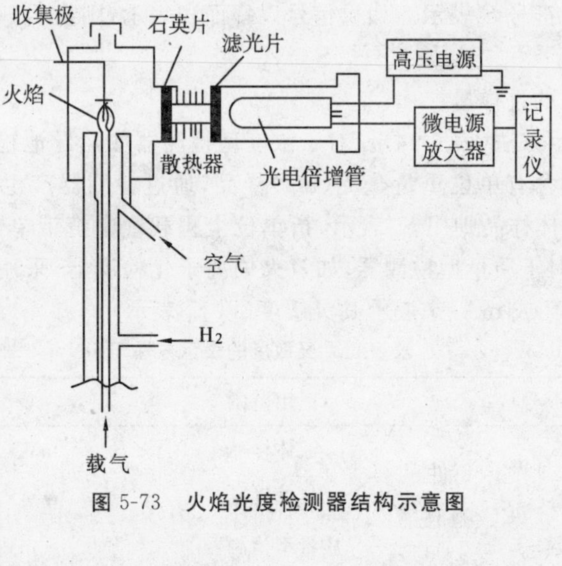

图 5-73　火焰光度检测器结构示意图

(2) 操作条件选择

1) 分析含硫的有机物：S_2^* 的生成条件受温度和火焰性质的影响，火焰性质要求是富氢火焰，即氢气与空气的比例要大；另外火焰温度也受气流速度的影响，所以 3 种气体的流速影响检测器的灵敏度。

① 氢气和氧气的比例要大于 3，所谓富氢就是指氢气的量要大于空气中氧气量的 3 倍，在

这样的条件下才能把二氧化硫还原为硫原子。

② 载气流速对信号也有影响，一般讲随着载气流速的增加，约在 100 mL/min 时信号达到一个最佳值，此一峰面积又随流速增加而下降，但峰高则在 100～200 mL/min 范围内保持常数。

③ 火焰上部的温度对信号有比较大的影响：因为在 390℃左右原子 S 生成激发态的 S_2^*，因而改变火焰温度或使火焰上部加一冷却罩使温度降低，灵敏度就有所增加。

2）分析含磷的有机物：

① 氢氧比例在 2～5 之间，因为磷的氧化物要还原成 HPO，所以氢气量要大于空气中的氧气量，氢氧比随样品不同也有所不同。

② 空气流速：当氢气流速在 180 mL/min、载气流速在 40 mL/min、空气流速在 80～180 mL/min之间时对信号值、基流和噪声都有影响。空气流速在 130～150 mL/min 时信号有最大值，当空气流速大于 150 mL/min 时信号下降，这是由于超过富氢的要求所致。

③ 载气流速：用 N_2 作载气，流速在 30～80 mL/min 范围内时对基流和噪声没有明显影响，当进样量一定时，峰高随流速增加而提高，但峰面积保持不变。总之，在测定硫化物时，氢气流速应为 160～180 mL/min，空气流速应为 130～150 mL/min；氮气流速应为 40～80 mL/min 为宜，在这种情况下有最大的仪器信噪比。

（三）检测器的性能指标

对检测器性能的要求主要有 4 个方面：

1. 灵敏度

灵敏度（sensitivity）亦称响应值、应答值，是评价一个检测器优劣以及与其他类型检测器比较的重要指标之一。通常把一定量的物质通过检测器时所给出的信号大小叫做该检测器对这种物质的灵敏度，用符号 S 表示。如果信号以峰面积表示，则物质 i 的灵敏度 S_i 为：

$$S_i = A_i / m_i \tag{5.28}$$

式中，m_i 为物质 i 的进样量。

灵敏度有 3 种表示方法（表 5-14）。对于浓度型检测器如热导池检测器，液体样品用单位体积毫升（mL）载气中含有单位重量毫克（mg）样品，通过检测器产生的信号毫伏（mV）来表示，用符号 S_g 表示；气体样品则用 S_v 表示，指单位全积载气中携带单位体积待测组分时检测器所产生的毫伏数。对于质量型检测器，如氢火焰离子化检测器，采用每秒有 1g 物质通过检测器时产生的信号（mV 或 mA）来表示其灵敏度（以 S_t 表示）。

表 5-14　灵敏度的表示方法

符　号	适用范围	单　位
S_g	液体样品	mV・mL/mg
S_v	气体样品	mV・mL/mg
S_t	质量型检测器	mV・s/g

2. 噪声和漂移

无样品通过检测器时，由仪器本身和工作条件等的偶然因素引起的基线起伏称为噪声（noise，N）。噪声的大小用噪声带（峰－峰值）的宽度来衡量（图 5-74）。例如，不进样时，记录某检测器的基线带宽为 0.02 mV，即噪声为 0.02 mV。

基线随时间朝某一方向的缓慢变化称为漂移(drift,D)。通常用1h内基线水平的变化来衡量。

3. 检测极限

检测极限(detectability)又称敏感度。它是指低于此限的某些信号将被噪声淹没,而无法检出。当检测器产生恰好能辨别的响应信号时,单位体积或时间引入检测器的最小物质量,故称检测极限。检测极限越小,检测器的性能越好。

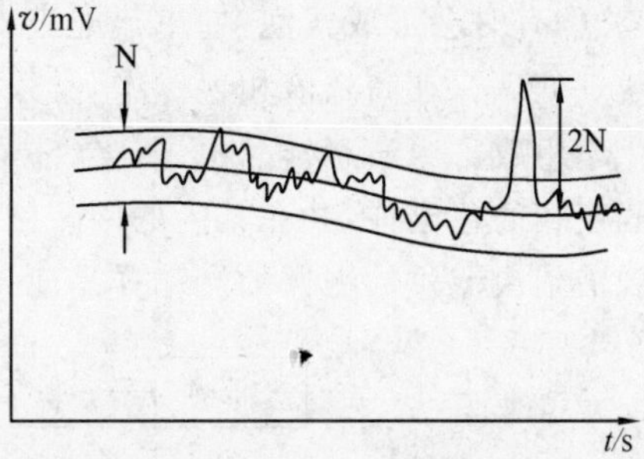

图 5-74 检测器的噪声和检测限

4. 线性范围

检测器的线性范围(linerange)是指检测器信号与被测物质浓度或质量成线性关系的范围,可以用该物质在线性范围内的最大和最小进样量之差来表示,这个指标愈宽,在定量分析中可能测定的浓度范围就愈大。

表 5-15 是一些常用检测器的主要性能比较。

表 5-15 一些常用检测器的主要性能比较

检测器	灵敏度	噪 声	敏感度	线性范围	适用范围
热导池检测器	10^4 mV·mL/mg	0.01 mV	10^5 mg/mL	10^4	通用型
火焰离子化检测器	0.012 A·s/g	10^{-14} A	10^{12} g/s	10^7	含碳有机化合物
电子捕获检测器	800 A·mL/g	2×10^{-12} A	2×10^{-14} g/s	10^4	卤素及亲电子组分
火焰光度检测器	400 C/g	4×10^{-11} A	10^{-12} g/s(磷) 10^{-11} g/s(硫)	10^3	含硫、磷化合物

三、高效液相色谱仪

高效液相色谱(high performance liquid chromatography,HPLC)是在原有液相柱层析基础上,引入气相色谱理论加以改进发展起来的色谱仪。它与经典液相柱层析不同处主要在于,后者所用固定相粒度大(100~200目),粒度不匀,装柱后不易均匀致密。液流经过时,引起各种涡流扩散(eddydiffusion)。另外,试样分子在微孔区内的传质速度(rate of mass transfer)受到影响,降低了分离速度,使色谱区带展宽。故经典方法是柱效低和分离时间长。而HPLC主要采用粒度很小的固定相,相内微孔也就浅,传质速率就可提高,经过精细筛分,粒度范围窄,使层析柱填充床均匀致密,减小了柱内液流的涡流扩散,故柱效有了很大提高。由于固相粒度很小,要使冲洗液以一定的流速经过层析柱,就必须用高压输液泵加压。故曾用高压液相色谱的名称。高压是手段,高效才是本质,故现在一般用高效液相色谱的名称。

目前国内高效液相色谱仪主要有下列几种型号:1600型(上分厂)、SY-01型(北分厂)、SY-201型(四川仪表九厂)、CX-860型(南分厂)等。

国外生产的高效液相色谱仪有:Varian8500型(美制)、Perkin Elmer3系列3(美制)、Waters Associates150C型(美制)、日立638型(日制)、岛津LC-2型(日制)、日本分光FLC800型(日制)及Pye unicam LC-20型(英制)等。

图 5-75 是高效液相色谱仪的结构框图。储液槽的容量一般为1 000 mL,溶剂中溶解的微

量空气，有时会形成气泡，如果气泡进入检测器里，则严重地影响样品的检测，因此溶剂常常需要脱气处理。在高效液相色谱中，常采用梯度洗脱，即在色谱分析过程中，不断地改变流动相的化学组成。当液态样品由进样器注入后，即可被来自高压输液泵的高压（流动相）带入装填了固定相的色谱柱，并在其内的两相中进行反复多次的分配等过程，直至各组分分离开后，随洗脱液依次流过检测器的流动样品池，进入检测、记录。

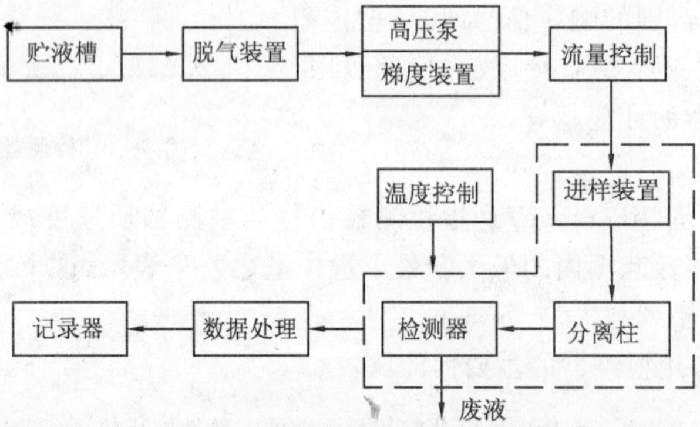

图 5-75　高效液相色谱仪结构框图

（一）HPLC 仪器结构

HPLC 与 GC 在仪器组成及工作流程中均很相似。HPLC 主要由输液系统、进样系统、分离系统、检测系统、记录系统及控制系统等部分组成。

1. 输液系统

输液系统用于提供分离所需要的流动相。主要由贮液瓶、脱气装置、高压输液泵、流量控制装置、梯度洗脱控制装置等组成。

（1）高压泵：高压泵是 HPLC 的关键部件之一，它为色谱分离过程提供连续不断的高压流动相。理想的高压泵应满足以下要求：

① 通过柱子的洗脱液应该流量恒定而无脉冲；

② 具有较高的输出压力，15～30 MPa 或者更高；

③ 有较高的送液流量，可变范围 0～10 mL/min 或更大；

④ 耐高压，耐腐蚀，适用于梯度洗脱。

高压泵按其操作原理可分为恒压和恒流两类。直接气动泵和气动放大泵属于恒压泵，而机械往复柱塞泵和机械注射是属于恒流泵。目前应用较多的是机械往复柱塞泵，机械往复柱塞泵的典型结构如图 5-76 所示。它由单向阀、液缸、柱塞及凸轮驱动装置组成，由步进电机提供动力。工作时控制电路驱动步进电机带动凸轮转动，连杆上的滚轮在弹簧作用下紧压在凸轮上，凸轮转动时其曲线变化会带动柱塞在柱塞缸中做往复运动。当柱塞从液缸中抽出时缸内压力下降，出口单向阀关闭，入口单向阀打开将液体吸入液缸完成进液过程。当柱塞被推入液缸时，由于压力的改变，使入口单向阀关闭，出口单向阀打开，液体被压缩后从出液口排出。其输出流量可通过调节步进电机转速来实现。

在仪器中设有对泵压力进行的检测及保护装置，并可设置正常工作的压力范围。当仪器管路密封不好、存在泄漏或液体不能泵出、压力低于保护下限时，保护电路使泵停止工作并提示报警信号；当管路阻塞或泵控制电路失控时，压力高于保护上限，保护电路同样会使泵停止工作。

（2）流量控制器：输液系统配置流量控制器的目的是为了消除柱压过高对分离造成的不

良影响。

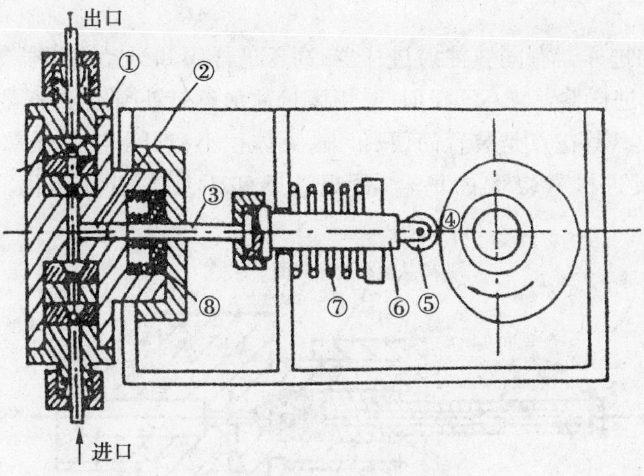

图 5-76　往复式柱塞泵示意图

①单向阀组件　②液缸　③柱塞　④凸轮　⑤滚轮　⑥连杆　⑦弹簧　⑧密封圈　⑨阀球

（3）梯度洗脱装置：在进行复杂混合物分析时常需要使用梯度洗脱，即在色谱分析过程中，不断地改变移动相的化学组成。这对复杂混合物的分离是非常重要的，它能明显地缩短分析时间，改善检测灵敏度，然而却常常降低分辨率。

HPLC 的梯度洗脱有两类，其原理见图 5-77 所示。

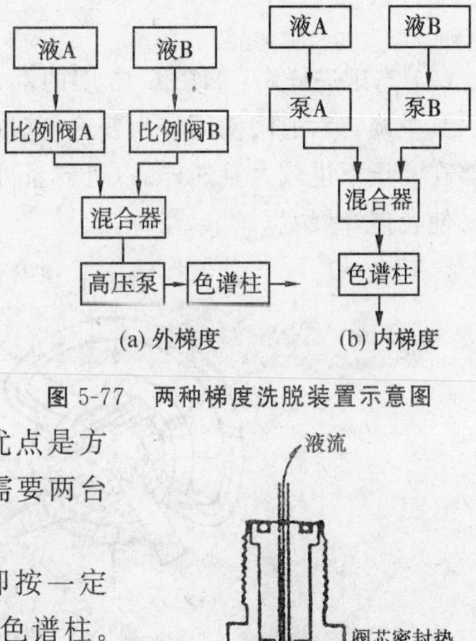

图 5-77　两种梯度洗脱装置示意图

① 高压梯度，又称内梯度。先加压，后混合。即用几台高压泵分别将溶剂加压，按程序规定的流速比例输入梯度混合室，混合后输入色谱柱。其优点是方便，能得任意类型的梯度曲线，易于自动化。但至少需要两台泵，价格高。

② 低压梯度，又称外梯度。先混合，后加压。即按一定程序在常压下预先将溶剂混合后，再用泵加压输入色谱柱。只需要一台泵，价格较低。

低压梯度通常还包括数个比例阀及相应的逻辑控制电路。各比例阀连接高压泵的入液阀头，在控制器的作用下按一定的比例精确地向高压泵提供溶剂，从而实现连续改变洗脱液组成的目的。

比例阀的结构如图 5-78 所示。逻辑控制电路的输出信号，控制比例阀线圈的电流通断，通过电磁力的作用使阀芯开启或关闭，从而控制洗脱液进入高压泵。

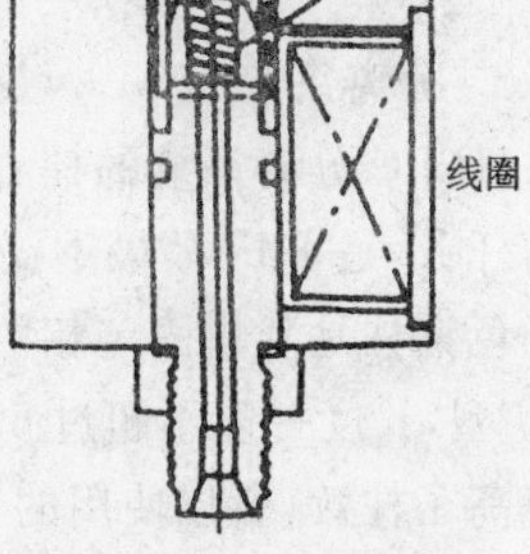

图 5-78　比例阀示意图

混合器的作用是将各种溶剂均匀混合后输入色谱柱。低压梯度常采用电磁搅拌方式使洗脱液均匀混合；高压梯度则常采用装填不锈钢珠的不锈钢管作混合器，利用混合液与钢珠表面的碰撞实现均匀混合。

2. 进样系统

HPLC 常用的进样器有隔膜注射进样器、高压进样阀和自动进样器等。

(1) 隔膜注射进样器：与 GC 相似，采用微量注射器针头穿过进样器的薄膜，直接把样品注入到洗脱液流中。其优点是装置简便、价廉、死体积小和可由注射器掌握进样量。缺点是不能用于压力较高及进样量较大的场合、重现性差和不易实现自动化。其结构图如图 5-79 所示。

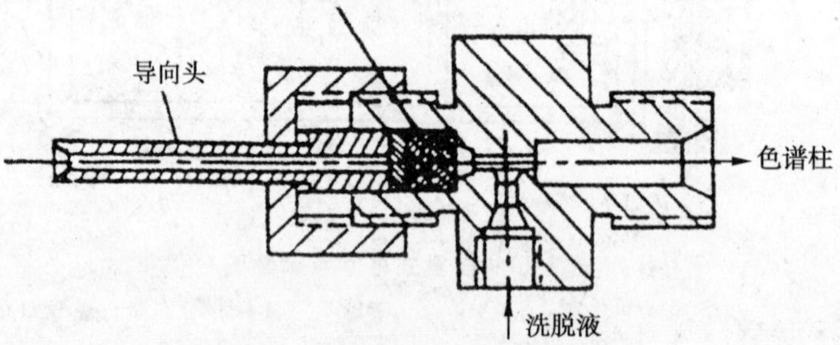

图 5-79 隔膜注射进样器示意图

(2) 高压进样阀：HPLC 常用的高压进样阀有旋转六通阀、滑动块进样阀、双路进样阀等。其中旋转六通阀使用较为普遍，其取样及进样工作原理见图 5-80。高压进样阀的优点是能够在高压下进较大量的样品，进样量准确，重现性好，易实现自动化。缺点是有一定死体积、容易使色谱峰展宽。

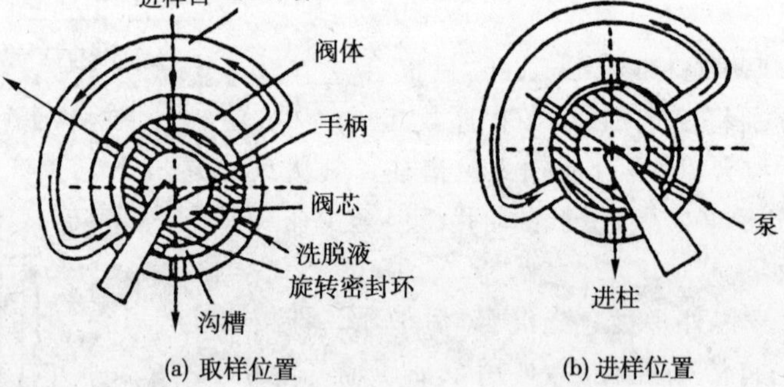

图 5-80 六通进样阀取样及进样示意图

3. 分离系统

HPLC 分离系统的核心部分是色谱柱，有些仪器上配有柱恒温箱。分离系统承担样品的分离任务，是 HPLC 最重要的部件。

色谱柱是装填固定相的场所，常用内壁抛光的不锈钢管或厚壁玻璃管制成。柱形分直型或 U 型，长度一般不超过 50 cm。近年来，由于微料填料及高压匀浆装柱技术的广泛应用，大大提高了柱效，所以使用的色谱柱都较短，约 25 cm 或更短。柱的内径根据需要而不同，分析用柱内径一般较小，为 2～4 mm；凝胶柱内径较大，为 3～12 mm；制备色谱则内径更大，为 25 mm 以上的色谱柱。

色谱柱及其装接如图 5-81 所示，主要由柱管、固定相填料及密封衬垫等组成。

HPLC 的装柱技术对柱效影响很大。对于粒度大于 20 μm 的填料,可用与气相色谱相同的干式装柱法或半干式装柱法。所谓半干式装柱法就是将填料用适当的溶剂润湿,溶剂的量以充满填料空隙但不使填料结块为度,然后再进行装柱。由于溶剂进入了孔隙,增加了填料比重,而且不带电荷,易于装实。对于粒度小于 20 μm 的填料,需用高压匀浆装柱技术,又称湿式装柱法。先将填料与密度相同的溶剂调成匀浆。装入与色谱柱相连的匀浆罐中,然后用高压泵将顶替液打入匀浆罐,把匀浆压入色谱柱。

目前国内外各厂家都有已装填好的各类色谱柱出售。而目前已出现内径为 0.03～0.1mm 的微型高效液相色谱柱,其柱效更高达 8.5 万～125 万理论塔板(理论塔片)数。

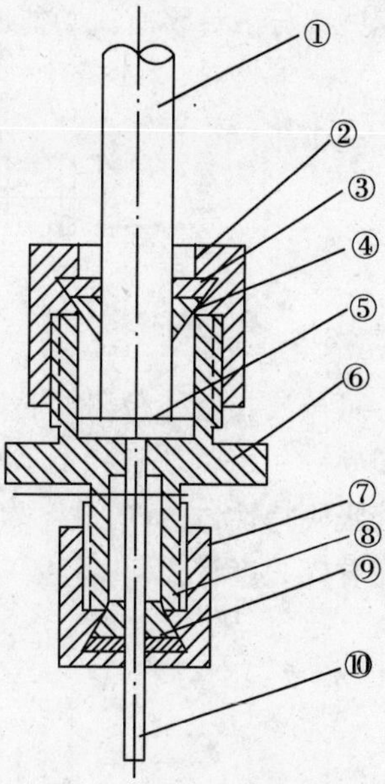

图 5-81 色谱柱示意图

① 不锈钢管柱 ② 螺母 ③ 压圈 ④ 密封垫 ⑤ 不锈钢过滤片 ⑥ 接头 ⑦ 螺母 ⑧ 密封垫 ⑨ 压圈 ⑩ 细不锈钢管

4. 检测器

HPLC 检测器的作用是将经色谱柱分离后的组分浓度变化转变成电信号,并作相应的处理后输送给记录仪或计算机。由于 HPLC 具有微量样品及分离迅速高效的特点,必须使用高灵敏度并能作实时分析的检测器。由于 HPLC 的流动相与样品的物理性质往往相似,到目前为止还没有一种较为理想的通用型检测器,只能根据样品的性质来选用适当的检测器,此点与 GC 有所不同。

表 5-16 列出了各种 HPLC 检测器的特性。此外,目前也有人把 HPLC 与原子吸收光谱仪或质谱仪等联合使用,以扩展其应用范围。目前较常联合使用的是紫外检测器、荧光检测器和示差检测器等。

(1) 紫外检测器(ultraviolet detector,UVD):是 HPLC 中最常用的检测器,其检测灵敏度和精密度高、线性范围宽、受流速和温度波动影响小,适用于梯度洗脱 ,不破坏样品。其检测原理是基于被测组分对特定波长的紫外线产生选择性吸收,在一定浓度范围内其吸光度与浓度间服从 Lamber-Beer 定律:

$$A=\ln(I_0/I_t)=-\ln T=\varepsilon bc \qquad (5.29)$$

紫外检测器有固定波长、可调波长、波长扫描和二极管阵列检测器等多种。

表 5-16 HPLC 检测器的特性

项 目	紫 外	示差折光	荧 光	红 外	电化学	放射性
检测器类型	选择性	通用	选择性	选择性	选择性	选择性
用于梯度洗脱	可	不可	可	可	—	可
敏感度(g/mL)	5×10^{-10}	5×10^{-7}	10^{-10}	10^{-6}	10^{-12}	—
线性范围	5×10^{4}	10^{4}	-10^{3}	10^{4}	10^{4}	—
对流速的敏感性	无	无	无	无	有	无
对温度的敏感性	低	$\pm10^{-4}$℃	低	低	±1℃	无

固定波长紫外检测器的光路如图 5-82 所示。它通常利用汞灯的 254 nm 和 280 nm 谱线,

在这些波长下许多有机功能团都有吸收。

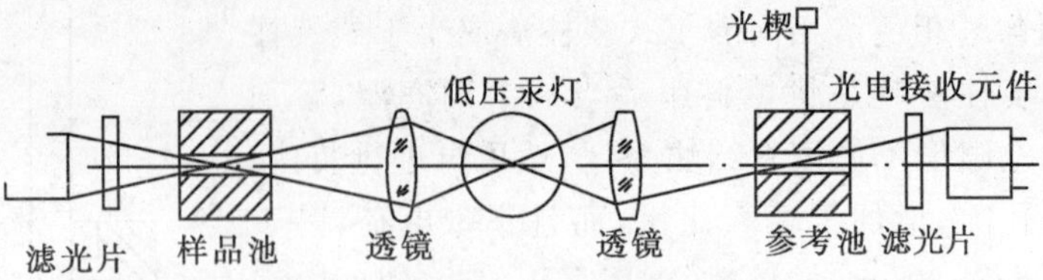

图 5-82　单波长紫外检测器光路图

可调波长紫外检测器的特点是工作波长可通过调节光栅或棱镜加以选择，其光路示意图见图 5-83。可调波长检测器可克服固定波长检测器的局限性，在实际工作中根据被测物质的紫外吸收特性，选择吸收系数较大的工作波长，以提高检测灵敏度。其工作原理可参考紫外可见光分光光度计。

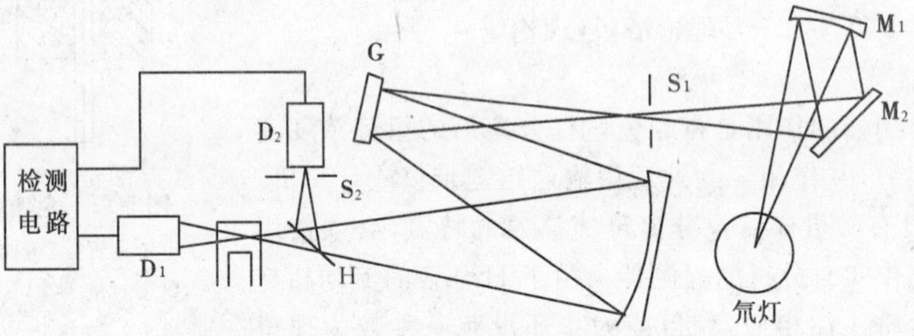

图 5-83　可调波长紫外检测器光路图

与一般的紫外分光光度计比较，HPLC 紫外检测器对单色性、波长精度等指标要求不高，但必须要有更高的灵敏度，并且使用容积很小（5～8 μL）的流动检测池，如图 5-84 所示。

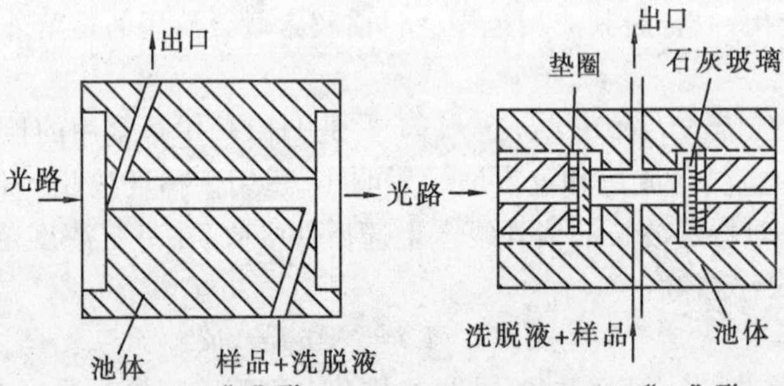

(a)“Z”形　　(b)“H”形

图 5-84　紫外检测器样品池示意图

目前，有一些仪器使用波长扫描检测器和二极管阵列检测器（DAD），其光路示意图见图 5-85和图5-86。特别是 DAD 检测器使用很方便，可同时测定多个波长的光吸收，并可快速测定组分的 UV-VIS 吸收图谱，这对于帮助组分定性、杂质鉴定和分离指标判定等很有意义。

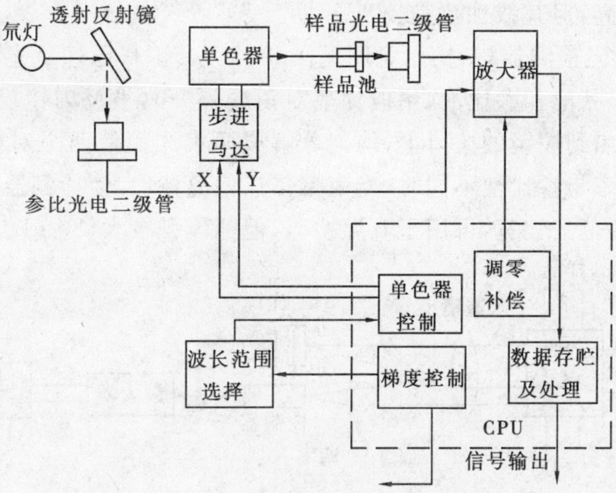

图 5-85　自动扫描紫外检测器示意图

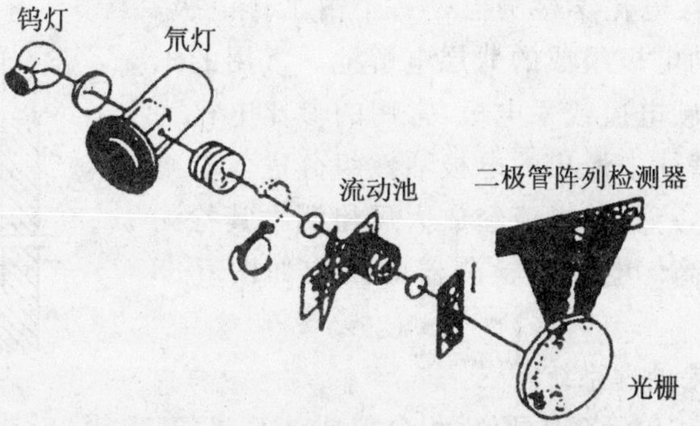

图 5-86　二极管阵列紫外检测器光路图

(2) 荧光检测器(fluorophotomertic detector,FD):是利用某些样品的荧光物性来检测的。其特点是灵敏度高、样品用量少、对温度及流速等要求相对较低,可广泛应用于制药和生化领域。由于相当多的物质不产生荧光,其检测专一性强,应用受一定限制。对于部分无荧光特性的样品,可与某些荧光试剂通过柱前或柱后衍生化生成有荧光特性的衍生物,以扩大其应用范围。

荧光检测器的工作原理可参考荧光分光光度计。

(3) 示差折光检测器:示差折光检测器又称为折光率检测器(refractive index detector,RI),是利用流动相中出现试样组分引起折光率的变化来检测的。RI 检测器有偏转式和反射式等类型。RI 检测器是通用型检测器,不破坏样品,但灵敏度较低,不适合作微量分析,也不能用于梯度洗脱。由于折光率随温度而变化,检测器必须恒温。

① 反射式示差折光检测器:其工作原理为光源所发出的光,经投影系统转变为两束平行光束,以略小于临界角的入射角射入棱镜,分别照射到样品池及参比池的液体与棱镜界面上(其中参比池的液体取自进样前的洗脱液)。此时,入射光的一部分被反射掉,另一部分折射入池体中,并被底板反射后自棱镜的另一侧射出。接收系统的棱镜将两束出射光聚焦到两个配对的光敏检测元件上输出平衡信号。如果样品池中的组分发生改变,由于折光率的变化使照射到光敏检测元件上的光强度亦发生改变,从而检测到组分的变化。反射式检测器池体积小

(3～5 μL)、灵敏度较高，但其线性范围较窄。

② 偏转式示差折光检测器：结构示意图见图 5-87。其工作原理是光源所发出的光经透镜转变为平行光，进入样品池和参比池(用玻片呈对角线隔开)，被反射镜反射再进入池体，从池体射出的光被透镜聚焦到棱镜的棱口上，均匀分解成两束光而使两个对称的光电管输出平衡信号。当样品池折光率与参比池不同时，光束聚焦点偏离棱口，使检测器输出改变。偏转式检测器稳定性较好、线性范围较宽，可用于升温检测，但池体积较大(20 μL)。

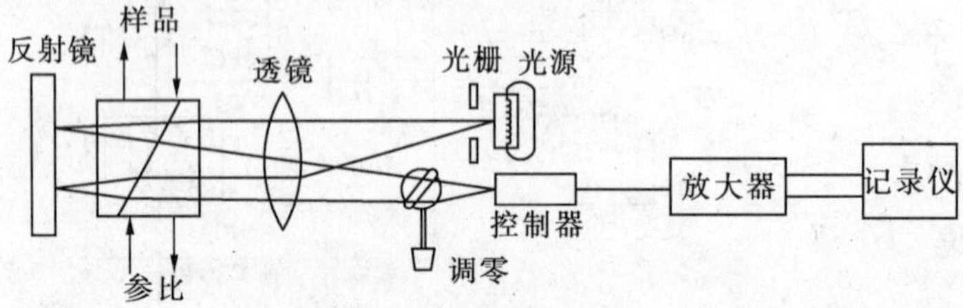

图 5-87　偏转式差折光检测器示意图

(4) 电化学检测器：电化学检测器是一个由工作电极、参比电极和不锈钢辅助电极组成的薄层电解池。常用的工作电极为碳糊电极、玻碳电极或汞电极，常用的参比电极为 Ag-AgCl 电极。从色谱柱中流出的电极活性组分进入电解池，在一定电压下电解，产生的电流经放大后检测。其检测灵敏度和选择性都很高。电化学检测器的结构如图 5-88 所示。

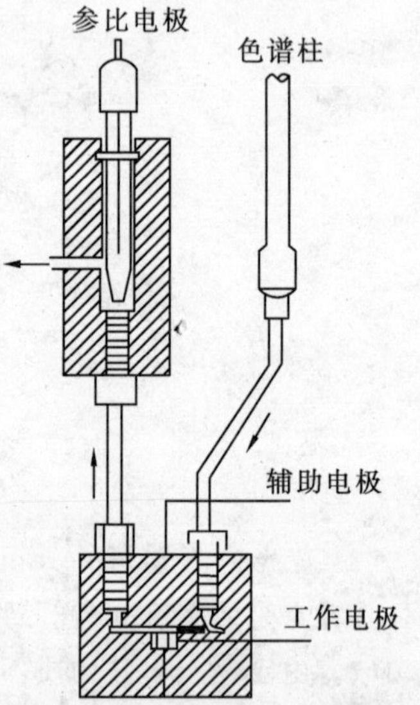

图 5-88　电化学检测器示意图

5. 数据记录及结果处理系统

完整的 HPLC 通常还配备记录仪、积分仪或计算机等，以完成对检测信号的处理、记录和控制等工作。

HPLC 可配备单笔或双笔平衡式记录仪以记录色谱曲线。

积分仪的作用主要用于求色谱峰的面积，目前大多使用数字式积分仪。数字式积分仪是将信号经电压-频率转换后，经计数得到积分结果。

目前，先进的 HPLC 都配备了高性能的微型计算机，与功能齐全的管理软件级组成色谱工作站。色谱工作站可以很方便地进行数据处理及仪器管理等工作，如鉴定色谱峰，计算出峰时间、峰高及峰面积、组分含量等，对检测结果作出定性及定量结论；还可对仪器的工作过程、工作条件作自动控制，如流量、压力、温度、梯度洗脱、检测条件的控制等。因此，在先进的 HPLC 中，计算机占有极其重要的位置。

6. 其他部分

以上介绍的只是 HPLC 的主要组成部分。一台性能优良、自动化程度高的 HPLC 还包括：恒温控制器(柱温箱)、自动进样器、自动部分收集器等附属设备。

(二) HPLC 的应用

高效液相色谱在生物化学研究以及临床医学应用方面都有广阔的前景。可举下面几点为例，如：

（1）纯度的估量：绝大部分用做标准的多肽都来自化学合成而且有不同程度的纯度。作为标准物，其纯度必须进行检验，采用 HPLC 方法可作鉴定。

（2）多肽和蛋白质的提纯：化学合成多肽及其衍生物可用 HPLC 来提纯，从组织抽提液中来纯化多肽和蛋白质亦可应用 HPLC。

（3）多肽结构的确定：对于一个大的多肽或蛋白质来说，经酶处理或化学处理再确定其各片断的方法是蛋白质顺序测定的标准方法。分离胰蛋白酶消化后含脑啡肽片断的多肽可以由 HPLC 来完成。

（4）多肽的定量分析：利用 HPLC 的强有力的分离能力有可能以光吸收或荧光的方法在复杂的混合物中检测出一个峰来，而这一峰是代表着一种单一的多肽（蛋白或其他物质）。

（5）与 HPLC 相配合的测定方法：在生物测定、放射免疫测定或是其他方法的测定之前可用 HPLC 对样品进行快速的、部分的纯化，这是很有用的，可去掉干扰物质而且可浓缩被研究的对象。HPLC 甚至可作一定性鉴定而接着再用其他方法作定量的测定。

（6）临床上"生物体中的药物分析"、"血中脂肪酸的分析"和"尿中的聚胺分析"，用 HPLC 方法都能取得满意的结果。

（7）其他在"儿苯酚氨的测定"、"嘌呤碱基、核苷酸的测定"以及"神经糖磷酯和 cernides 的测定"中，HPLC 方法都得到了广泛的应用。

第六章 现代分析仪器

第一节 质谱仪

一、概述

质谱法(mass spectrometry,MS)一般采用高速电子束撞击气态分子,将分解出的阳离子加速导入质量分析器中,然后按其质荷比(m/z)的不同进行分离测定来进行成分和结构分析的一种分析方法。

质谱法从19世纪末、20世纪初开始发展至今已有近百年的历史。最早的质谱学仪器是1910年英国物理学家Thomoson为测定离子质荷比而研究出的抛物线质谱仪。1918年英国物理学家Dempster制造了第一台具有方向聚焦的180°磁偏转质谱仪,他先后用其分析了53个元素的同位素并作出了第一个同位素表。1919年英国物理学家Aston发明了第一台速度聚焦型质谱仪,并不断改进,提高仪器的分辨率,精确地测定了53个非放射性同位素的质量,第一次证明了原子质量亏损,证实了爱因斯坦公式。1953年德国波恩大学Walfang Paul教授等提出四极场质谱仪的理论,并在20世纪60年代初制造出商品。近年来,将气相色谱或高效液相色谱与质谱联用(色质联用),能够在较快的时间内确定混合物中某些组分的结构。实验证明,质谱法是研究有机化合物结构的有力工具。

质谱的最大特点是为结构分析提供丰富的数据。例如,用电子轰击源电离相对分子质量为400～500的物质时,能将其碎裂为200多个不同质荷比的离子,并在图谱上出现众多的质谱峰。为了进行结构分析,必须测定每个峰的峰高及质量。只有借助于计算机,才能迅速地获得信息和进行处理,此外,微机还可较严格地控制仪器的各个变量,提高测量精度,因此,已成为现代质谱仪不可缺少的组成部分。

应用质谱仪中的微处理机的功能是多种多样的。如峰值及质量数的计算、仪器的自动校准和样品的测量、各种仪器变量的控制、标准质谱图及未知化合物的检索等。详细情况可参考有关仪器的说明书。

质谱仪是利用电磁学原理,使气体分子产生带正电荷的离子,并按离子的质荷比将它们分离,同时记录和显示这种离子的相对强度的一种仪器。

质谱仪通常包括4个基本组成部分,如图6-1所示:

(1) 离子源:进样系统把样品引入离子源。在离子源中,样品分子或原子被电离成离子。

离子在电场或磁场中被加速、聚焦后进入质量分析器。

(2) 质量分析器:它是质谱仪的核心。在这里不同的离子按照质荷比实现分离。

(3) 离子检测器:离子检测器将分离出来的离子接收下来,并测量其强度。根据离子检测器不同,可将仪器分成两类:

① 质谱仪:能同时把不同质荷比的离子在所有立体角上接收,通过感光记录显示其强度。

② 质谱计:能将不同质荷比的离子打到收集极上,用电学的方法测量其强度。

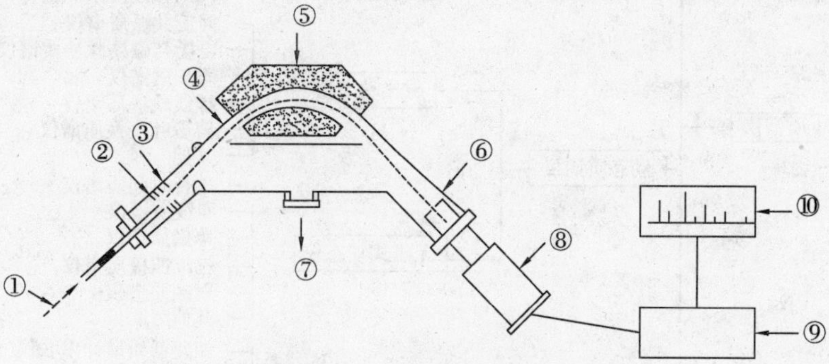

图 6-1 质谱仪示意图

① 样品导入 ② 电离区 ③ 离子加速区 ④ 质样分析管 ⑤ 磁铁

⑥ 检测器 ⑦ 接真空系统 ⑧ 前置放大器 ⑨ 放大器 ⑩ 记录器

(4) 质谱记录和质谱显示器:通过它可以记录、显示质谱图和数据。如记录仪、阴极射线示波器或计算机。

离子源、质量分析器和离子检测器都要在高真空条件下工作。

二、基本原理

在质谱测定中,化合物首先在高空中受热汽化,并受到50~100 eV 的电子流的轰击,产生各种阳离子碎片,然后经过分离,按质荷比依次到达收集器,得到质谱。

根据质谱仪分析器工作原理,通常把质谱仪分为静态质谱仪和动态质谱仪两大类。静态质谱仪的质量分析器为稳定的电磁场,它是按照空间位置将质荷比不同的离子分开;动态质谱仪的质量分析器则采用变化的电磁场,按照时间和空间区分不同质荷比的离子。质谱仪的分类见图6-2。

实际上,新类型的质谱仪不断出现,所以,很难有一个固定的具体分类。

除了以上介绍的质谱仪外,还有很多种质谱仪器,如超高灵敏度质谱仪、二次离子探针质谱仪(SIMS)、飞行时间二次离子质谱仪(TOP-SIMS)、傅里叶变换-离子回旋共振质谱仪(FT-MS)、多级质谱仪(MS-MS)等。这些仪器的工作原理、结构和特点各不相同,因此,应用领域也不同。在实际应用中应根据不同的分析要求选择不同类型的仪器。

质谱仪的工作过程大致如下:通过进样系统,使样品蒸发,并慢慢进入电离室(压力约为 10^{-3} Pa)。此时,由热灯丝流向阳极的电子流,将气态样品的原子或分子电离成正、负离子(但一般分析的是正离子)。然后,以微小的负电压将正负离子分开,并借助于高电压(几百到几千伏)将正离子加速,进入高真空度(10^{-5} Pa)的质量分析器中。根据离子质荷比的不同,其偏转角度也不同,质荷比大的偏转角度小;反之则大,从而使质量数不同的离子得以分离。通过狭缝的离子流,将落在一收集极上,经放大后,即可进行记录,并得到质谱图。显然,质谱图上信号的强度与到达收集极上的离子数目成正比。

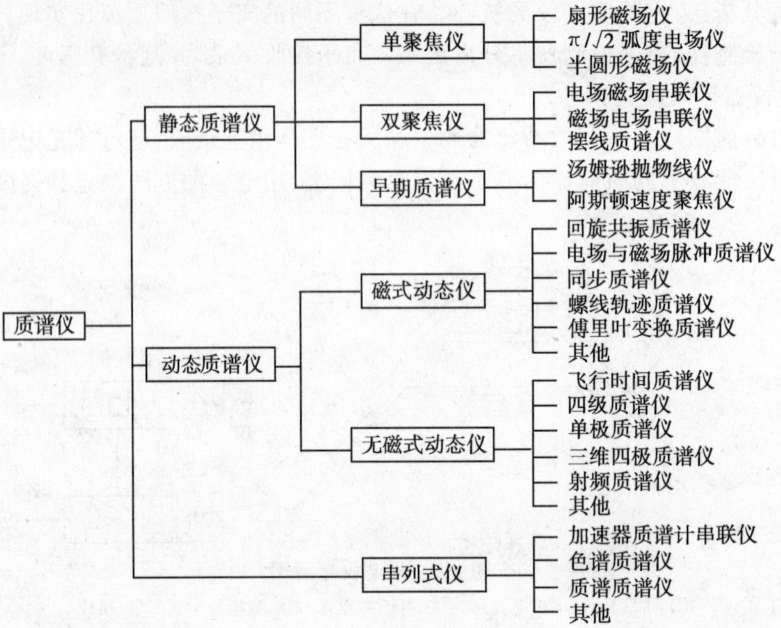

图 6-2　质谱仪的分类

质谱仪主要部件如下：

(一) 进样系统

由于质谱仪是高真空的装置，为适合不同样品进入离子源，目前有机质谱仪的样品导入系统大致可分为两类：直接进样和色谱联用导入样品。

(1) 直接进样(direct probe inket，DPI)：适合于单组分、挥发性较低的固体或液体样品。用直接进样杆的尖端装上少许样品(几个纳克)，减压后直接送入离子源，快速加热使之挥发，被离子源离子化。这种方法可测量分子量范围达 2 000 左右。

(2) 色谱联用导入样品：适用于多组分分析。色谱法将多组分分离成单体，通过“接口”(interface)导入离子源进行质谱分析，这种方法称为色(谱)-质(谱)联用。“接口”的作用是除去色谱流出的大量流动相，将被测组分导入高真空($10^{-7}\sim10^{-5}$ Pa)的质谱仪中。目前常见的有气相色谱-质谱联用(gax chromatography-mass spectrometry，GC-MS)和高效液相色谱-质谱联用(high performance liquid chromatography-mass spectromstry，HPLC-MS)。它们的毛细管柱(≤0.2 mm)在保温条件下，直接插入质谱离子源即可。

(二) 离子源

在有机质谱中主要出现四种离子，即分子离子、碎片离子、同位素离子和亚稳离子。每种离子形成的质谱峰在质谱解析中各有用途。

(1) 分子离子：分子在离子源中受电子流撞击后，失去一个电子形成的带正电荷的离子称为分子离子(molecular ion)，即 $M \xrightarrow{-e} M^{+}$。

分子离子含奇数个电子，一般出现在质谱图的最右侧。其相对强度取决于分子离子相对于裂解产物的稳定性。分子离子峰的质荷比是确定分子量及分子式的重要依据。分子离子峰可以大致指示被测化合物的类型。

(2) 碎片离子：分子在电离源中获得的能量，超过分子离子化所需的能量（一般为 50～70 eV）时，分子中的某化学键断裂而产生质量数较低的碎片，称为碎片离子（fragment ion）。碎片离子获得能量（如被电子轰击），又会进一步裂解产生更小的碎片离子。碎片离子峰在质谱图上位于分离离子峰的左侧。

(3) 同位素离子：大多数元素都是由具有一定自由丰度的同位素组成的。在质谱图中，会出现含有这些同位素的离子峰。这些含有同位素的离子称为同位素离子（isotopic ion）。

有机化合物一般由 C、H、O、N、S、Cl 及 Br 等元素组成，它们的同位素丰度（abundance）比如表 6-1 所示，离子丰度即离子数目的多少。质谱中常用相对丰度（relative abundance），又称相对强度表示。以质谱中最强峰的高度定为 100%，并将此峰称为基峰（base peak），一般说来，与物质相对分子质量有关的分子离子峰 M 是由最大丰度的同位素所产生的。由于质谱仪的灵敏度很高，因此，在质谱图上，也会出现一个或多个由重同位素组成的分子所形成的同位素离子峰。

表 6-1　某些常见元素的天然同位素丰度

同位素	$^{13}C/^{12}C$	$^{2}H/^{1}H$	$^{17}O/^{16}O$	$^{18}O/^{16}O$	$^{15}N/^{14}N$	$^{34}S/^{32}S$	$^{34}S/^{32}S$	$^{37}Cl/^{35}Cl$	$^{81}Br/^{79}Br$
丰度比* %	1.12	0.015	0.040	0.20	0.36	0.80	4.44	31.98	97.28

* 数值是指对于每 100 个最大丰度同位素原子所有存在的该同位素的平均原子数。因此，对于每 100 个 ^{12}C 原子平均将有 1.12 个 ^{13}C 原子存在。

重质同位素峰与丰度最大的轻质同位素峰的峰强比，用 $\frac{M+1}{M}$、$\frac{M+2}{M}$、…表示。其数值由同位素丰度比及原子数目决定。^{13}C 的丰度比为 1.12%，但有机化合物一般含碳原子数也较多，质谱中碳的同位素峰也常见到，例如，多巴胺的质谱 m/z 为 154 峰，它的质量数比分子离子峰大一个质量单位，可用 $M+1$ 表示。

(4) 亚稳离子：离子源生成质量为 m_1 的母离子，如果在离开电离室到达收集器之前的飞行过程中发生裂解而生成质量为 m_2 的子离子和中性碎片，由于此时该离子具有 m_2 的质量，但具有 m_1 的速度 v_1，故其动能为 $\frac{1}{2}m_2 v_1^2$，所以这种离子在质谱图上将不出现在 m_2 处，而是出现在比 m_2 低的 m^* 处，如图 6-3 所示，它们三者的关系可用下式计算：

$$m^* = \frac{{m_2}^2}{m_1} \tag{6.1}$$

这种飞行过程中发生裂解的离子称为亚稳离子（metastable ion）。由于母离子中途已经裂解生成某种离子和中性碎片，母离子就不存在了，在记录器中记录到的只能是中途产生的子离子，这种子离子可作为亚稳离子进行中途裂解 m_1^+ 放能量的表征，亚稳离子一般都以 m^* 来表示；把 m_1^+ 称为母离子（parent ion），m_2^+ 称为子离子（daughter ion）。亚稳峰的出现，可以确定 $m_1^+ \rightarrow m_2^+$ 开裂过程的存在，如图 6-3 所示，即：

$$m_1^+ \rightarrow m_2^+ + \text{中性碎片} \tag{6.2}$$

(5) 电子轰击源：结构示意图如图 6-4 所示。汽化的样品分子（或原子）受到灯丝发射的电子束的轰击，如果轰击电子的能量大于分子的电离能，分子将失去电子而发生电离，通常失去一个电子：

$$M + e(高速) \rightarrow M^{+} + 2e(低速) \tag{6.3}$$

如果再提高电子的能量，将引起分子中基本化学键的断裂；如果电子的能量大大超过分子的电离能，则可以打断分子中各种化学键，而产生各种各样的低质量数的碎片正离子和裂片，如阳离子、离子-分子复合物、阴离子和中性裂片等。在推斥作用下阳离子进入加速区，被加速和聚集成离子束，并引入质量分析器，用于有机化合物的结构分析。而阴离子和中性裂片则被真空抽走。

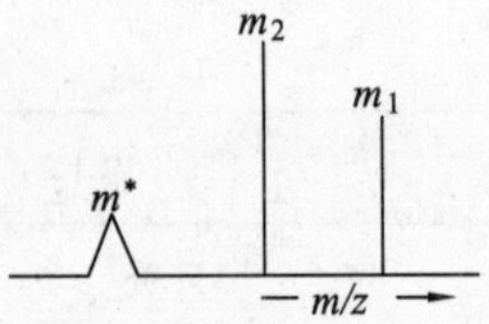

图 6-3　亚稳峰(m^*)、子离子峰(m_2)及母离子峰(m_1)在质谱图上的相对位置

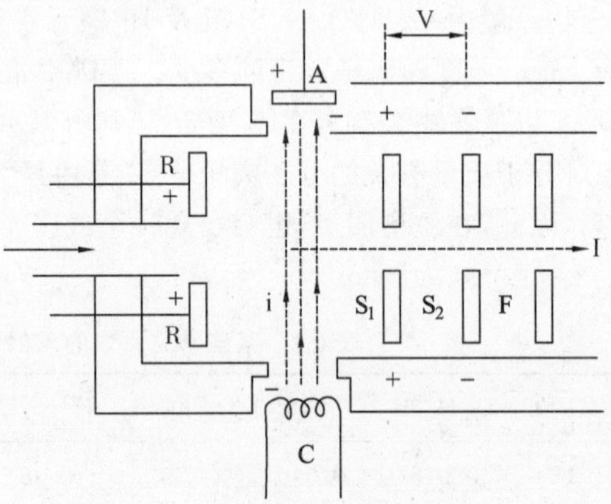

图 6-4　电子轰击源示意图

A：阳极　C：阴极（灯丝）　i：电子流　R：推斥极

S_1、S_2：加速极　F：聚焦极　I：离子流

电子轰击离子源的轰击电子能量常为 70 eV，得到的离子流较稳定，碎片离子较丰富，因而应用最广泛，质谱仪谱库中的质谱图都是用 70 eV 轰击电子得到的。电子轰出源产生的离子流产额高、稳定性好，因而应用最为广泛。

(6) 其他离子源：为获得分子离子峰，目前还有一些离子源供研究者选择使用。它们采用所谓"软电离"使样品分子电离，得到相对丰度较大的分子离子峰(M^{+})或拟分子离子峰(quasi-molecular ion peak)，亦称准分子离子峰，$(M-1)^{+}$、$(M+1)^{+}$或$(M+x)^{+}$。常见的这类离子源工作原理各不相同，简单说明如下：

① 化学离子源(chemical ionization source，CI)：是 1966 年开始发展起来的一种新型的离子源。使用时，在离子源中送入反应气体（如 CH_4）和一定比例的气体试样，压强约为 26.7～267 Pa，用 50～500 eV 的电子使反应气首先被电离成离子，然后反应气离子和样品分子碰撞发生离子-分子反应，能量交换，产生样品离子。化学离子源常用的反应气有 CH_4、N_2、He、H_2、C_3H_8、NH_3 等。样品可以是有机物，也可以是无机物。

用电子轰击源得到的质谱图，常常得不到易辨认的分子离子峰。但是，采用化学离子源时，即使对于不稳定的有机化合物，也能得到很强的分子离子峰，同时图谱也大为简化。在结构分析中，如能同时获得用电子轰击源和化学离子源的质谱图，对图谱的解析是很有帮助的。

② 快速原子轰击离子源(fast atom bombardment ionization source，FAB)：其原理是由电场使氙原子电离并加速，产生快速离子，再直接通过氙气室产生电荷交换得到快速原子：

$$Xe^{+}(快) + Xe(热) \rightarrow Xe(快) + Xe^{+}(热) \tag{6.4}$$

快速原子束轰击涂在金属板上的样品，使样品电离。FAB 可用于难挥发样品的分析，例如糖类、多肽和核酸等，也可用于热不稳定的样品的分析。其质谱图也常给出准分子离子峰，

$(M+X)^+$ 或 $(M-X)^-$，X 可能是 H_2、Na、K 等。

（三）质量分析器

质量分析器（mass analyzer）是质谱仪的重要组成部分，指质谱仪按不同质荷比将离子室产生的离子分离的装置。质量分析器种类较多，大约有 20 余种，分离原理也不相同。目前用于有机质谱仪的质量分析器主要是磁偏转式和四极杆式。属于前者的仪器称为磁质谱仪（masgnetic-setor mass spectrometer），后者称为四极杆质谱仪或四极谱仪（quadrupole mass spetcrometer）。

单聚焦和双聚焦质谱仪都属于磁质谱仪。磁质谱仪根据离子在磁场中的运动，在不同磁场力的作用下将不同质量的离子分开。在离子源中生成的离子由数千伏高压加速，其动能为：

$$\frac{1}{2}mv^2 = zV \tag{6.5}$$

式中，m 为离子的质量，v 为离子的速度，z 为离子的电荷量，V 为离子的加速电压（伏特）。

加速后的离子进入质量分析器，在分析器中离子受磁场力的作用按半径为 r_m 的弧形轨道运动，此时向心力等于磁场力，即有

$$BzV = mv^2/r_m \tag{6.6}$$

式中，B 为磁感应强度（T），r_m 为离子偏转半径（cm）。

由式（6.5）和式（6.6）得：

$$\frac{m}{z} = \frac{r_m^2 B^2}{2V} \text{ 或 } r_m = \frac{1}{B}\sqrt{\frac{2mV}{z}} \tag{6.7}$$

从式（6.7）可以看出，离子在磁场中运动的轨道半径 r_m 取决于加速电压 V、磁场强度 B 和离子的质荷比 m/z。若 B 和 V 固定不变，则离子运动的半径 r_m 仅取决于离子本身的 m/z。这样，m/z 不同的离子，由于运动半径不同，在磁分离器中被分开。保持 V 不变，改变 B，使不同 m/z 被接收，称为磁场扫描；保持 B 不变，而改变 V，使不同 m/z 被接收，则称为电压扫描。我们把只依靠磁场进行质量分离的分析器叫单聚焦分析仪。

由以上分析可知，从一点（离子源）发出的不同 m/z 的离子，经过磁场后，可以按照一定的 m/z 顺序彼此分开，即磁场对不同质量的离子有“质量色散”作用，犹如棱镜对不同波长的光有色散作用一样。另外，由一点发出的具有相同质量、不同方向（角度）的离子束，以一定的速度进入磁场，经磁场偏转后可以重新会聚在一起，就像镜对光的作用一样（图 6-5），这种会聚作用称为方向聚焦作用。

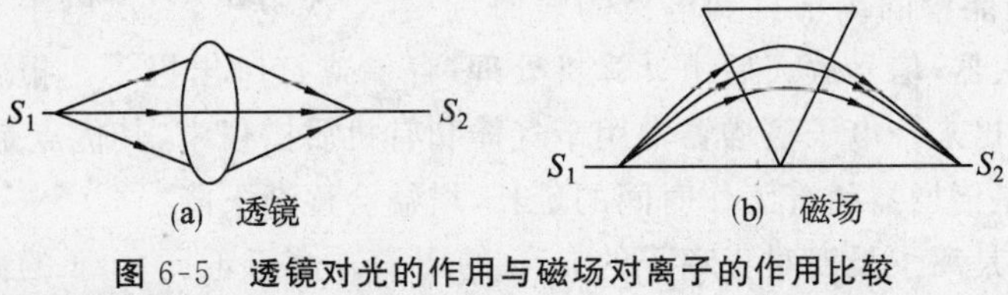

图 6-5　透镜对光的作用与磁场对离子的作用比较

这种单聚焦分析仪的优点是结构简单、体积小、安装及操作方便。由于磁场对离子只有单方向聚焦作用，因而最大缺点是分辨率低。

为了消除能量分散对分辨率的影响，在磁场前加一电场，把电场和磁场配合使用，使电场产生的能量色散与磁场产生的色散数值相等而方向相反，就可实现能量聚焦，再加上磁场本身具备方向聚焦作用，实现能量和方向双聚焦，从而使其分辨本领大大提高。这种同时实现方向

各能量聚焦的分析仪称双聚焦分析仪。

（四）四极杆质量分析器

它是基于不同质荷比的离子高频及直流四极电场中运动轨迹的稳定与否来实现质量分离的。四极杆质谱仪不用磁铁，性能指标较高，是目前应用较广泛的一种小型动态质谱仪。如图 6-6 所示。

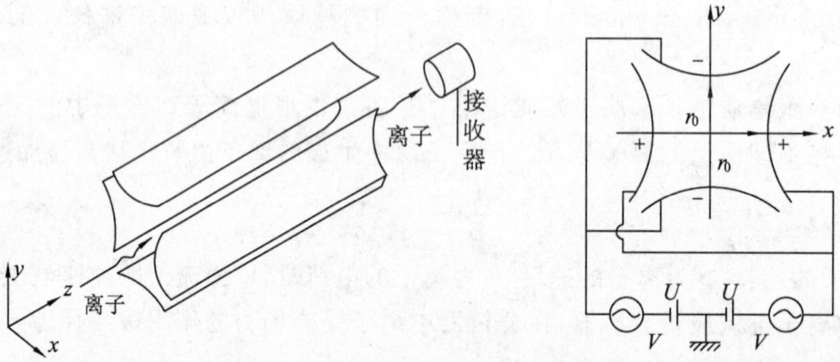

图 6-6　四极杆质量分析器原理图

它由两组平行的曲面状电极组成。在 x 方向的电极上施加 $U+V\cos\omega t$ 的高频电压，在 y 方向的电极上施加 $-U+V\cos\omega t$ 的高频电压，U 是电压的直流分量，V 是电压的交流幅值，ω 为圆频率，t 是时间。一束离子沿 z 方向进入四极电场中，将在极性相反的相邻两极间产生振荡。当工作参数固定时，只有一种 0 荷质比的离子到达接收器被检出；其他 m/z 的离子因振幅过大，碰到四极杆上。质量扫描是通过保持其他参数不变，维持 U/V 比值一定，改变直流电压 U 和交流电压幅值 V 来实现的，也可改变其他参数实行。

四极杆质谱仪的主要优点：① 结构简单、体积小、重量轻、价格便宜；② 扫描速度快，满质量范围扫描一般只需几毫秒，有利于与色谱仪及其他分离仪器联用；③ 自动化程度较高。主要缺点：① 分辨率不如双聚焦质谱仪；② 质量范围较窄，一般为 10～1 200 amu，但也基本上能满足普通药品分析的需要；③ 不能提供亚稳离子信息。

三、离子检测器和质谱

经过质量分离器分离后的离子，到达接收、检测系统进行检测，即可得到质谱图。电子倍增器是质谱仪中最常用的离子检测器。其原理与光电倍增管很相似，不过这里涉及到二次电子发射效应。一定能量的离子打到电极的表面，产生二次电子，二次电子又受到多极倍增放大，然后输出到放大器，信号放大后由计算机处理、存储或打印出报告。报告以质谱的棒图和质谱表的形式打印出来。电子倍增器常用于气体和有机质谱仪中，其优点是灵敏度高、测定速度快；其主要缺点是倍增器随着工作时间的延长，增益会逐渐下降。

记录器记录的是离子强度对正离子的 m/z 的图谱。由于不同 m/z 的离子其强度相差很大，故质谱仪中备有一组检流计，其中每一个检流计具有不同的灵敏度。这样，在一张图纸上可以同时记录强度相差很大的各个峰，现以多巴胺为例说明。

多巴胺的质谱表示如图 6-7 和表 6-2 所示，m/z 153 的峰为分子离子峰，m/z 50～151 的峰为碎片离子峰。

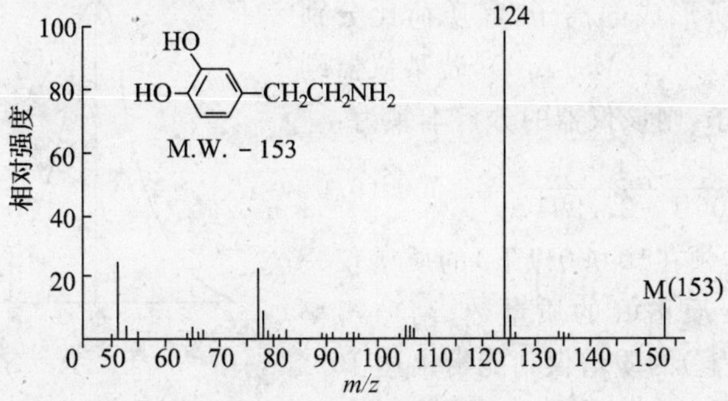

图 6-7　多巴胺的质谱

(1) 棒图：多巴胺的质谱图如图 6-7。

棒图中，横坐标表示质荷比(m/z)，纵坐标表示离子丰度(ion abundance)。

(2) 质谱表：把原始质谱图数据加以归纳，列成以质荷比为序列的表格形式。表 6-2 是多巴胺的部分质谱表。

表 6-2　多巴胺质谱表($m/z>50$，相对强度$>1\%$的质谱峰)

m/z	相对强度(%)	m/z	相对强度(%)	m/z	相对强度(%)	m/z	相对强度(%)
50	4.00	64	1.57	79	2.71	123	41.43
51	25.71	65	3.57	81	1.05	124	100.00 (基峰)
52	3.00	66	3.14	89	1.57		
53	5.43	67	2.86	94	1.76	125	7.62
54	1.00	75	1.00	95	1.43	136	1.48
55	4.00	76	1.48	105	4.29	151	1.00
62	1.57	77	24.29	106	4.29	153	13.33 (M)
63	3.29	78	10.48	107	3.29	154	1.48 ($M+1$)

质谱仪的主要性能指标

(1) 质量范围(mass range)：是指质谱仪能分析的样品离子质荷比(或相对原子、分子质量)范围。通常采用原子质量单位(amu)进行度量。目前某些四极质谱仪质量范围一般为 10～1 000 amu；磁质谱仪一般从几十到几千原子质量单位。

(2) 质谱仪的分辨率(resolution)：质谱仪的分辨率(分辨本领)表示质谱仪将相邻质量数离子分开的能力，常用 R 表示。如果仪器能刚刚把质量 m 和 $m+\Delta m$ 的两种离子分开，则该仪器的分辨本领为：

$$R=\frac{m}{\Delta m} \tag{6.8}$$

或者说这时的绝对分辨本领为 Δm。式中 m 为质量数，Δm 为两峰质量差。由上式可知，当 Δm 越小时，仪器的分辨本领越大。一般的定义是：对两个相等强度的相邻峰，当两峰间的峰谷不大于其峰高的 10%时，可认为这两峰已分开，如图 6-8 所示。

例如，CO 和 N_2 所形成的离子，其质荷比分别为 27.994 9(M)及 28.006 1($M+\Delta M$)，若某仪器刚能基本分开这两种离子，则该仪器的分辨本领为：

$$R=\frac{M}{\Delta M}=\frac{27.9949}{28.0061-27.9949}=2\,500 \quad (6.9)$$

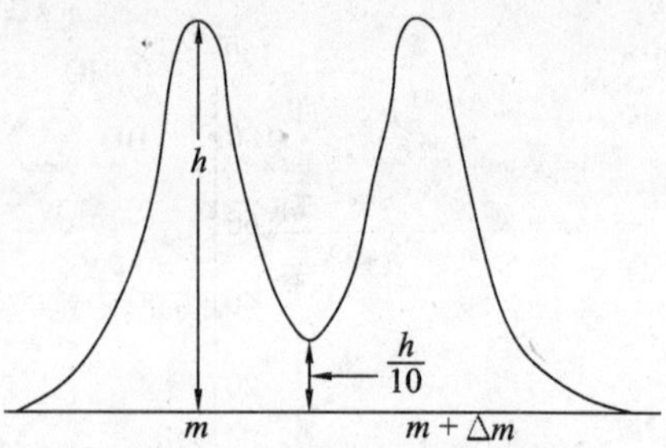

图 6-8　10%峰谷分辨率

低分辨率(分辨本领在10 000以下)的质谱仪一般只能给出整数 amu 质谱峰的质量数；高分辨率(分辨本领在10 000以上)的质谱仪则能给出达 10^{-5} amu 精确度的质量数。这对分析者来说具有相当重要的意义，精确的质量数很容易判断其结构组成。

(3) 质谱仪的灵敏度(sensitivity)：质谱仪的灵敏度有绝对灵敏度、相对灵敏度和分析灵敏度等几种表示方法。绝对灵敏度是指仪器可检测的最小样品量。相对灵敏度是指仪器可以同时检测的大组分与小组分的含量之比。分析灵敏度则指输入仪器的样品量与仪器输出的信号之比。

除上述三个主要性能反映指标外，质谱仪的硬件和软件也是考察质谱仪性能的指标。质谱仪的硬件主要指与色谱仪联用的接口、离子源的种类、真空系统的类型效率及计算机的性能等。质谱仪的软件主要是分析软件、数据处理和谱库种类与数量等。

四、质谱仪的应用

质谱仪已广泛应用于很多领域内，下面简单介绍质谱仪在同位素、有机化合物测定方面的具体应用。

1. 同位素质谱分析的应用

同位素分析是最早应用质谱方法从事研究工作的领域之一。现在同位素互助质谱分析已在环境科学、农业、气象学、生物医学和临床诊断等方面得到广泛的应用。

(1) 原子能方面的应用：用于铀矿普查与勘探，氢弹核燃料分析，钚、重水和硼等核材料分析，核电站动力堆燃料与燃耗分析等。

(2) 在核物理研究方面的应用：用于原子质量的精确测定；可测定原子核的结合能，放射性同位素的半衰期；可精确测量同位素丰度和原子量。

(3) 在地质方面的应用：用于测量地质年代；在地球化学中，可通过研究稳定性同位素的丰度变异来解释和说明自然界存在和变化的规律。另外根据稳定性同位素的丰度变化，可研究和指示环境污染源及污染程度。

(4) 在医学方面的应用：医用同位素质谱分析可诊断患者的多种疾病，如糖尿病、小肠细菌增殖、肝硬化、肺功能障碍性病变和肺水肿等。

2. 有机质谱法的应用

有机质谱法是指应用质谱仪研究有机化合物。主要有：化合物结构鉴定、未知有机物的定性分析、混合有机物全部或指定成分含量的定量分析，研究并说明有机化合物生成和转化规律以及质谱现象本身规律等。通过有机质谱分析可研究药物在人体中的代谢过程；了解体内尿、血、皮脂和体液的变化；肾上腺皮质功能衰退或亢进，都将引起一系列疾病，提取健康和患病者尿中的肾上腺皮质素，分别作质谱测定，不但可以了解皮质素的含量，而且可以判断多种皮质激素中哪一种含量异常。所以质谱技术对疾病诊断有很大的帮助。

(1) 有机物结构的研究：这是有机质谱分析的主要目的之一。用质谱仪测得样品的质谱，通过质谱解析来判断分子结构。进入质谱仪的化合物在电离过程中失去一个电子而形成单电荷离子，称分子离子；一些有过剩内能的分子离子裂解，生成碎片离子；通过质谱分析，可得到分子离子的质量数。因为质量数表征着化合物的分子量，所以是质谱所提供的重要信息之一。利用同位素可判断分子或碎片离子的元素组成，测定碎片的质量和它们的相对强度，可提供有关有机物结构的丰富信息。

(2) 在药物化学方面，无论是从合成药物或从天然药物中寻找有效成分，还是药物质量监测，质谱技术都是重要的手段。我国在有机质谱专业中应用最多、成效最显著的是对中药的研究。如对蛋白质、甾族化合物(类固醇)、糖类及其缩聚物(多糖)的研究都可以通过质谱方法进行。又如生物碱是含氮的碱性有机化合物，主要存在于植物中。黄连中的黄连素，有抗菌消炎作用，国产的川黄连有特殊疗效，用质谱方法可找出川黄连与国外产的黄连成分的差异。由喜树、长春花中萃取得到喜树碱、长春新碱都有抗癌作用，萝芙木中提取的利舍平(利血平)有降压功效。这些物质结构测定中，质谱研究都起了决定性作用。

质谱分析法有很多突出的优点：精确度高、灵敏度高、测量速度快，通过与气相色谱和液相色谱联用，发挥分离和鉴定兼有的长处，将使质谱法有更广泛的应用。

第二节　X 射线晶体衍射仪

一、概述

人们按照频率(对应于一定的波长)将电磁波分成若干区域。处于频率最高端的是宇宙射线，$\nu \sim 3\times10^{22}$ Hz ($\lambda \sim 10^{-7}$ nm)；其次是 γ 射线，$\nu \sim 3\times10^{20}$ Hz($\lambda \sim 10^{-3}$ nm)；再其次是 X 射线，$\nu \sim 3\times10^{18}$ Hz($\lambda \sim 10^{-1}$ nm)，X 射线以下是紫外线，然后是可见光线，等等。用 X 射线衍射法表征晶体结构是研究物质结构最有效的手段，可给出金属原子周围微环境的结构，包括配位原子的品种、数目、距离等信息。第一个水溶性蛋白质——肌红蛋白的三维结构的解析是由英国 Kendew 于 1957 年用 X 射线衍射法完成的，从而使他获得了诺贝尔奖。随着相关技术的日益改进与发展，迄今蛋白质解析出具有原子分辨率的三维结构已达 13 000 个左右，而且正以 2 000 个/年的速率递增。1998 年美国 MacKinnan 实验室成功获得了链霉菌(Streptomyces Lividans)钾通道的核心部分的晶体，并用 X 射线衍射得到较高分辨率的三维结构(图 6-9)，钾通道

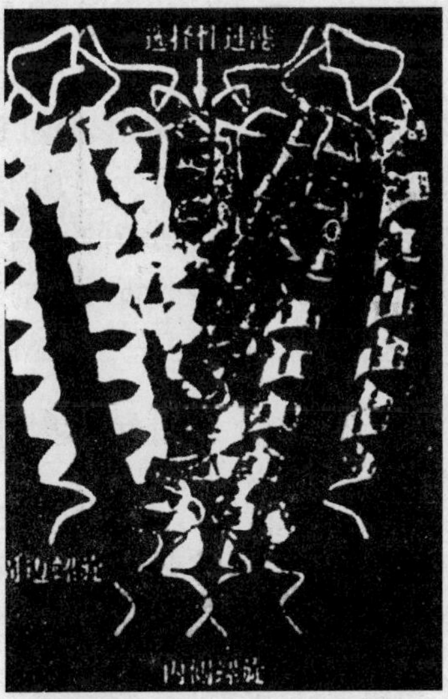

图 6-9　链霉菌 S. Lividans 钾通道(KcsA)核心部分的三维结构

以四聚体存在,每一亚单位由两段α螺旋(周边螺旋与内侧螺旋)组成。

当前测定的蛋白质三维结构的主要手段为:X射线晶体衍射法、电子晶体学方法和磁共振波谱法(MR)(见表6-3)

表6-3 解析内在膜蛋白三维结构的主要方法

方 法	样品	分辨率(nm)	蛋白质含量	分子质量
X射线晶体衍射	三维晶体	约0.35	20～40 μg/次	
电子晶体学	二维晶体	约0.8	5 μg/次	>500 ku
	单颗粒	<2.0	0.3 μg	
磁共振	溶液状态(^{13}C,^{15}N标记)	>0.35	0.5 mg/次	<40 ku

X射线单晶衍射结构分析方法,是基于单晶体与X射线所产生的衍射作用的研究所形成的一种系统的晶体结构分析方法,其任务是解释晶体结构。所谓晶体结构是指原子在晶体里的排列分布,确定晶体所属的晶系,晶体的晶胞参数(a,b,c,α,β,γ)、空间群、晶胞内各个原子的位置及其相应的温度因子(各向同性温度因子,各向异性温度因子)。用这些参数还可以进一步求得晶胞体积V,一个晶胞内所含的化学式数量Z(如化学式是分子式时则为晶胞内的分子数),晶体的密度,成键和非成键原子间的距离、键角,分子的立体结构,原子间的二面角、平面方程,分子的相对和绝对构型,配位多面体的配位几何学,蛋白质的α碳链的走向,折叠方式,链间和分子间的相互作用等所有四级结构。晶体是由原子、离子或分子在空间周期性地排列而构成的固态物质。结构的周期性是指一定数量、种类的原子、分子或离子在空间排列上每隔一定距离重复出现。晶体周期性结构包含两个要素,一是按周期重复的内容,称为结构基元,一是重复周期的大小与方向。晶体结构可抽象为:晶体结构=点样+结构基元。

X射线晶体结构分析是全面提供晶体和分子立体结构信息的有效方法。通过X射线晶体衍射结构分析,我们可以获得晶胞的大小和形状,晶体所属的点群,原子的坐标、电子密度分布、键长和键角等信息,从而为我们了解晶体结构和分子结构提供全面的知识。一旦获得某种物质的X射线晶体结构,我们对它的了解就达到结论性的可靠结果,这是其他方法难以比拟的。因此单晶结构分析所揭示的化合物结构和功能间的关系,可用于药物和功能材料的设计,用以能动地合成指定功能的药物、功能材料等。X射线单晶衍射结构分析也不是万能的,要进行这种分析必须要有分析对象的单晶,但到获得高质量、大小合适的单晶并不是一件总能成功的事,这就使该法受到一定的限制。

二、晶体的X射线衍射原理

(一) X射线的产生和晶体对X射线的衍射

X射线是一种波长很短的电磁波,其波长在0.1nm的量级,正好是晶体和分子中原子间距离的数量级,因此晶体可作为X射线的天然光栅。这也是X射线晶体衍射结构分析的基础。衍射线的方向和强度中蕴藏单晶体丰富的结构信息,把这些结构信息提取出来的过程就是一般说的结构分析。

在适当高的真空条件下,高速电子流受金属靶(对阴极)的拦截即可得X射线。以铜靶为例,当高压电达到35～40kV时,高速电子足以将Cu原子最内层的K电子轰击出来,次内层电子即L层电子补入K层中的空穴。这种补位放出特定波长的X射线(因为能级间隔对于特定的材料是固定的),称为Cu Kα线,λ=1.541 8 Å;同时也可能产生Cu K β线,系由M层电子向K层补位而产生的。为了得到单色X射线,必须滤去Cu K β射线,可用比Cu原子序数小1的Ni片滤去。

当平行的单色X射线通过晶体时,在偏离入射光线的某些方向,会观察到一定的强度,即为衍射(diffraction)现象。可理解为结构中各原子核外的电子,在X射线的电磁场作用下作受迫振动,它们作为次级X射线的光源,会不断向外发出与初级辐射相同频率的电磁波,彼此会产生相长和相消即干涉效应,结果是只在某些指定方向上才观察得到一定强度的电磁波。在相邻两个晶面的次级X射线的干涉效应,显然当两个面上产生的次级X射线的光程差为波长的整数倍时,它们才同相(即没有相位差),这样的两束光线才可能相长,才能观测到一定强度的反射线。发生最大程度相互加强的方向称为衍射方向,沿着衍射方向前进的波称为衍射波。测定衍射的方向可以决定晶胞的大小和形状。另一方面,在晶胞内电子呈现一定的、非周期性的分布,而入射X射线的波长和电子间的距离在同一数量级,因此在晶胞内各原子或电子发出的次生波也将产生干涉,这种干涉决定着衍射的强度。通过测定衍射的强度可以确定晶胞中原子的位置。

晶体内的每一个原子将射及它的X射线束向所有方向散射。即使在一粒最小的晶体内也含有大量的原子,所以,这些散射波相长干涉的机会几乎为零,除非晶体内的原子是以规则和重复的方式排列的。

(二) 衍射方向和晶胞参数

衍射方向是指由晶体的周期性联系的电子或原子所散射的次生X射线在干涉、叠加时相互加强的那些方向,即结构基元之间相干散射X射线并相互加强的方向。衍射方向(通过衍射角描述)和点阵周期(通过晶胞参数描述)之间的关系由布拉格(Bragg)方程描述。当我们把空间点阵看成相互平行、间距相等的一组平面点阵时,此平面点阵组就是等程的"反射"面,由此可导出布拉格方程。结构分析中所出现的衍射指标,即晶面间距,以后由例易点阵理论导出的公式表明,衍射方向可以用于测定晶胞参数,获得有关晶体结构周期性分布的信息。如图6-10,波长λ的X射线以θ角入射于晶面间距为$d_{h^*k^*l^*}$的平面点阵后,一部分射线从表面一层的原子以θ角反射,另有一部分则从第二层也以θ角反射……

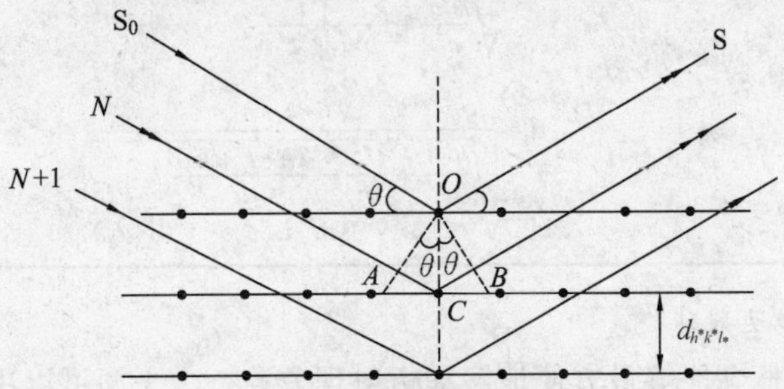

图6-10 Bragg反射条件

考虑相邻两层点阵衍射X射线的情况。发生相互加强时要求相邻两层之间的光层差Δ=$AC+BC=n\lambda$由图可见相互加强的条件是:

$$2d_{h^*k^*l^*}\sin\theta_n=n\lambda \tag{6.10}$$

这就是著名的布拉格方程。式中：$d_{h^*k^*l^*}$ 是晶面间距；θ 是衍射角，也叫布拉格角；整数 n 叫衍射级数；(nh^*, nk^*, nl^*) 称为衍射指标，X 射线束从晶体衍射的条件由布拉格方程给定，刚好处在各层晶面上的原子对衍射光束强度作出了最大贡献；处在晶面之间中点位置的原子起着最大的相消干涉作用。处在这两种位置之间的原子到底起相长还是相消干涉作用则要看它们的准确位置来定，而它们所起的作用大小则都比前两种极端情况小。此外，一原子对 X 射线的散射能力取决于它占有的电子数。也就是说，从晶体衍射的光束的位置只与构成晶体的重复单元的大小和形状以及入射 X 射线束的波长有关，而衍射光束的强度也与晶体内原子的类型和在基本重复单元——晶胞内原子的位置有关。所以，从所有衍射光束的方向和强度两者总合起来看，没有两种物质具有绝对相同的衍射图(样)；不过，某些相似的复杂有机化合物可能具有几乎相同的衍射图。晶体对 X 射线的衍射，主要源于原子核外的电子对 X 射线的相干散射。原子序数不同，核外的电子数也不同，衍射的能力也有差别；原子的分布和位置不同，相干散射的结果也不同。因此衍射线的强度中蕴藏着晶体中所含的原子种类、数量以及分布的有关信息。所以，衍射图是晶体化合物的"指纹"(定性鉴别的依据)，并可借此对一混合物中的晶体组分进行个别鉴定。

由布拉格方程直接得到的是晶面间距，尚不是晶胞参数，还必须通过晶面间距 d 和晶胞参数 a,b,c 之间的关系方可求得晶胞常数，表 6-4 给出晶面间距和晶胞参数之间的关系式。

表 6-4　晶面间距的 d 方程式

晶系	晶面间距 d 的公式
立方	$d=\dfrac{a}{\sqrt{h^{*2}+k^{*2}+l^{*2}}}$
四方	$d=\dfrac{1}{\sqrt{\dfrac{h^{*2}+k^{*2}}{a^2}+\dfrac{l^{*2}}{c^2}}}$
六方和三方	$d=\dfrac{1}{\sqrt{\dfrac{4}{3}\cdot\dfrac{(h^{*2}+k^{*}+k^{*2})}{a^2}+z\dfrac{l^{*2}}{c^2}}}$
正交	$d=\dfrac{1}{\sqrt{\dfrac{h^{*2}}{a^2}+\dfrac{k^{*2}}{b^2}+\dfrac{l^{*2}}{c^2}}}$
单斜	$d=\dfrac{1}{\sqrt{\dfrac{\dfrac{h^{*2}}{a^2}+\dfrac{l^{*2}}{c^2}-\dfrac{2h^*l^*\cos\beta}{ac}}{\sin^2\beta}+\dfrac{k^{*2}}{b^2}}}$

(三) 倒易点阵和反射球

借助于倒易点阵概念能够最方便地解释衍射现象。一个平面可以用垂直于该平面的一条线来代表；这条线的空间方位描述了该平面的方位。此外，此线长度可以固定为反比于它所代表的平面的面际间隔。定义一组矢量 a^*, b^*, c^*，使

$$a^*\cdot a=1,\quad a^*\cdot b=0,\quad a^*\cdot c=0$$
$$b^*\cdot a=0,\quad b^*\cdot b=1,\quad b^*\cdot c=0$$

$$c^* \cdot a=0, \quad c^* \cdot b=0, \quad c^* \cdot c=1$$

这里表示两个向量的标量(或数量)积，标量积等于0，说明它们互相垂直。式中的 a,b,c 为决定晶体点阵的3个基本向量，a,b,c 与 a^*,b^*,c^* 之间的关系在数学上称为互为倒易，如果把向量 a,b,c 决定的点阵称为正点阵，则向量 a^*,b^*,c^* 就可称为倒易矢量，由它决定的点阵就称为倒易点阵。

当对一晶体的每一个面画一条法线，而且这些法线从同一起点来画，则由这些法线的终点构成倒易点阵(reciprocal lattice)。图6-11所示出发在原点附近晶体中一个晶胞内几个晶面的交线，这些晶面是(100)、(001)、(101)和(102)面。图中也指出了这些晶面的法线；把这些法线称为倒易点阵矢量 σ_{hkl}，定义为：

$$\sigma_{hkl}=\frac{\lambda}{d_{hkl}} \tag{6.11}$$

点阵列在三度空间用3个倒易点阵矢量来描述，这三个矢量的大小由下式表示：

$$a=\sigma_{100}=\frac{\lambda}{d_{100}}$$

$$b=\sigma_{010}=\frac{\lambda}{d_{010}}$$

$$c=\sigma_{001}=\frac{\lambda}{d_{001}}$$

它们的方向定义为3个轴间角 α^*、β^*、γ^*。

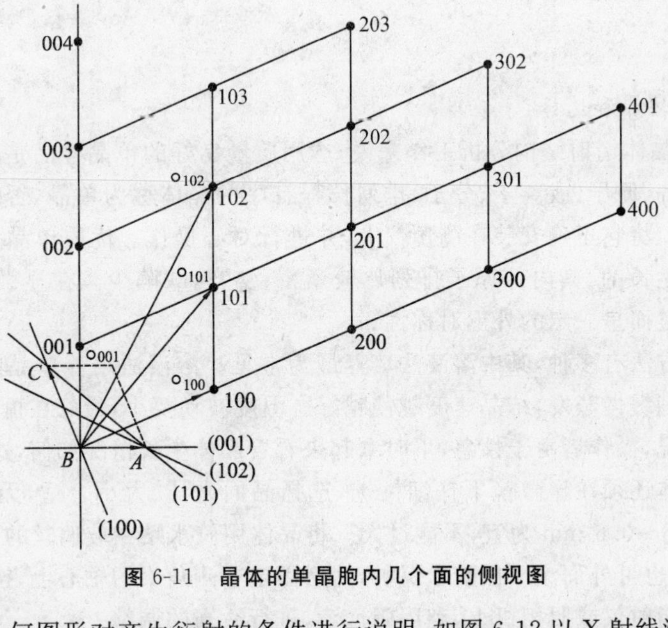

图6-11　晶体的单晶胞内几个面的侧视图

我们可以用几何图形对产生衍射的条件进行说明，如图6-12以X射线波长的倒数为半径画一球面，称为反射球(或Ewald球)。通过球心 S(晶体安放处)画直径 AO，设向量 AO 的方向为X射线的入射方向，并设 O 点为倒易点阵的原点，P 为球面上的任意一点，则 $\angle OPA=90°$。设 SP 的方向和入射线方向的交角为 2θ，由图可知 $\angle PAO=\theta$，而因为 $\sin\angle PSO/2=(\frac{1}{2d})/(\frac{1}{\lambda})=\lambda/2d$，此式符合布拉格方程条件，所以凡是落在反射球上的倒易点阵点总是能满足 Bragg 公式，从而有可能产生衍射。在这里我们可以看出，引入倒易点阵和反射球的概念，可以把衍射问题归结为如何使倒易点阵点落在反射球表面的问题，衍射方向即是球心与这些倒易点阵点连线方向。收集衍射点的数量问题，归结为有多少倒易点阵点可能落在反射球表面的问题。不仅如此，各种收集衍射数据的实验方法，其基本原理都可依据反射球和倒易点阵得到解释，由此还可以为产生的衍射图样描绘出一幅非常简单的几何图像。凡是与衍射方向相联系的问题都可借助倒易点阵与反射球的概念来解释。

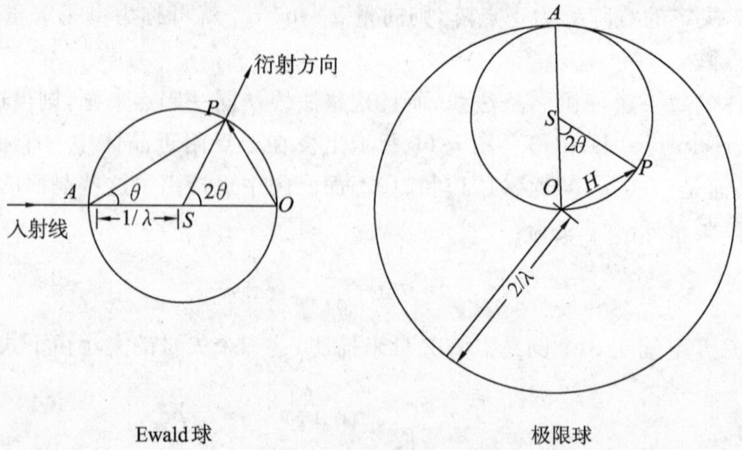

图 6-12　产生衍射的条件

三、衍射图

（一）单晶的培养和选择

对于 X 射线晶体衍射结构分析工作来说，选用质量良好的单晶样品是获得成功的重要条件。外形规则整齐、原子（或离子、分子）排列长程有序的晶体称为单晶，否则为多晶。培养单晶，挑选优质单晶，将它正确安装在测角仪上，并进行对心操作。优质单晶一般是在近于理想的情况下成核和生长的，其内部原子排列比较紧密、整齐，缺陷少。在显微镜下观察透明、光亮，晶棱、晶面平整而呈一定的外形对称性。

培养单晶的方法有多种，其中溶液法培养最为常见。溶液法培养单晶的关键是选择合适的溶剂并确保溶剂缓慢蒸发，结晶速度越慢越好。温度波动要小，最好在恒温下培养晶体。常会出现这样的情况，操作者由于性急，不时拿起来看看晶体生长情况如何，这是不利的。

培养好的晶体还须在显微镜下仔细挑选，选择晶面光洁、大小合适，无裂缝者作为样品。单晶的大小以 0.3～0.6 mm 为宜，不能过大。将晶体用胶水贴在玻璃丝的顶端或封在薄壁的硼玻璃毛细管中，也可外面涂一层胶水保护，然后固定在测角头的轴心上，按衍射方法的要求，将测角头安装在衍射仪或照相机上，利用望远镜，进行适当的调整。

如果所用 X 射线束是单色的，那么，只有在少数几个角度时能发生 X 射线束的衍射。实际的角度取决于 X 射线的波长和晶体各晶面的间隔。在旋晶法（rotating crystal method）中，单色 X 辐射射到一个围绕它自已的轴线之一旋转的单晶上。反射束以点状处在与旋转轴同轴的圆锥体的表面。例如，如果是一块立方形单晶围绕着（001）轴旋转，这同围绕 c^* 轴旋转一样，衍射束的方向决定于倒易点同反射球的交点。垂直于旋转轴的一倒易点阵层内的所有倒易点与反射球的交点处在一个圆周上。此圆周高于赤道面的高度比例于垂直倒易点阵间隔 c^*。如果随后把晶体重新安装，使之围绕另外的轴旋转，则可测出倒易点阵点的整个分布。如果晶体是立方形的，当然安装一次（即绕晶轴之一旋转）就够了；但若晶体的对称性是比较低的，则可能需要两次或更多次安装。

单晶法的一种改变形式称为威森勃格（Weissenberg）法，在曝光时使照相软片平行于晶体旋转轴连续移动。将除在单层线内发生的反射外的所有反射都挡掉，这样得到的相片比一个简单的旋转照片较易译解。采用的还有其他一些方法，一种是旋进法，从它的实验照片可以给出晶体倒易点阵内一个晶面的不失真景象。另一种是粉末法（powder method），在粉末法中，用由许多很细晶体构成的集合体来代替一块晶体；因为这些晶体粉末的方位是杂乱无章的，所以产生的是衍射束的连续锥体。然而和旋转晶体法相比，有一些重要的区别。用单晶法得到的锥形衍射图是不连续的，因为只有在沿锥体上的某些点处才出现衍射束；但粉末法得到的锥形衍射图是连续的。此外，旋转单晶法取得的锥体在赤道两侧是均匀间隔的，而粉末法取得的锥体则取决于突出晶面的间隔，故不是均匀间隔的。粉末图的原点如图 6-13 所示。因为微晶的无规方位，倒易点阵点构成一个以 σ_{hkl} 为半径、围绕倒易点阵原点的球。这些球许多与反射球相交。

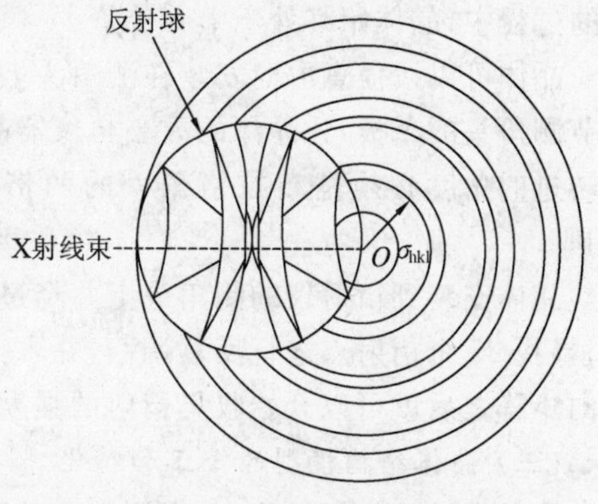

图 6-13　粉末衍射图的原点

（二）四圆衍射仪

根据记录 X 射线的方法不同，可将衍射数据的收集分为两大类，即照相法和衍射仪法，现在，单晶衍射数据的收集以使用四圆衍射仪为主，照相法已退为次要的辅助手段，用于晶胞参数的初步测定，而这项工作四圆衍射仪也完全可以进行，这里只介绍四圆衍射仪。四圆衍射仪是目前最常用的收集小分子晶体衍射数据的一种实验仪器。计算机控制的四圆衍射仪主要由四圆测角仪和 X 射线发生器及记录系统三部分组成。其核心部分是四圆测角仪；计算机负责控制仪器的运转与数据收集，还可同时进行结构解析；探测器一般用闪烁计数管。

图 6-14 是四圆衍射仪的工作示意图，所谓“四圆”是指有 4 个有效转动的数目，其中 1 个圆与计数器联系，另外 3 个圆用来调节晶体的方位。我们参照图 6-14 来说明 4 个圆的转动工作情况。

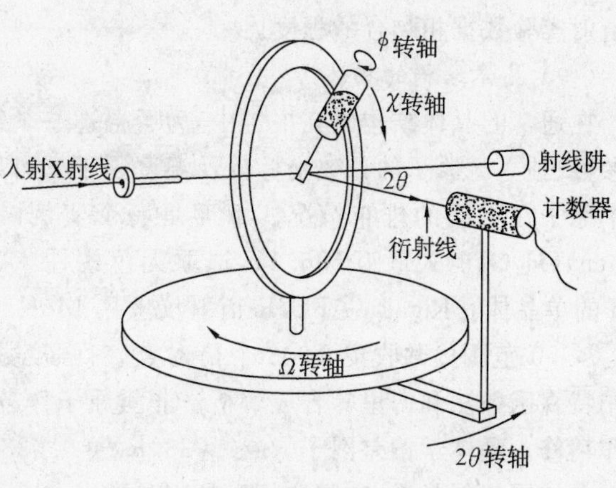

图 6-14　四圆衍射仪的工作示意图

ϕ 圆：ϕ 转轴是测角仪头的自转轴，工作范围为 ϕ 圆，其转动的角度为 ϕ 角，ϕ 角也是晶体转动的角；

χ 圆：χ 转轴通过仪器的中心并与 χ 圆平面垂直，χ 圆的转动结果使测角头可在 χ 环上运动；

Ω圆：Ω轴是通过衍射仪中心的垂直轴，它可以使χ平面绕着垂直轴即Ω轴旋转。

ϕ，χ，Ω这三个圆的共同作用可以调整晶体的取向，使所有的倒易点阵点都能有机会与反射球相遇切割而产生衍射。

2θ圆：2θ转轴即Ω转轴，其转动的结果是将计数器带到合适的位置，使得当某一指定的衍射被满足时，计数器的取向正好对准衍射线，从而记录下该衍射点的位置和强度。

ϕ，χ，Ω，2θ这四个圆的转轴相交于衍射仪的中心，此处正是安放晶体的地方，在4个圆转动的过程中，晶体始终处于中心位置。

晶体可以按任意取向安装在测角头上，让ϕ圆转动，通过准直望远镜观测晶体，通过反复调节测角头的平板，让晶体的重心与仪器的中心重合，称为调心，按照衍射仪的设计原理，计数器转过的角度必须是布拉格角θ的两倍时才能记录到衍射线，因此计数器转动的圆称为2θ圆。

晶体安装到衍射仪的测角头上并经过光学调心后，仪器就在计算机的控制下进行自动寻峰，寻找25个衍射点进行反复调心，并求得晶胞参数和取向矩阵，晶体样品经过调心并建立了取向矩阵之后就可以开始收集衍射的强度数据。

（三）晶体结构模型的修正和精化

在晶体结构解析工作中，当测定出晶胞独立区内非氢原子的近似坐标之后，便得到初步的晶体结构模型，也叫粗结构。粗结构有待进一步修正，提高精度，经过修正的精确结构才能为我们提供最终的键长、键角、分子立体构型等信息。

需要修正的参数包括原子坐标、温度因子、占有率和比例因子。常用的修正方法有两种：电子密度函数法和最小二乘法，二者各具特点。当初步的结构模型比较粗糙时，修正的第一阶段宜用电子密度法，此法允许对模型中的原子坐标进行较大幅度的修正，而且还可以发现放错了位置的原子。但是，电子密度法不能给出原子坐标的温度因子等参数的精确数值，而最小二乘法却能做到这一点。不过，当粗结构和真实模型偏差较大时，最小二乘法不能把结构参数修正到接近正确的数值。用最小二乘修正达到收敛之后，还常用差值电子密度法检验结构模型与衍射实验数据相吻合的程度。

（四）晶体结构的描述

在通常的晶体结构研究报告中，为了描述一个结构，一般需要给出晶体所属的空间群、晶胞参数、独立区原子的分数坐标以及温度因子。可以说，有了这些数据，就可以掌握分子和晶体中原子在空间的排布情况。下面是一个实例：镧系混配化合物$La(CH_2ClCOO)_2(NO_3)(Phen)(H_2O)$的式量为586.11，选取无色棱柱状、大小尺寸为0.20 mm×0.20 mm×0.30 mm的单晶体。Rigaku AFC7R衍射仪上用MoK_α射线（$\lambda=0.710\ 69$）收集衍射强度数据，在$6°\leqslant\theta\leqslant50°$范围内共收集3 003个衍射点，对强度数据进行吸收校正和LP校正，结构由重原子帕特森函数法和傅里叶合成解析。非氢原子作各向异性温度因子精修，氢原子包括其中但未作精修。晶体学偏差因子$R=0.023$，$R_W=0.033$。

晶体属三斜晶系，空间群$P1$，晶胞参数$a=10.533(2)$，$b=13.013\ 6(3)$，$c=7.776(1)$，$\alpha=96.59(1)$，$\beta=95.76(1)°$，$\gamma=108.42(2)°$，$V=100.3(3)°$，$Z=2$，晶体结构用棒球图形象化地表示，非氢原子坐标，温度因子部分键长以及部分键角另外列表报告。

数据中每个数字后面继有一个置于括号内的数字，它表示前面数据的标准偏差或不确定度，如晶胞参数 $a=10.533(2)$ Å 表示 a 的偏差为 0.002Å，余类推。

关于温度因子，目前在晶体结构的论著和研究报告中仍不统一。较常见的有：各向同性温度因子 B，各向异性温度因子 B_{ij}，β_{ij}，U_{ij}(i，j=1，2，3)，通常用椭圆球体生动地描绘原子的热振动情况，6 个各向异性温度因子中，3 个用来表征椭球的 3 个相互垂直的长轴，其余 3 个规定椭球的取向，如图 6-15 所示。

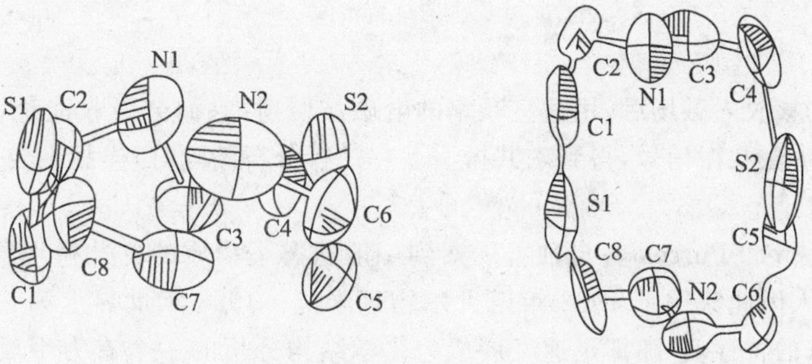

(a) 倒视图　　(b) 平视图

图 6-15　氮硫杂冠醚 $C_8H_{18}N_2S_2$ 分子的原子标记

应当指出，X 射线衍射法测得的化学键长、键角等结构数据是它们的时间统计平均值，同时也是对大量晶胞的统计平均结果，一个晶体样品中含有数以亿计的晶胞，各个晶胞中原子的分布可能有差异，但是我们不可能观察单个晶胞的衍射行为，实验测定的衍射数据是数以亿计晶胞的集体效应；另一方面，晶体中的原子不可能固定不动，而是处于不断的振动或内旋转运动中，振动的频率～10^{13} Hz 量级，而采用四圆衍射仪收集一个衍射点的强度数据大约需要 30 s。因此，实验数据不可能反映出在 10^{-13} s 的短暂时间内分子立体结构的变化过程，我们所测得的晶体和分子结构是在一定时间内的统计平均结构，或称为平衡结构。

（五）单晶结构分析技术的发展

单晶结构分析开始于用低功率的实验 X 射线发生器对矿物及氯化钠之类的简单的无机物的结构测定，显然是一项耗时和十分枯燥的工作。以后实验技术得到了发展，X 光管功率逐渐有了提高，从 1 kW、2 kW 直到有了高达 12 kW、18 kW 的高功率旋转阳极的 X 射线管，计数管代替了照相底片，特别是计算机技术的发展，出现了全自动的四周衍射仪。X 射线单晶衍射结构分析已逐渐发展成为小分子化合物结构的常规测试手段。近年来高功能的结构解析程序包的陆续出现，计算机的升级换代，二维收集和结构解析工作更是起了质的变化。

生物大分子晶体学方法，从 20 世纪 50 年代开始产生，伴随着第一、第二、第三代同步辐射的发展，光源强度比封闭 X 光管、旋转阳级靶强几十亿倍、高平直度、可调波长的光源，先后完善和发展了分子取代法，多对同晶置换法，多波长反常散射法和白色劳厄法，测定的蛋白质结构数量与日俱增。晶体结构和化合物性能、功能关系的研究也紧密结合起来了，由此还发展了功能材料药物分子的合理设计、晶体工程、蛋白质工程。晶体结构还由静态研究进入到时间分辨的动态研究领域。这样就有可能了解和研究生物体中的各种生命现象，化学中的催化机理等比较复杂的过程。生物大分子结构研究的对象也由一般的球蛋白逐步扩充到复杂的病毒、膜蛋白、蛋白和核酸的复合物。

第三节　磁共振波谱仪

一、概述

将有磁矩的核放入磁场后，用适宜频率的电磁波照射，它们会吸收能量，发生原子核能级的跃迁，同时产生磁共振信号，得到磁共振谱。在进行分析测定时，样品不会受到破坏，属于无破损分析方法。

1946 年 Bloch 和 Purcell 各自独立观察到一般状态下物质的磁共振现象（magnetic resonance，MR），两人因此获得了 1952 年诺贝尔物理学奖。1953 年世界上第一台 NMR 谱仪问世。由于磁共振的特性，它随即迅速发展成为化学结构分析的一个有力手段。随着电子计算机技术发展，又发展了对医学研究十分重要的磁共振断层扫描。1965 年后由于脉冲傅里叶变换技术和超导磁体的应用，MR 谱仪的灵敏度和分辨率大大提高。目前磁共振由于它具有的特点已在生物大分子、生物膜等基础研究及医学、药物等应用基础研究领域日益显示着重要的作用。

二、磁共振的基本原理

众所周知，物质是由分子组成的，分子是由原子组成的，而原子又是由原子核和绕核旋转的电子组成的。根据电磁学的原理，带正电荷的原子核自转时将产生磁场。一般用磁矩 μ 表示原子核磁性的大小。μ 是矢量具有方向性。习惯上将 μ 在外磁场方向上的投影的最大值称为原子核的磁矩。原子核的磁矩与它的角动量 P 之间的关系为：

$$\mu=\gamma P \tag{6.12}$$

γ 称为磁旋比（magnetogyric ratio）或称回转磁比（gyromagnetic ratio），是原子核的重要属性之一，γ 值大表示原子核的磁性强，反之亦然。角动量 P 的大小与自旋量子数 I 的关系为：

$$|P|=\sqrt{I(I+1)h}/2\pi \tag{6.13}$$

h 为普朗克常数。原子核按其自旋量子数 I 可分为 3 类：

(1) $I=0$，如 ^{12}C，^{16}O 等，相应的 $|\mu|=0$，因而不存在磁矩，即原子核没有自旋现象。不属于核磁共振研究的对象。

(2) $I=1/2(2k+1)$（k 为 0 和正整数），如 ^{1}H，^{13}C，^{15}N，^{31}P 等；

(3) $I=k$（k 为正整数），如 $I=1$ 的 ^{2}H，^{6}Li，^{14}N 等。实验证明，自旋量子数 I 与原子的质量数（A）及原子序数（Z）有关，质量数和原子序数均为偶数的核的自旋量子数 $I=0$，即没有自旋现象；当自旋量子数 $I=1/2$ 时，核电荷呈球形分布于核表面，其磁共振现象较为简单，是目前研究的主要对象，其中应用量广的是 ^{1}H 和 ^{13}C 磁共振谱。在有机化合物的组成元素中，C，H，O，N 是主要的元素，共中 ^{12}C 和 ^{16}O 没有磁性，因此不发生磁共振。氢的同位素同 ^{1}H（质子）的天然丰度比较起来容易测定。因此磁共振的研究，大部分是针对质子进行的。^{13}C 的丰度比很小，只有 ^{12}C 的 1.1%，其信号灵敏度只有质子的 1/64。因此总的灵敏度只有 ^{1}H 的

1/6 000,较难测定。随着磁共振波谱仪的改进,已经能够在较短的时间内测定^{13}C的磁共振谱。此外,根据测定目的不同,也可测定^{19}F,^{31}P和^{14}N,^{15}N,但^{35}Cl,^{79}Br,^{81}Br和^{127}I目前还不能测定。

原子核具有磁矩,置于磁场强度为B_0的静磁场中时,磁矩的取向受到限制。可用磁量子数m描述。在磁力线方向的磁矩μ'与角动量P'的关系为:

$$\mu'=\gamma P' \tag{6.14}$$

$$P'=mh/2\pi \tag{6.15}$$

$$\mu'=\gamma mh/2\pi \tag{6.16}$$

m可取下列数值:$m=I,I-1,I-2,\cdots,-I$。自旋量子数为I的核在外磁场中可有$2I+1$个取向,每种取向对应有一定的能量。^1H在外磁场中只有$m=1/2$和$m=-1/2$两种取向,$\Delta m=1$。顺磁场方向属低能态:

$$E_1=-\mu B_0 \tag{6.17}$$

逆磁场方向属高能态:

$$E_2=\mu B_0 \tag{6.18}$$

在磁场中磁矩与磁场相互作用的能量为:

$$E=\gamma mhB_0/2\pi \tag{6.19}$$

两能级间的能级差:

$$\Delta E=E_2-E_1=2\mu B_0=\gamma hB_0\Delta m/2\pi \tag{6.20}$$

如果在垂直于磁场方向加进一个射频场,当频率为v的射频波具有的能量hv等于原子核相邻能级间的能量差时,则该原子核可吸收此射频波的能量而使磁矩取向发生改变,也即在能级间发生了跃迁,这种现象称为磁共振(图 6-16)。对于质子来说,产生磁共振的条件为:

$$hv=\gamma hB_0/2\pi \tag{6.21}$$

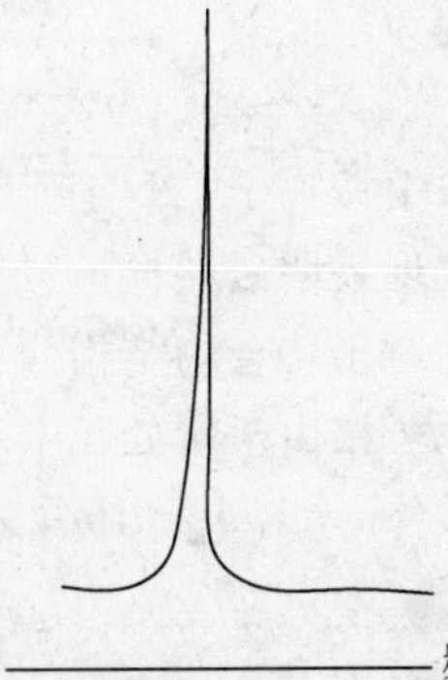

图 6-16 满足 $hv=\Delta E$ 时产生磁共振

共振频率$v=B_0/2\pi$。或采用圆频率$\omega=2\pi v$表示,则满足核磁共振的射频波的圆频率为:

$$\omega=\gamma B_0 \tag{6.22}$$

这个共振频率又称拉摩(Larmor)频率。从这个公式可知,共振频率与原子核性质有关,也与加在它上面的外磁场有关。表 6-5 为不同原子核在不同磁场强度下的共振频率。

表 6-5 原子核在不同磁场强度(T)下的共振频率(MHz)

同位素核	自然界丰度	自旋量子数	4.697	11.744	14.092	18.790
^1H	99.98	1/2	200.000	500.000	600.000	800.000
^2H	0.02	1	30.701	76.753	92.102	122.804
^{13}C	1.11	1/2	50.288	125.721	150.864	201.154
^{15}N	0.36	1/2	20.265	50.664	60.796	81.062
^{31}P	100	1/2	80.961	202.404	242.884	323.846

在测定质子的共振谱时,所采用的溶剂应不含质子,通常用CCl_4、CS_2、氯仿、丙酮或重水等。

超导磁共振波谱仪的磁场是由超导线圈内的电流产生的。虽然超导线圈的电阻接近于零，但这微小的电阻引起的电流缓慢减小，也会相应地造成磁场强度的缓慢减弱(场漂)。场漂虽然很小(每小时约几赫兹)，但它会造成谱线增宽，影响分辨能力。氘锁，即在分析的样品中以内标或外标方式加入重水(D_2O)或氘代试剂，将此氘的信号引入反馈电路，控制磁场补偿线圈内的补偿电流，保持磁场强度不变。

已知共振频率 $\omega=\gamma B$，如果磁场强度不均匀，即使用同一种核在空间不同的位置会有不同的共振频率，造成谱线增宽或畸变，它降低谱峰的分辨率。所以在锁场后应仔细调节各个补偿线圈，使谱仪的磁场强度均匀，分辨率处于最佳状态。

(一) 化学位移

由拉摩频率公式可知，在磁场中同种核应当具有相同的共振频率。但 1950 年 Proctor 等人在研究硝酸铵的 ^{14}N 磁共振谱时却发现硝酸铵的 ^{14}N 共振谱线为两条，有两个不同的共振频率。分析后提出它们应是分属于硝酸铵中铵离子 ^{14}N 和硝酸根 ^{14}N。这是因为原子核的磁矩除了受到外加静磁场 B_0 作用外，还受到核电子运动产生的附加磁场的作用。所以实际作用于原子核磁矩上的磁场强度除了 B_0 外还应加上周围电子产生的附加磁场 B_1 的作用。这样共振频率变为：

$$\omega=\gamma(B_0+B_1) \tag{6.23}$$

由于硝酸铵中铵离子 ^{14}N 与硝酸根中 ^{14}N 受到的 B_1 不一样，因而共振频率不同，呈现为两条谱线。这个发现表明磁共振谱可以反映出同一种原子核在分子中所处化学环境的不同。磁共振的这个特性对于化合物结构分析的发展具有极大的价值。

同种原子核由于所处化学环境不同，其磁共振谱线峰的位置也不同这一特性，在实验中采用化学位移(chemical shift) δ 来反映。由于该数值很小，故通常乘以 10^6 来表示，其化学位移为：

$$\delta=[(v_{样品}-v_{标准})/v_0]\times10^6 \tag{6.24}$$

它以标准物质峰的共振频率 $v_{标准}$ 作为磁共振图谱的坐标原点，不同官能团的原子核谱峰的共振频率 $v_{样品}$ 相对于原点的距离反映它们的化学环境。v_0 是操作仪器选用的频率，δ 的单位为 ppm，是无量纲单位。用 δ 表示化学位移就可以使不同磁场强度的磁共振仪测得的数据统一起来。在有机溶剂中的样品中一般用四甲基硅烷(tetrame-thylsilane，TMS)作为测量化学位移的基准。因为 TMS 只有一个峰(四个甲基对称分布)，且 TMS 的沸点仅为 27℃，容易从样品中蒸发除去，便于回收样品。在 ^1H 及 ^{13}C 谱中均定 $\delta_{TMS}=0$。例如，^1H 谱中，若固定照射频率，电子云密度大的质子出现在高磁场处，而电子云密度小的质子出现在低磁场处，据此我们可以进行氢核结构类型的鉴定。

(二) 影响化学位移的因素

化学位移是由于核外电子云产生的对抗磁场所引起的。因此，凡是使核外电子云密度改变的因素，都能影响化学位移。影响因素有内部的，如诱导效应、共轭效应、磁的各向异性效应等；外部的，如溶剂效应、氢键的形成等。

在外部磁场中，原子核外的电子在核的周围循环而产生与外磁场逆方向的感生磁场，对核产生屏蔽效应。质子周围的电子密度越高，屏蔽效应就越大，结果质子就在较高的磁场发生共振。显然，与质子相连原子的电负性较强时，质子周围的电子密度就减弱，结果质子信号就在较低的磁场中出现。

（三）自旋-自旋耦合(spin-spin coupling)

图 6-17 为在高分辨(图 A)和低分辨(图 B)的磁共振仪中乙醇的磁共振谱。

可见它在低分辨率磁共振谱图中有 3 个峰，分别代表$-OH$，$-CH_2$ 和$-CH_3$，其峰面积之比为 1∶2∶3。值得注意的是，在高分辨率磁共振谱图中，能看到$-CH_2$ 和$-CH_3$ 分别分裂为四重峰和三重峰，而且多重峰面积之比接近于整数比。$-CH_3$ 的三重峰面积之比为 1∶2∶1；$-CH_2$ 的四重峰面积之比为 1∶3∶3∶1。

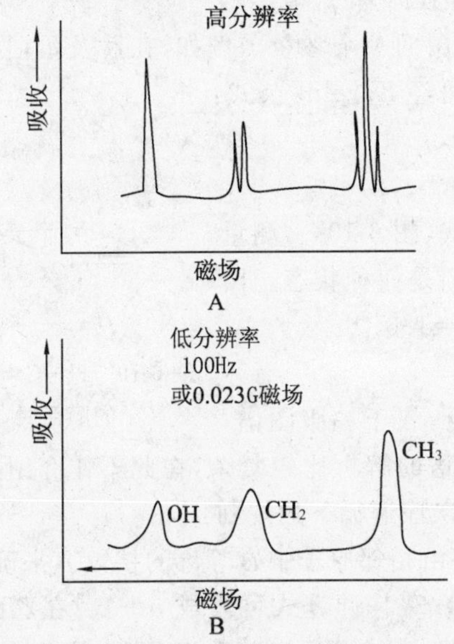

图 6-17 60 MHz 频率时乙醇的 MR 谱图

A：分辨本领～$1/10^7$ B：分辨本领～$1/10^6$

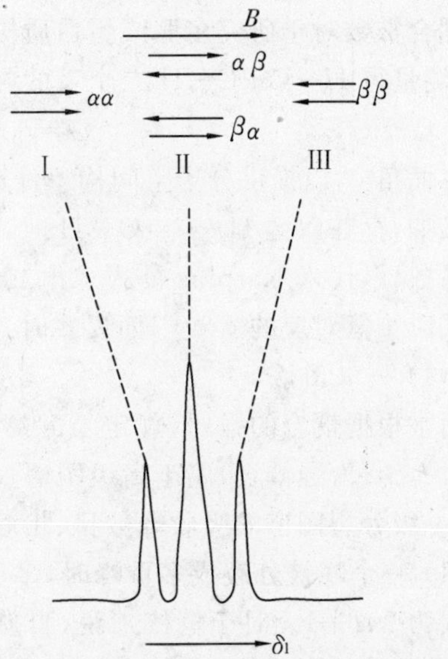

图 6-18 与亚甲基相邻甲基分裂的三重峰

氢核在磁场中有两种自旋取向，用 α 表示氢与磁场方向一致的状态，用 β 表示与磁场方向相反的状态。乙基$-\overset{\displaystyle H}{\underset{\displaystyle H}{C}}-$中的两个氢可以与磁场方向相同，也可以与磁场方向相反，它们的自旋组合一共有 4 种形式($\alpha\alpha,\alpha\beta,\beta\alpha,\beta\beta$)，但只产生 3 种局部磁场，如图 6-18 所示。亚甲基产生的这 3 种局部磁场，要影响邻近甲基上的质子所受到的磁场作用。其中 $\alpha\beta$ 和 $\beta\alpha$ 两种状态产生的磁场恰好抵消，不影响甲基质子的共振峰，$\alpha\alpha$ 状态的磁矩与外磁场一致。很明显，这时要使甲基质子发生共振所需的外加磁场较Ⅱ时为小；相反，$\beta\beta$ 磁矩与外磁场方向相反，因此要使甲基质子发生共振所需的外加磁场较Ⅱ时为大，其大小与Ⅰ的情况相等，但方向相反。这样，亚甲基的 2 个氢所产生的 3 种不同的局部磁场，使邻近的甲基分裂为三重峰。由于上述 4 种自旋组合的概率相等，因此三重峰的相对面积比为 1∶2∶1。

同时，甲基上的 3 个氢可产生 4 种不同的局部磁场，使邻近的亚甲基分裂为四重峰。根据概率关系，可知其面积比为 1∶3∶3∶1。

上述这种相邻核的自旋之间的相互干扰作用称为自旋-自旋耦合。由于自旋耦合，引起谱峰增多，这种现象叫做自旋-自旋裂分。应该指出，这种核与核之间的耦合，是通过成键原子传递的，不是通过自由空间产生的。

推广到一般情况，若与所要分析的那个核与 n 个自旋量子数为 I 的核耦合，则这个核的谱线将分裂为 $2nI+1$ 条。

由自旋-自旋耦合产生的重峰的间距记为耦合常数 J。J 以 Hz 为单位，它反映核间耦合作用的大小，与仪器无关，同时，它受外界条件如溶剂、温度、浓度变化等的影响也很小。

耦合常数的大小与两个核在分子中相隔的化学键数目密切相关，随着键数的增加，J 值逐渐变小。所以在 J 的左肩上标上两个核在分子中相隔的化学键数目。如 $^{13}C-^{1}H$ 间的耦合常数标为 ^{1}J。$^{1}H-^{12}C-^{12}C-^{1}H$ 中两个 ^{1}H 间的耦合常数标为 ^{3}J。

耦合常数对于研究多肽或蛋白质构象是十分有用的一个参量。例如，在肽及蛋白质研究中，由测量得 H—C—C—H 二个氢的 ^{3}J 耦合常数，可经 Karplus 公式：

$$^{3}J=6.4\cos^{2}\varphi-1.4\cos\varphi+1.9 \tag{6.25}$$

求得二面角 φ，以提供分子空间构象计算。

又如，存在双键 H—C=C—H 时，可有顺反两式（图 6-19）。测量耦合系数 ^{3}J，代入 Karplus 公式求出二角 φ 即可判断是何种状态。因为顺式时二氢对应的 $\varphi=0°$，而反式时二氢对应的 $\varphi=180°$。

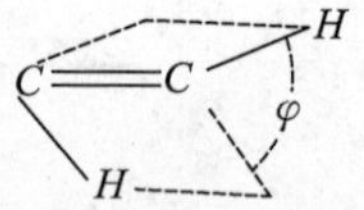

图 6-19　H—C=C—H 的顺反式

（四）一级图谱

通常根据耦合的强弱，规定 $\Delta v/J>10$ 为弱耦合，属于一级图谱；$\Delta v/J><10$ 为强耦合，属于高级图谱。由于高级图谱的解析比较复杂，在此不作介绍。一般说来，一级分裂图谱的吸收峰数目、相对强度和排列次序遵循下列规则：

(1) 一个峰被分裂成多重峰时，多重峰的数目将由相邻原子中磁等价的核数 n 来确定，其计算式为 $2nI+1$。对于氢核来说，自旋量子数 $I=1/2$，其计算式可写成 $n+1$。在乙醇分子中，亚甲基峰的裂分数为邻近的甲基质子数目确定，即 $3+1=4$，为四重峰；甲基质子峰的裂分数由邻接的亚甲基质子数确定，即 $2+1=3$，为三重峰。

(2) 裂分峰的面积之比，为二项式 $(x+1)^{n}$ 展开式中各项系数之比。多重峰通过其中点作对称分布，其中心位置即为化学位移值。

例如，在化合物 $CH_3CH_2COCH_3$ 中，右侧的甲基质子与其他质子被三个以上的键分开，因此只能观察到一个峰；中间的—CH_2—质子则具有 $3+1=4$，为四重峰；且面积之比为 1∶3∶3∶1，左侧甲基质子则具有 $2+1=3$ 三重峰，其面积之比为 1∶2∶1。

（五）磁共振谱

磁共振谱能提供的参数，主要有化学位移、质子的裂分数、耦合常数以及各组峰的积分高度等，这些参数与有机化合物的结构有着密切的关系。从质子共振谱图上，可以得到如下信息：

(1) 吸收峰的组数，说明分子中化学环境不同的质子有几组；

(2) 质子峰出现的频率，即化学位移值，说明分子中的基团情况；

(3) 峰的分裂个数及耦合常数，说明基团间的连接关系；

(4) 阶梯式积分曲线高度，说明各基团的质子比。

共振谱图上吸收峰下面所包括的面积，与引起该吸收峰的氢核数目成正比，吸收峰的面积一般可用阶梯积分曲线表示。积分曲线的画法是由低磁场移向高磁场，而积分曲线的起点到终点的总高度（用小方格或厘米表示），与分子中所有质子的数目成正比。当然，每一个阶梯的高度则与相应的质子数目成正比。由此可以根据分子中质子的总数，确定每一组吸收峰质子的绝对个数。

三、磁共振波谱仪

自 1946 年发现磁共振现象至今，因科学技术的飞速发展使磁共振谱仪在结构与性能上经历了几个大的飞跃。磁铁已由永磁铁、电磁铁发展为低温超导磁铁，使仪器的灵敏度和分辨率有了数量级的改善。测量也由扫频或扫场方式转变为脉冲傅里叶变换方式，它不仅能快速获得良好信噪比，更重要的是，脉冲傅里叶变换方式使磁共振分析又发展了多维磁共振分析，再次踏上一个新的里程碑。

(一) 样品的制备

(1) 样品管：根据仪器和实验的要求，可选择不同外径(φ=5.8，10.0 mm)的样品管，微量操作还可使用微量样品管，为保持旋转均匀及良好的分辨率，管壁应均匀而平直。

(2) 溶液的配制：试样浓度一般为 5%～10%，需纯样 15～30 mg。对傅里叶磁共振仪，试样量可大大减少，^{1}H 谱一段只需 1mg 左右，甚至可少至几微克；^{13}C 谱需要几到几十毫克。

(3) 标准样品：进行实验时，每张图谱都必须有一个参考峰，以此峰为标准，求得样品信号的化学位移值。于样品溶液中加入约 1% 的标准(参考)样品，就能得到相当强度的参考信号。

(4) 溶剂：^{1}H 谱的理想溶剂是四氯化碳和二硫化碳，此外，氯仿、丙酮、二甲亚砜、苯等溶剂含氢，为避免溶剂中质子信号的干扰，可采用其氘代衍生物。

(二) 连续波磁共振(CW-MR)谱仪

图 6-20 是连续波磁共振谱仪的示意图。它包括以下一些主要部件：

(1) 磁铁系统：MR 谱仪使用的磁铁有 3 种：永久磁铁、电磁铁和超导磁铁。由永久磁铁和电磁铁获得的磁场不超过 2.5 T。利用超导合金丝制成空心螺线管并浸入液氦中，可制造高达 10～15 T 的强磁场，相应的质子工作频率为 400～750 MHz。

磁场的稳定性和样品区域磁场的均匀度对测定信号的灵敏度和分辨率有直接关系。通常 NMR 谱仪上都带有稳定磁场均匀化的装置。

(2) 射频发生装置：采用射频振荡器，产生与磁场强度相适应的固定频率的电磁辐射，并有一个衰减器调节加到发射线圈上的射频电平。

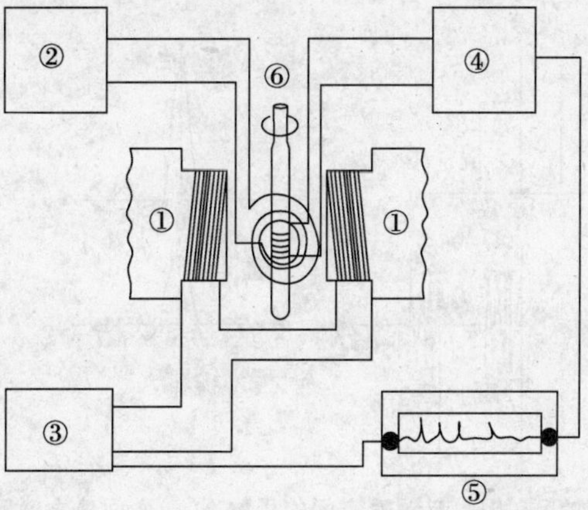

图 6-20　连续波磁共振波谱仪示意图

① 磁铁　② 射频振荡器　③ 扫描发生器　④ 检测器　⑤ 记录器　⑥ 样品管

(3) 射频接收及信号处理系统:

① 探头:装在磁极间隙内,是仪器的心脏部分。它包括有交叉线圈或射频电平的NMR信号检测器,样品管放在检测线圈中,磁场和频率源通过探头作用于样品。

② 接收系统:包括射频前级放大器,外差式接收机,基线稳定器和累加器。

③ 显示记录系统:包括积分器、示波器和记录器。

CW-NMR谱仪的工作原理如下:

射频振荡器产生的射频场加到探头中的样品线圈上。当射频辐射的 ν_0 和磁场强度 B 满足磁共振条件($v=\frac{1}{2\pi}\gamma B$)时,会产生一个磁共振信号,该信号负载到射频频率和声频频率上。把探头的输出信号送到射频前级放大器放大,并经外叉式接收机混频、中放和检波,再加到基线稳定器上放大和相敏检波,即可在示波器上观察到NMR信号,或送到记录器上进行记录。

(三) 脉冲傅里叶变换磁共振(PFT-NMR)谱仪

提高磁场强度可显著地提高灵敏度,改善峰与峰的分离程度。但提高磁场强度随之带来仪器的价格及运行费的增高也将是很大的负担。

早期的谱仪无论是扫频或扫场方式,在扫描过程中只有频率扫到某个核的Lanmor频率时才引起该核共振。所以在一次扫描过程中真正能引起核共振的有效作用时间是极短的。如果在一次扫描过程中能同时使所有的核引起共振,那么它的有效作用时间将被极大地提高。脉冲傅里叶方式可实现这个目标。

傅里叶变换(FT)能在时间空间的函数 $S(t)$ 与频率空间的函数 $S(\omega)$ 之间建立联系与转换,如图6-21所示。

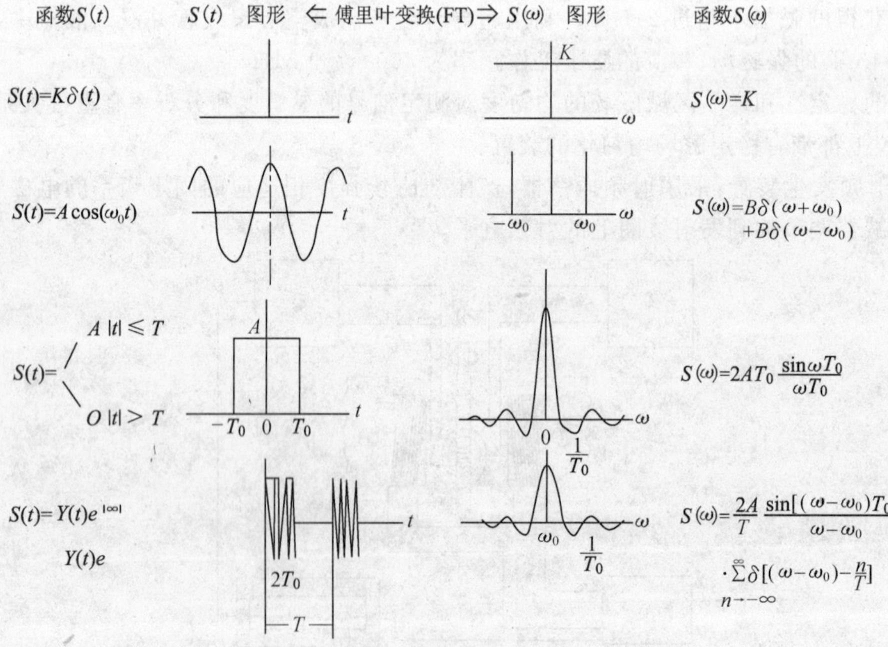

图6-21 在时间空间的函数S(t)与频率空间的函数S(ω)之间建立联系与转换的傅里叶变换

从图6-21可以看到,如果将频率为 ν_0 的高频电磁波以矩型脉冲方式作用在样品上,那就可同时激发共振频率不同的原子核引起共振了。因为此时加在样品上的高频电磁波已不是单一频率 ν_0，而是 ν_0 附近各种频率的高频电磁波。所以一次脉冲作用即可同时激发不同共振频率的原子核，极大地提高了效率。

在扫频或扫场方式工作时，共振信号在扫描过程中是逐个产生的。但脉冲方式作用时，由于原子核被同时激发，各个原子核的共振也同时产生，它们的共振信号叠加在一起。对这个叠加信号，作一次傅里叶变换(FT)即可得到它的频谱。图 6-22 简要地表示了脉冲傅里叶磁共振谱仪(PFT-NMR)的工作原理。

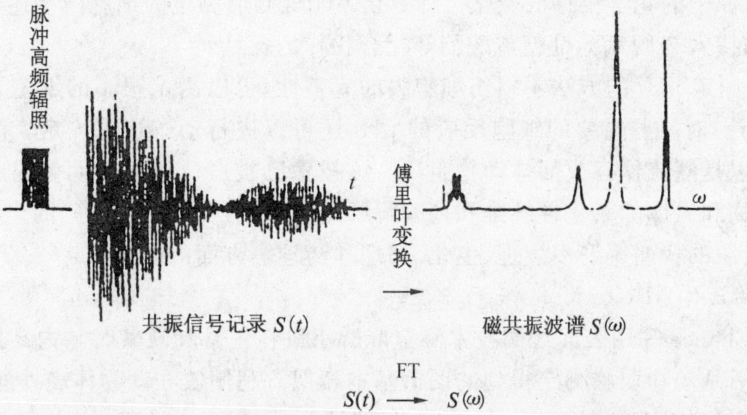

图 6-22 脉冲傅里叶磁共振谱仪(PFT-NMR)的工作原理

脉冲傅里叶磁共振谱仪(PFT-NMR)不仅大大提高了效率，而且可使用不同的脉冲序列来完成不同目标的分析。尤其是由此发展了多维磁共核，在磁共振的发展史上又树立了一个新的里程碑。

四、MR 在生物医学中的应用

在生物医学研究中，MR 技术独具特点。它能在各个层次上探知生命过程中结构、功能以及代谢等特征。小至测定一个氢原子，大至测定整个动物或人体。二维(2D)NMR 技术可在溶液中测定蛋白质及核酸等生物大分子的三维空间结构。用 ^{31}P-NMR 和 ^{19}F-NMR 光谱测定细胞的 pH 值为深入探索细胞的结构与功能提供了新的途径和手段。而近年来出现的活体 NMR 技术则可无损伤地在分子水平上，对活的生命体中的许多器官和部位进行直接观测。下面简要介绍一下这方面的应用情况。

(一) 用 MR 技术测定生物大分子的结构

多肽、蛋白质及核酸等生物大分子的生物活性与其空间结构密切相关，因此测定这些生物大分子的空间结构十分重要。20 世纪 70 年代以前大都采用单晶 X 射线晶体衍射的方法测定。但在许多情况下难以得到适用的单晶样品，无法用此法测定。而且生物大分子自然存在状态的溶液中的构象，显著不同于结晶态时的构象。因此研究溶液中生物大分子构象及其动态的技术尤为需要。用 MR 技术不仅可以方便地测定氨基酸和核苷酸序列，而且还可以确定溶液中蛋白质和核酸的空间结构。用 MR 技术测定生物大分子的结构可无损伤地在近似生理状态的水溶液中进行，不必把样品制成结晶，而且还可以对生物大分子化合物的作用过程进行连续的动态观察。随着多维 MR 技术的不断发展和应用，近年来，有关这类研究的报道也越来越多。目前多维 MR 是适合于研究溶液中生物大分子构象的重要技术。

(二) 用 MR 技术测定细胞内的 pH 值

细胞内 pH 值(pHi)的改变会影响细胞的代谢和功能已为越来越多的实验所证实。目前普遍应用 pH 值敏感电极测定细胞内的 pH 值，测定时必须将微电极插入细胞内，这样难免要破坏细胞膜。对于较小的细胞，微电极也难插入。1973 年 Moon 首次利用^{31}P-MR 技术测定了红细胞内的 pHi。用 MR 技术测定 pHi 的原理是，细胞内的一些含磷的化合物，如二磷酸苷油酯、无机磷酸盐以及 ATP 中 γ 位 P 原子的化学位移会随介质中 pH 值的改变而改变，因此测定这些磷原子的化学位移的变化可计算出 pHi。当所测定的细胞内上述磷原子信号较低时可在细胞内掺入 2-脱氧葡萄糖磷酸酯等化合物作为探针。

MR 技术测定 pHi 的方法不损伤细胞膜的完整性，可以测定很小的细胞乃至亚细胞内的 pHi，简便易行。对一些重要的细胞反应的 pHi 还可以进行动态追踪测定。测定的系统除单个细胞外，可以是灌流器官或活体动物组织。该技术已被广泛用于阐明骨骼肌代谢与疾病的关系，区别动物和人体的氧化性纤维和糖酵解纤维，表示器官(如心脏等)的生物能态以及探讨肿瘤细胞和组织的代谢等许多生理、生化、病理和药理等方面的研究中。

(三) 动物活体 MR 技术

1978 年 Chance 等用表面线圈技术测定麻醉小鼠在正常和缺氧时脑内高能磷酸化合物的图谱，结果与活杀动物取脑测定得到的图谱基本相似。利用放在动物体表外的表面线圈探头，可以有选择地测定动物某一小体积内的信号。现在活体 MR 技术可测定多种核素，如^{1}H、^{2}H、^{13}C、^{14}N、^{15}N、^{17}O、^{19}F、^{23}Na、^{31}P 和^{39}K 等。能直接定量测定生物体内许多重要的生化物质，如乳酸盐、Ach、GABA、氨基酸、ADP、ATP、磷酸胆碱、磷酸肌酸、磷酸单酯、Ca^{2+}、Mg^{2+}、Na^{+}、K^{+} 等以及 5-氟尿嘧啶和环磷酰胺等许多药物及其代谢产物。根据磁腔的大小，测定的动物可以是小鼠、大鼠、兔、狗和小猪等。目前该技术已经在较广的研究领域中得到应用。如脑的代谢和有关研究，缺氧等对心脏功能和代谢的影响，缺血等对肝、肌肉代谢的影响，肿瘤的代谢及化疗、放疗和热疗对肿瘤影响的研究，药物代谢以及药理作用的研究等。

第四节　基因芯片技术

一、概述

生物芯片这一名词是 20 世纪 80 年代初提出来的，最初主要是指分子电子器件。生物芯片主要指通过原位合成或高速机器人点样，在固体材料如玻璃片、硅片及膜的表面构建的微流体分析单元和系统，以实现对细胞、蛋白质、核酸以及其他生物组分的准确、快速、大信息量的检测。20 世纪 90 年代以来，另一类“生物芯片”引起了人们极大的关注。基因芯片，又称 DNA 探针微阵列(microarray)，这项技术是受到在固相支持物上合成多肽的启发而发明的。基因芯片把大量已知序列探针集成在同一个芯片上，经过标记的若干靶核苷酸序列通过与芯片特定位点上的探针杂交。检测杂交探针的位置，便可根据碱基互补配对的原理确定靶基因的序列。这样，利用基因芯片杂交图像，可以对生物细胞或组织中大量的基因信息进行分析。

基因芯片可以大大推进包括人类(后)基因组计划在内的各类基因组研究;通过比较不同个体或物种之间以及同一个体在不同生长发育阶段、正常和疾病状态下基因转录及其表达的差异,寻找和发现新的基因,研究它们在生物体发育、遗传、进化等过程中的功能;基因芯片可为研究基因调控网络及其机理,揭示不同层次多基因协同作用的生命过程提供手段,将在研究人类重大疾病如癌症、心血管病等相关基因及其作用机理方面发挥巨大的作用。基因芯片在产生的短短几年时间内技术不断完善,已经显示出在基因诊断、基因表达研究、基因组研究、发现新基因及各种病原体的诊断等生物医学领域中的应用价值。

基因芯片的相关技术包括:基因芯片的制备技术,靶基因的制备、杂交和检测,基因芯片的设计和杂交图像分析等生物信息学问题以及基因芯片的应用。如图6-23所示,以下将分别予以阐述。随着基因芯片需求和应用的不断增长,基因芯片及其相关的研究内容将会越来越丰富,可以预期基因芯片或生物芯片不久将会形成一门独立的学科。

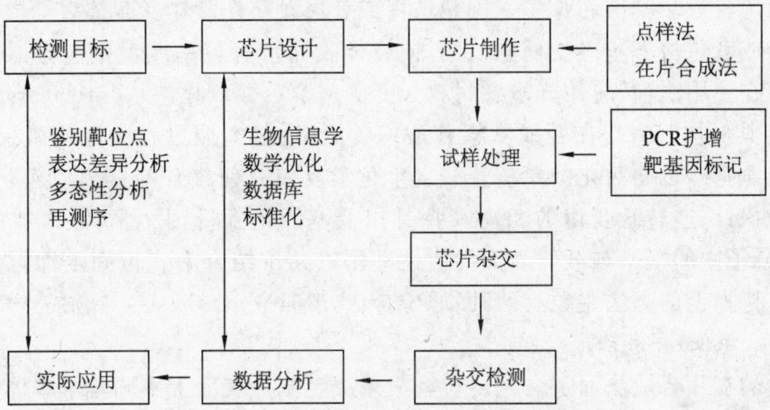

图6-23　基因芯片相关技术示意图

二、基因芯片的制备

基因芯片的测序原理是通过核酸杂交原理检测未知分子的。由核酸片段以预先设计的排列方式固定在载玻片或尼龙膜上而组成密集的分子排列。一类是在固定面上化学合成一系列寡核苷酸探针与游离的靶分子(DNA或RNA)杂交;还有一类是在固定面上按设计方式固定不同的靶分子与游离的探针杂交。杂交信号的检测根据杂交分子或未杂交分子被检测器及处理器处理,从而得知分子杂交情况(检测器及处理器由激光共聚焦显微镜及电脑组成),据此可重组出靶核酸的序列。基因芯片可分为3种主要类型:

(1) 固定在聚合物基片(尼龙膜、硝酸纤维膜等)表面上的核酸探针或cDNA片段,通常用同位素标记的靶基因与其杂交,通过放射自显影技术进行检测。

(2) 用点样法固定在玻璃板上的DNA探针阵列,通过与荧光标记的靶基因杂交进行检测。

(3) 在玻璃等硬质表面上直接合成的寡核苷酸探针阵列,与荧光标记的靶基因杂交进行检测。

制备好的芯片经过几步化学处理便可与目标分子或探针杂交。完全杂交则发出强的荧光信号或特殊波长的信号;不完全杂交信号较弱;若不能杂交则检测不到荧光信号或只测到芯片上原有的荧光信号。这取决于探针和目标分子的荧光标记情况。这些不同区域的荧光信号在芯片上组成荧光分布的谱型(pattern),可被激光共聚焦显微镜激发和检测,经电脑应用特制的软件处理可得出DNA的序列及其变化情况。

基因芯片的制作首先是合成探针,包括基因组探针、cDNA探针以及寡核苷酸探针等,然后将预先合成的探针点布在具有活性基团的载体表面。基因组探针制备方法:从基因组文库中选择与待测靶序列完全匹配和带有突变热点的序列,通过PCR技术扩增设定长度的DNA片段,即可获得基因组探针;对于较短的寡核苷酸探针,可以应用DNA合成仪,合成16~25bp长度的DNA片段;而cDNA探针,可针对待测基因表达的mRNA,从cDNA文库中通过PCR技术扩增相关序列,扩增片段的选择尽可能靠近cDNA序列的3′端,长度一般在1kb左右。

探针在载体表面的固定是制备芯片的重要步骤。可以作为基因芯片的固相载体材料有固体片状和薄膜状两种,固体片状材料主要有玻片、硅片和瓷片等;膜性材料有硝酸纤维素膜、尼龙膜以及聚丙烯膜等。基因芯片多采用载玻片或者尼龙膜作载体。载体表面的活化主要是涂布多聚赖氨酸或者包被氨基硅烷偶联试剂,使载体表面带有羟基或者氨基等活性基团。活化后的载体表面在使用之前,应用光敏感材料如亚硝基藜芦酸氧化羰基(nitroveratry loxycarbo-ryl,NOVC)将其保护起来。在合成寡核苷酸探针时,通过光照过程去除光敏保护基团,暴露出来的羟基或氨基即可与活化的单核苷酸发生化学反应并使核苷酸链得以延长;对于已经合成的寡核苷酸探针、逆转录获得的cDNA探针以及基因组探针,只需要点落在载体表面的特定位置,通过分子中的羟基与载体表面的活性基团以共价结合方式被固定即可。将寡核苷酸固定到固相支持物上的方法主要有两种:原位合成(in situ synthesis)与合成点样。

(一) 在片(原位)合成法

基因芯片的在片合成法通过一组定位模板来决定基片表面上不同化学单体的偶联位点和次序,在片合成法制备DNA芯片的关键是高空间分辨率的模板定位技术和高合成产率的DNA化学合成技术的精巧结合。例如,利用平面微细加工技术和在位固相DNA合成技术可直接在基片的特定位置上合成所需要的DNA探针。目前,已有多种模板技术用于基因芯片的在片合成,如光去保护并行合成法,光敏抗蚀层并行合成法,微流体通道在片合成法,分子印章多次压印在片合成法,喷印合成法。

(二) 合成点样法

首先按常规分子生物学方法制备cDNA(或寡核苷酸)探针库,然后通过特殊的针头和微喷头,分别把不同的探针溶液,逐点分配在玻璃、尼龙以及其他固相基片表面的不同位点上,通过物理和化学的结合使之固定于相应位点。这种方式较灵活,探针片段可来自不同的途径,可使用寡核苷酸探针,也可使用较长的基因片段以及核酸类似物探针(如PNA等)。探针制备方法可以用常规DNA探针合成方法,或PCR扩增的cDNA、EST文库等。固定的方式也多种多样。点样法的优越性在于可以充分利用已有的寡核苷酸合成方法和仪器或cDNA探针库,且固定方法也比较成熟,灵活性大,适合于研究单位根据需要自行制备点阵规模适中的基因芯片。

目前,可用商品化的机器点样仪在电脑控制下,自动地完成取样、点样、清洗以及再取样等操作,以制作全部微阵列或者根据物理吸附和化学偶联的原理对生物分子(核酸及其核酸类似物)在固相载体表面进行固定化。如美国Cartesian T.公司的接触式高密度生物芯片点样系统(如图6-24所示)采用chip-maker针或stealth针,单针取样量20 μL,单次点样量100~

500 pL，一次取样可以连续点样数百次。样点直径75～200 μm，点样密度可达 2 500 点/cm^2，非常适用于高密度芯片制作。阵列头(pin head)可以携带多达 32 及 48 根针，其针距与 384 孔板和 96 孔板孔距吻合。为保证样品间无交叉污染，采用多模式洗针功能，适用于测定各种生物样品。芯片单独真空固定功能，保证各玻璃片的精确定位。

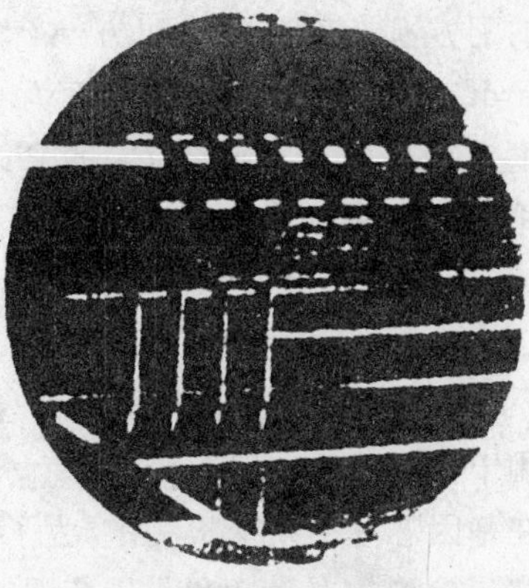

图 6-24 接触式高密度生物芯片点样系统

三、靶基因样品的制备和杂交检测

(一) 靶基因样品的制备

与普通分子生物学实验一样，靶基因的制备需要运用常规手段从细胞和组织中提取模板分子，进行模板的扩增和标记。基因芯片包括大量探针分子，因此，靶基因样品的制备方法将根据基因芯片的类型和所研究的对象(如 mRNA、DNA 等)而决定。

对于大多数基因来说，mRNA 的表达水平大致与其蛋白质的水平相对应。因此，对细胞内 mRNA 表达水平进行定量检测对于了解细胞的性质与状态十分重要。用基因芯片可以对细胞内大量基因的 mRNA 表达差异进行检测，其靶基因的制备一般采用 RT-PCR 方法以寡聚 dNTP 作引物进行扩增。

又如 MicroSys 5100 小型台式芯片工作站系统是专门为实验室研究，小量芯片制作工作而设计的，可制作自己的 cDNA 微阵列及其他的生物芯片。该系统配备有载片真空固定系统和针头清洗真空干燥系统，利用接触式点样技术进行芯片制作。PixSys 5500 通用型生物芯片制作系统(如图 6-25)适于中等工作量研究，可以同时满足点载玻片和点膜需要。而 ProSys 5510 是 PixSys 的大型化。

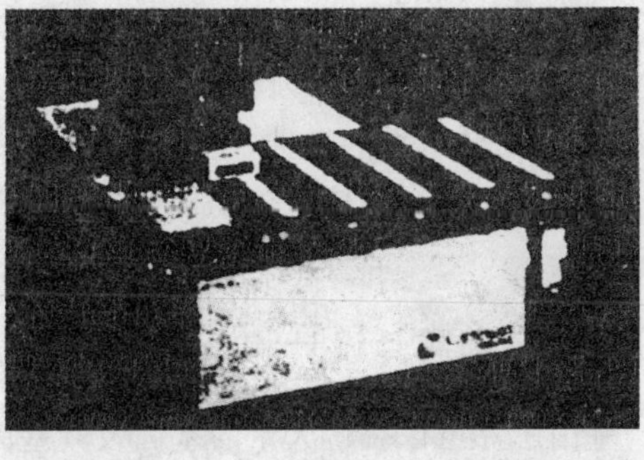

图 6-25 PixSys 5500 通用型生物芯片制作系统

待测样品的标记主要采用荧光分子。常规标记的过程是通过在扩增过程中加入含有荧光标记的 dNTP(至少一种为荧光标记的)。在转录和复制过程中，荧光标记的单核苷酸分子被引入新合成的 DNA 片段。通过变性后，可与基因芯片上的微探针阵列进行分子杂交。也可采用末端标记法直接在引物上标记荧光。即在引物合成时通过应用荧光标记的 dNTP 制备荧光标记引物，或通过标记生物素进行荧光标记。

对于阵列密度较小的基因芯片(经常用膜片作为基底)可以用同位素检测法，采用^{32}P 标记技术，这样可以运用现在普遍使用的同位素显影技术和仪器。但是，在使用同位素靶基因标记过程中，一些表达量高、杂交信号强的点阵，容易在其周围产生光晕。当其周围点阵的杂交信号较弱时，其杂交信号容易受到强杂交信号的掩盖。

(二) 基因的杂交及其信号的检测

cDNA 基因芯片与靶基因的杂交过程与一般常规的分子杂交过程基本相同，其杂交过程一般先将制备得到的靶基因配制成适当的杂交液。适合于在玻璃片的杂交溶液有多种。比较典型的配方有：杂交溶液配方 A(杂交温度为 42℃)：50％甲酰胺，6×SCC，0.5％SDS，5×Denhardt 试剂；配方 B(杂交温度为 65℃)：6×SCC，0.5％SDS，5×Denhardt 试剂；配方 C(杂交温度为 65℃)：10％SDS，7％的 PEG-8000。用于检测的基因芯片先进行封闭预杂交30 min，然后用含有靶基因的杂交液在杂交温度下孵育 8～24 h，用清洗液清洗后离心干燥。美国 Affymetrix公司的杂交炉(hybridization oven)640 可以同时容纳多块芯片进行杂交。反应温度为 5～70 ℃，速度为 0～80 rpm，基因芯片杂交后处理可由自动化清洗工作站(gene chip fluidics station)完成。各种试剂处理的时间和温度由电脑设置的 protocol 控制，处理后的芯片可用于扫描分析。

在基因芯片的杂交检测中，为了更好地比较不同来源样品的基因表达差异，或者为了提高基因芯片检测的准确性和测量范围，通常使用多色荧光技术。即把不同来源的靶基因用不同激发波长的荧光探针来修饰，并同时使它们与基因芯片杂交。通过比较芯片上不同波长荧光的分布图，可以直接获得不同样品中基因表达的差异。对多态性和突变检测型基因芯片采用多色荧光探针杂交技术可以大大提高芯片的准确性、定量及检测范围。常用的双色荧光剂有 Cy3-dNTP 和 Cy5-dNTP。它们在反转录过程中在 DNA 中的结合性好，激发和发射谱的间距大，光量子产量高。美国 Affymetrix 公司生产的专用芯片扫描分析系统(GeneArray™ Scanner)，可检测信号点直径最小为 20 μm 的芯片。

短序列偶联法灵敏度高、特异性好。首先将非标记的 DNA 靶序列与基因芯片上探针阵列进行杂交。若基因芯片上探针的固定端是 5′时，则探针的 3′端将以靶基因为模板，用 DNA 聚合酶在暴露于溶液中的 3′－OH 上继续合成带有荧光标记的碱基(ddNTP)。通过检测 ddNTP 可以分辨出靶序列在探针上的杂交情况。一种主动式基因芯片技术利用核酸分子带负电，快速反转电场的极性，使靶基因与探针间产生快速结合和分离。通过控制电场的大小，使得完全匹配杂交的核酸分子保留在阵列表面，而非特异性结合的 DNA 在电场的作用下与探针分离。

四、基因芯片设计和杂交图像分析

基因芯片可以获得大量的基因及其基因相互作用信息，这为生物信息学研究和生物数据的挖掘提供了高效、快速和方便的实验工具，也拓宽了生物信息学的研究内容。基因芯片的设计问题直接影响其制作和基因检测结果。

基因芯片的设计将直接影响所制备芯片的信息量、准确性、可靠性和容错率。目前基因芯片的研究工作主要集中在制备和应用技术方面，但可以预见随着基因芯片技术的日益成熟，基因芯片的设计理论和方法的研究将会引起人们越来越多的重视。根据基因芯片的分析目标，从相关基因数据库中选取特异性基因序列，使之通过与靶基因杂交给出明确、可靠，易于分析的分子及其相互作用的信息。根据所选用的核酸序列进行探针序列及其布局设计，使设计的探针组合对靶基因的杂交特异性强，探针之间的关联性好。即使在杂交过程中产生个别的错配，通过对杂交阵列信息进行全面综合的分析，也可获得正确的信息。探针及其空间布局的优化，包括探针制备工艺的优化和探针杂交的优化等许多方面。

基因芯片的设计方法取决于其应用目的，包括点样法、在片合成法及其基因芯片的建库和数据分析而发展用于比较的数据工具。基因芯片的应用可以分为对未知核酸序列的测定和对已知序列的再测序两大类。实用的测序型基因芯片至今尚未问世，与之相关的设计方法尚未解决。再测序型基因芯片的应用包括：检测基因表达和转录图谱；寻找单碱基多态性位点(SNP)以及对靶基因中的SNP位点或突变位点进行检测等。此外，利用基因芯片研究在不同生活周期、不同生活状态(营养条件、环境影响及化学因子作用)下基因转录和表达水平的差异、有利于寻找功能基因。如Scan Array生物芯片荧光扫描检测系统利用激光共聚焦光学系统，通过计算机软件的控制，对生物芯片的荧光杂交信号进行全自动的扫描采集，并通过分析软件系统对数据结果进行全自动的定量分析。

人类基因图谱解析后，后基因组的研究(如SNP的解析、蛋白质的分析和研究)变得越来越重要。生物芯片(DNA chips)存在着下列一些问题，如分析时间长，精确度差，有繁复的数据解析及笨重的仪器，美国Nanogen公司在分析SNP的技术上取得了显著的优势。Nano chip是利用半导体加工技术制造出来的，每枚chip上包含有99个测试点，如图6-25所示。每具测试点直径仅80 μm，间隔200 μm，由自由独立的电子控制器控制，可独立操作，更可将样品集中、浓缩并快速进行杂交及排除异常结合。

五、传统检测方法与基因芯片检测方法比较

基因芯片检测方法与传统检测方法比较有较明显的优点，如表6-6所示，传统检测方法的检测对象为蛋白质，利用ELISA的方法操作较烦琐、灵敏度较低，而且与每个人的免疫应答能力有关；诊断芯片的检测对象是基因，利用其碱基互补机制，样品用量少、准确性高，且能比传统方法更早期作出诊断。

表6-6　传统检测方法与基因芯片检测方法比较

项　目	传统ELISA	PCR＋ELISA	基因芯片
检测对象	蛋白	基因	基因
免疫反应	需免疫应答反应	无需	无需
检测品种	单一检测	单一检测	同时多项检测
检测原理	抗原-抗体反应	PCR＋杂交＋抗原-抗体反应	杂交(或加PCR)
检测效果	有一定漏检率	准确、可靠	准确、可靠、灵敏
检测特点	显色反应 操作复杂	显色反应 操作更复杂	由荧光扫描仪检测 计算机自动分析
成本	中	高	低

六、基因芯片的应用

(一) 基因转录和表达图谱

基因表达图谱的研究是基因芯片的一个重要应用。目前已经大量发表的大部分研究报告与基因转录和表达图谱有关。这些数据对于人们研究和探讨基因调控以及基因相互作用的机理具有重要作用。在用基因芯片对基因组进行扫描时，可绘制相应的表达图谱。根据基因芯片获得的新的表达图谱有别于以前的物理图和功能图，它能够更为直接地揭示基因组中各基因相互关系。较直观地反映了在不同的状态和条件下基因转录调控水平，从而可以通过基因组转录效率来获得共同表达基因组及其调控信息。

(二) 基因型及单碱基多态性

单碱基多态性SNP是指基因组特定核苷酸位置上存在两种不同的碱基，其中最小一种在

群体中的频率不小于1%。SNP通常只是一种二等位基因的，或二态的遗传变异。在人类基因组中碱基的变异频率估计在0.5‰～10‰之间。基因芯片可检测人类基因组SNP标志位点，显示了大规模鉴别人类基因型的可能性。用基因芯片可以获得待检测疾病样品的突变位点，寻找它们与疾病的关系。

（三）基因诊断和药物基因组学

在肿瘤相关基因组中，基因转录和表达水平将会产生异常。基因芯片可以方便地在整个基因组上扫描，确定肿瘤DNA拷贝数的变化，这对于认识和诊断癌症十分重要。这种基于基因表达谱的癌症分类方法简便易行，有可能发展成为一种常规的癌症诊断法。

七、基因芯片的研究和发展趋势

基因芯片的研究是一个多学科交叉的新领域。它涉及到的许多研究课题富有挑战性。目前，人们正在寻求新的生物活性分子组装技术，形成高空间分辨率的二维（甚至三维）生物分子阵列组合，对DNA、RNA、蛋白质等进行组合组装，进行大量的不同生物探针分子的有效固定。这些研究将有可能研制出有部分生命活性的生物芯片，将它们植入体内可代替生命体的部分功能。

与核酸微阵列相对应，发展多肽、蛋白质、病毒、细胞组和细胞以及微小生物组织等生物活性微阵列芯片成为生物芯片的另一热点。蛋白质生物活性微阵列芯片可以直接从体液中检测生物分子，对于疾病的检测和药物筛选有十分重要的应用价值。

通过微细加工技术，将核酸分离、扩增、标记及检测等过程集成在同一块芯片内部，使生物分子分析系统进一步微型化、芯片化和自动化，前景也十分诱人。运用机械加工技术，制备高效集成型毛细管阵列芯片，发展相应的微流体系统，直接在芯片上对核酸、蛋白质等生物分子进行分离、提取、分析以及扩增反应等，实现微量、快速、自动、智能化检测是目前生物芯片研究的另一热点。

由于基因芯片获取的信息量大，对于芯片杂交数据的分析、处理以及数据管理和查询对比等方面的研究正在成为人们关心的热点。通过对基因芯片的种类和克隆序列的认定，PCR引物和靶基因扩增条件以及杂交反应的具体过程加以比较和说明，构建一个共同的数据形式，以利于不同基因芯片数据的交流。

始于20世纪90年代的生物芯片研究技术正在趋向成熟。基因芯片的相关产品的种类很多，包括基因芯片相关的试剂、设备和检测仪器、软件甚至由基因芯片获得的生物信息，以及提供与基因芯片相关的服务。目前市场上最主要的基因芯片产品是以点样法等制备的中、低密度基因芯片。但从今后大规模生产及应用的角度看，基因芯片的标准化和批量化生产是另一个重要的发展趋势。

基因芯片的设计、研制和应用是相互关联的。基因芯片应用需求的扩大对于基因芯片的发展至关重要。发展和研制基因芯片设计软件，根据研究和市场开发需要，及时设计出有自主产权的、市场认可或有特色的基因芯片。同时应加强基因芯片的应用研究，特别是开发与人类重大疾病相关的基因芯片，研制一批有实际应用前景的测序及诊断芯片，应用于疾病（遗传病和肿瘤）的基因诊断，疾病（肿瘤、心血管病、老年神经系统疾病、传染病等）易感性预测，重大传染病病原体和抗药性检测以及个体药物敏感性检测等。

基因芯片技术的应用前景是乐观的，但目前技术上还存在一些问题。如原位合成探针难免有错误核苷酸掺入及杂质混入，使得整个杂交背景增高，降低特异性。另一个问题是复杂的寡核苷酸存在的高级结构和自身配对，影响与靶 DNA 杂交，或形成不稳定杂交二聚体都会影响结果分析。另一个显而易见的缺点是该技术需要昂贵的设备，例如，激光共聚焦显微镜、DNA 合成仪以及制造光刻膜费用较高。这些问题会得到逐步解决，可以预见基因芯片也会像计算机芯片那样不断扩大容量、升级换代，在医药及生物科学研究中得到广泛地应用。

第五节　电生理仪器

电生理仪器是复杂的电子仪器，动物实验的成败在很大程度上决定于实验者对仪器的使用与掌握。此外，理论探讨及工作的有效性亦决定于实验者对仪器的了解以及实验结果的真实性。这里介绍两部分的内容：第一部分是普通电生理仪；第二部分是膜片钳技术。

一、电生理仪使用注意事项

（一）仪器的周围环境

（1）干燥：电生理实验室的相对湿度应在 80%以下，不宜设于楼房的底层、水门汀池以及密不通风、过于潮湿的地方，这都不利于仪器的保养；环境干燥、空气流通则有利于延长仪器的寿命。

（2）通风：环境温度高达 30℃以上时，需通风降温，必要时将机壳打开用风扇吹。

（3）温度：工作环境以 15～25℃为宜，太低则仪器热平衡慢，0℃以下时电解电容的电解液冰冻，失去工作能力；太热则变压器发热，电阻变值，直流放人器漂移等，所以温度恒定对仪器工作状态影响很大，也关系到实验的成败。故目前最好在安装空调的实验室进行实验。

（4）远离强大的静电场与电磁场：仪器尽可能远离马达、火花干扰源，其周围放电子仪器必需者均应隔离，否则将因静电而造成干扰。

（5）仪器尽可能安装在底楼：使仪器接地保持良好的状态。

（二）电生理实验中噪声和干扰的形成和排除

1. 来源

（1）干扰信号与生物电生理信号的鉴别：准确区分生物电信号与干扰的伪迹是电生理实验的先决条件。

（2）来源：其一，物理性干扰：① 静电和电磁的干扰：实验室附近高压电，室内日光灯可产生 50 Hz 的静电干扰，尤其是交流电，50 Hz 频率干扰最大（电子设备为 50 Hz），其特点是幅度大，波形规则；② 噪声干扰：电子元件本身产生杂乱无章的电压和电流称噪声，一般与放大器内部元件的质量与性能有关。其二，接地不良：① 地线电阻太小；② 仪器故障；产生漏电电流，在地线上形成电位差，产生干扰；③ 地线行走过程中打圈，形成线圈，易接受电场和磁场的干扰；④ 各仪器设备应采用一点接地的方式，若采用多点接地，形成大地回路，也会引起干扰；⑤ 地线过长与电源线形成交流环路；⑥ 误用市电三孔中性线作为大地线（中性线上有 4～5 A 电流）。其三，生理性干扰：① 大脑电活动时，眨眼、眼球运动均对脑电具有干扰作用；② 实验中环境温度过低，动物寒战、抖动引起肌电的发放而干扰记录，或因呼吸运动引起记录部位机械位移引起干扰信号；③ 心电干扰，频率与心电一致。

2. 排除

（1）物理性干扰：① 屏蔽法：用于低频电和静电干扰，屏蔽线分布电容较大，线与线之间不可平行排列，更不可为了美观而将多线扎在一起，这会加大分布电容，易耦合高频干扰噪声；② 远离法；③ 改变位置法：与电流方向相反，产生反向磁场的原理，改变各个仪器的位置或放大器输入的方位，会使干扰磁场抵消，微电极放大器探头阻抗高，易引入干扰，实验前可反复调整其方向和位置；④ 微电极记录时尽量减少微电极本身的阻抗，减少输入阻抗及干扰信号在这个阻抗上形成干扰电压降，微电极到探头的连线<5 cm；⑤ 用监听器监听噪声，以便及时排除。

（2）仪器质量：尽量改进。

（3）不良接地地线应尽量短粗，不能与电源线平行或打圈，不要接在电源线的中性线上，地线单独埋设，埋置处应较潮湿，附近无大型变压电动机，并在坑内加些食盐。

（4）检查各仪器是否漏电。

（5）慢生物电变化时用乏极化电极，实验对象宜安静，勿受振动。

（三）实验完毕时的处理

（1）输入标准讯号，以检查实验前后仪器的增益是否恒定，有无改变。

（2）先关高压，再关电源。

（3）清洁电极，将各种用过的辅助器材恢复原位，并做好保养工作。

（四）平时仪器的保养

（1）保持干燥：干燥季节，仪器每周至少通电 2 h；潮湿季节，仪器每日至少通电 1 h；

（2）保持插头、插口清洁干燥：可用 CCl_4、稀氨水、汽油等经常擦洗，以保持清洁与干燥。

二、普通电生理仪

（一）电子刺激器

电子刺激器是一种能产生一定波形的电脉冲仪。所产生的波形大致有方波、正弦波和锯形波。其中最常用的是方波。其原因不仅是波形简单，易于控制刺激参数，包括刺激强度、刺激时间和刺激频率，而且方波的上升时间快，从几微秒至几十微秒，这种陡峭的前缘刺激电流对生物组织是较为有效的刺激。

刺激强度是指方波幅度，可用电压或电流强度表示。电流强度一般从几微安至几十毫安，电压可在 200 V 以内。刺激强度过小，不能使细胞膜静息电位降低至阈电位而引起细胞兴奋；强度过大，可引起组织内电解和热效应而使其损伤和破坏。因此在实验过程中，过强过弱的刺激均应避免。

刺激时间是指方波的持续时间，又叫波宽。一般刺激器的持续时间从几十微秒至数秒。采用单向方波刺激时，刺激时间不宜过长，否则将产生损伤效应。为了减少引起组织损伤的电解和热效应，应尽量缩短刺激时间，并采用正负双向方波刺激。另外，使用最佳刺激时间与刺激强度的大小密切相关。据认为若选用波宽为 1 ms 的双向方波刺激，方波振幅以 10 V 为佳；若波宽减少至 0.5 ms，振幅常需加大至 40～50 mV。

在连续刺激时，还可调节刺激频率。刺激频率是刺激方波的重复频率，一般少于1 000 次/s。刺激频率过高时，可能有一部分刺激会落于组织的不应期而无反应，使刺激与生理效应不能同步。刺激频率的选择随被刺激组织的不同而变化。一般认为，在生理学实验中，刺激频率以60～100次/s为佳。应用连续刺激时，还可根据实验需要调节“串长”。“串长”表示以重复频率不断输出刺激方波可持续的时间，即一连产生数个方波的时间。

电子刺激器除可调节上述刺激参数外，尚有其他功能可供使用。总周期是同步脉冲的周期，同步脉冲表示一次刺激的时间起点。同步脉冲输送到整个实验系统中，使各仪器有共同的时间起点，以保持时间上的同步。在电生理实验中，刺激器的同步输出可将同步脉冲送到示波器的同步输入，而触发其一次扫描；也可送到另一台刺激器，使两台刺激器之间保持特定的时间关系。从同步脉冲到刺激方波的出现，这段时间称为“延时”。调节“延时”，可使方波或方波刺激所引起的生理反应出现在示波器荧光屏上合适的位置，以便观察和记录。两台同步的刺激器也可通过调节各自的“延时”来改变其先后次序和时间间隔。这些设计为特殊的实验方案提供了方便条件。

（二）示波器（SBR-1型）

示波器的正确使用

1. 一般注意事项

(1) 开机时板面各旋钮一般置于下列位置：

辉度：中间位置；

触发电平：自动或连续；

X轴作用：正常；

灵敏度：20V/cm；

垂直位置：中心位置。

(2) 电源接通后，冷却风扇开始工作，仪器预热30 min后，性能即趋稳定，可进行校正与使用。以后可连续工作8 h。

(3) 如因散热不佳或机内故障，当机内温度达到55℃以上时，示波器自动停止工作，应查明原因，排除故障后再行使用。

(4) 在使用或维修时，若切断电源，应待3min后再接通电源开关，否则易损坏电源部分。

2. 辉度与聚焦辉度的调节

辉度与聚焦辉度旋钮用以调节光点的亮度，顺时针旋转，光点逐渐变亮。实验时，光点亮度不宜过大，一般以利于观察即可。否则，摄影时图像上下出现白色光晕带，黑白对比不分明。另外，光点亮度过大可因电子束能量过大而将该点的荧光物质烧坏，以后形成暗点。

聚焦的调节应在慢扫描时进行，因为此时光点清晰易于辨别。将光点调到最圆最小即可。

标尺亮度旋钮用来控制荧光屏面板上的照明灯，其亮度愈大，标尺愈明亮。标尺横坐标用以测量信号的时间过程，纵坐标用以测量信号的电压。摄影时，标尺亮度应适中，否则给人以喧宾夺主的感觉。

3. 垂直放大系统与输入方式

垂直放大系统由高增益差动式直流放大器和衰减器组成。由此系统输入的微弱信号，经放大后加于垂直轴偏转板上，使电子束按被测信号的变化规律做上下运动。灵敏度调节旋钮的作用是调整被测信号在荧光屏上的幅度，共分16挡，可根据被测信号的大小，拨到适当的位置。例如，心肌细胞跨膜动作电位约为120 mV，如微电极放大器的增益为1，则示波器灵敏度可置于20 mV/cm，此时荧光屏上可出现约6 cm高的波形。

输入方式可分为单端输入和双端输入。

(1) 单端输入：信号由 A 端或 B 端输入。输入选择旋钮置于相应的 A 或 B 的位置。

(2) 双端输入：信号从 A、B 两端输入，此时输入选择旋钮应置于 A-B 的位置。

由于本机输入端为差动形式，输入方式又可分为 AC(交流)与 DC(直流)两种，以供选择。此输入方式的选择需根据被测信号的特性而定。在一般电生理实验中，可选用 AC 方式。而缓慢的电变化，如膜电位、体表胃肠电位、皮肤电位等，则应用 DC 输入方式。

直流平衡的调节：直流平衡旋钮用来调节放大器变换时的直流电位，使灵敏度在任一挡次时光点均不会飘移出荧光屏。调节方法为：① 将扫描调至连续，灵敏度旋钮拨至20 V/cm；② 将直流平衡与位移旋钮调至中间位置；③ 轻调直流平衡的暗调电位器，将扫描线调到荧光屏的中央位置；④ 逐挡转动灵敏度旋钮，并随时调节暗调电位器，使扫描线一直位于荧光屏的中央位置，直至调到灵敏度最高一挡为止。以后直流平衡的暗调电位器即不需再调节。如实验过程需要移动基线，只要用位移旋钮调节即可。

4. 时基发生器与水平放大器

(1) 时基发生器：为一锯齿波发生器，产生锯齿波扫描电压，使电子束在水平方向往返运动。

(2) 时间/cm 旋钮：用以调节光点扫描一次所需要的时间。扫描速度的可调范围为 5 s/cm～1 μs/cm。如该旋钮位于 5 s/cm 时，表示光点在荧光屏上的移动速度为 5 s/cm。

(3) 触发选择旋钮：为了清晰地观察和测量电信号的参数，可以选择不同方式的触发扫描，使波形相对稳定在荧光屏上。这就需要将刺激信号输入触发扫描发生器，使电子束扫描受到刺激器控制，刺激器输出与扫描同步。这样，刺激所引起的反应也与扫描同步，使图像在荧光屏同一位置上重复出现。此时，需将刺激器的同步输出连于示波器的外同步，将触发选择旋钮拨于外触发扫描。由于触发信号有"＋"、"－"之别，因此需要把触发极性开关置于相应的位置上。触发信号有大有小，为了有效地触发示波器扫描，需要调节触发电平。一般将触发电平旋钮顺时针方向旋至电信号的出现并与刺激信号同步为准。

(4) 触发方式有：① 电源触发；② 上线与下线(AC、DC)内触发；③ 外触发(AC、DC)等，可根据实验的具体要求，选择不同的触发方式。

(5) 水平放大器：由"*X* 轴作用"部分诸旋钮调节。①"正常"位置：扫描速度按时基的时间/cm 控制器的刻度计算；② 扫描扩展位置：系将原正常扫描速度成倍地扩展，其倍数视旋钮的位置而定，如置于×2 挡时，扫描速度增加一倍，此时扫描按时间/cm 旋钮所指的速度乘以2 计算；③ 外接扫描：*X* 轴作用旋钮置于"V/cm"各挡级时，*X* 轴呈外接状态，并反映 *X* 轴输入信号的幅值，但置于"V/cm"而无输入信号时，光点不扫描。

(6) *X* 轴位移旋钮：用来调节电子束扫描光点在水平方向上的位置。顺时针方向转动使光点右移；逆时针转动使光点左移。

(三) 生物放大器(前置放大器)

在生理学实验中，无论是直接引导的电信号，还是经过换能器而间接得到的电信号，都是极其微弱的，一般都是 mV 级，有的甚至是 μV 级，必须经过放大器的放大，才能在示波器或记录仪上显示或记录变化的波形。前置放大器的作用是将微弱的生物电信号进行初步放大，供主放大器再放大。

1. 放大器的主要性能指标

(1) 频率响应：放大器对不同频率的信号具有不同的放大倍数，只能对某一范围内的频率有基本相同的放大作用。其上限频率与下限频率之间的频率范围，就是放大器的频率响应范围，称为放大器的通频带。在选择放大器时，必须适合所要放大的生理信号的频率范围。一般生物放大器要求频率响应范围是：交流放大器 10～15 kHz；直流放大器 0～10 kHz。

(2) 时间常数：时间常数的正确与否对图形的清晰、正确、不失真起着极其重要的作用。在电生理学实验中，为了适合记录各种快变化或慢变化电位，特在前置放大器的输入端或前极和后极放大器之间加装时间常数选择(即高、低频补偿或衰减)电路。在记录快变化电位时，时间常数可选小些(如 0.001s)；而记录慢变化电位时，时间常数则需加大(一般为 2 s)。记录中枢神经系统电活动时，时间常数不应小于 0.1s。时间常数的选择可参考表 6-7。

(3) 放大倍数：表示放大器放大信号的能力，说明放大器灵敏度的高低。前置放大器主要是进行电压放大，可用电压放大倍数 Ku 表示。Ku(电压增益)＝输出电压/输入电压，可见，电压放大倍数是放大器输出电压与输入电压的比值，一般可用直接测量法测出输出与输入电压的大小来计算。在电生理实验中，放大器放大倍数的选择需根据所研究的生物电信号的大小而定。如在记录神经或心肌纤维的跨膜电位时，灵敏度可调节在 5～10 mV/cm；而在记录在体神经的电活动时，灵敏度应调至 50～100 μV/cm。记录各种生物电活动时灵敏度的选择参考表 6-7。

(4) 信噪比：任何一个放大器，除把有用的生物电信号放大外，还同时把一些无规则变化的电压或电流加以放大。这样杂乱无规则的电压或电流叫做放大器的噪声。在电子学上，常用信号噪声比(信噪比)来表示放大器放大微弱信号时的这一性能。

信噪比＝信号功率/噪声功率

可见，只有信噪比大于 1 或远大于 1 时，微弱信号才能有效地加以放大。否则，放大器的放大倍数再高也无济于事，因为信号和噪声都以同样的放大倍数放大。例如，人的脑电只有几十 μV，如果脑电图机的噪声等效到输入端的噪声电压为 100 μV 以上，那么脑电波就被淹没在噪声之中，无法分辨。所以信噪比也是放大器性能的重要指标。一个良好的生物放大器，必须信噪比和放大倍数都大。

放大器的噪声来源有内源性噪声和外源性噪声两种。内源性噪声是放大器本身或附属设施所产生的，如晶体管和电阻等由于电子的热运动而产生的热噪声。外源性噪声来自外周的交变电磁场或电磁波辐射，一般把这种噪声称为干扰。区别放大器噪声和干扰的方法是将输入端接地，示波器上留下的噪声电平是放大器噪声，而接地后所消除的噪声部分为外界干扰信号。

在电子设备中，抑制噪声和排除干扰的有效措施是屏蔽和接地。如对干扰源施加屏蔽，屏蔽实验仪器、特别是实验对象等均可有效地排除干扰。一般电生理实验最好在屏蔽室或屏蔽箱内进行，所用仪器均应为金属机壳，各仪器间的连接线都应用屏蔽线，特别是对放大器的输入线以及前放与主放之间的连接线更应做好屏蔽，尽量缩小接头处的裸露部分。所有屏蔽都应良好接地。接地就是将某个点和一个等电位点或等电位面用低电阻导体连接起来，以构成电路和系统的基准电位。因此该点电位即为大地电位。电生理实验均应采取接地系统，以保证安全并为信号电压提供基准电位。对于接地的方式，一般认为电生理实验以采用并联一点接地的方式为宜。噪声与干扰是电生理实验的大敌，在实际工作中往往需要花费很大的气力和很长的时间去解决。但是,妥善地把屏蔽和接地结合起来,并对接地方式认真地加以考虑,就可以解决大部分噪声和干扰问题。

表 6-7　放大器灵敏度与时间常数调整表

项目	AC　DC	灵敏度	时间常数(s)
在体神经	AC	50～100 μV/cm	0.01～0.1
离体神经	AC	1 mV/cm	2
膜电位	DC	5 mV/cm	∞
耳蜗电位	AC	0.5～1 mV/cm	0.2
视网膜电位	AC	50～100 μV/cm	2
心电	AC	0.5～1 mV/cm	2
心音	AC	专用前放	0.01±
肌电	AC	100 μV/cm	0.03±
脑电	AC	100 μV/cm	0.3±

(5) 输入阻抗与输出阻抗:阻抗匹配在放大器放大过程中也占有很重要的地位,也是保证放大器从信号源将信号顺利地检出、放大和显示的一项主要指标。放大器的阻抗匹配关系好像电池的内阻一样,如果内阻很低,接上相应的灯泡就会很亮;内阻增大,灯泡变暗;内阻很高时,灯泡几乎不亮。在放大器中,也存在输入阻抗与输出阻抗之间的搭配关系。

一般说来,对于一个多级放大器,特别是生物放大器,要求较高的输入阻抗(1MΩ 以上),这样可以减小信号源的负担,减少生物信号的损失。在微电极的研究工作中,由于微电极尖端极细(一般为 0.5～1 μm),内阻很高(一般为 10～20 MΩ 或更高),这就要求微电极放大器具有特别高的输入阻抗(一般高达10 000 MΩ),否则,信号源内阻很高,引起输出的微弱生物信号的电压大都降落在这个电阻上,使放大器真正得到的输入信号极小。所以必须进行阻抗变换,使放大器的输入阻抗提高并远远大于微电极的输入阻抗才行。此外,还要求输出级的输出阻抗比较低,以便能够带动更大的负载。因此,放大器的输入和输出阻抗常常是其性能优劣的标志。

三、膜片钳技术

(一) 膜片钳技术的发展概述

细胞是动物和人体的基本组成单元。人体由亿万个细胞所组成,它们是生命的基础。细胞外围有一层薄膜,彼此分离又互相联系。细胞间与细胞内的通信,依靠其膜上的离子通道来进行。离子和离子通道是细胞兴奋性的基础,也是产生生物电现象的基础。生物电信号通常是用电学或电子学方法来进行测量的,形成一门细胞电生理学,用以揭示细胞的生理过程。早期的研究多使用双电极电压钳技术作胞内电活动记录。所以,细胞膜和离子学说的建立,使细胞电活动的研究逐渐深入。1976 年,两位德国细胞生物学家 Erwin Neher 和 Bert Sakman 首次在蛙胸皮肌细胞膜上记录到 AchR 单通道电流,其分辨率高达皮安(pA,10^{-12} A)级,从而使得电生理研究从细胞水平进入了分子水平,他们所开创的膜片钳[玻璃微电极尖端与细胞膜紧密封接，封接的微区叫做膜片(patch)，钳所指的是钳位(clamp)的意思，两者总称为膜片钳(patch clamp)]技术为细胞生理学的研究带来了一场革命性的变化，为此两位科学家于1991年荣获了诺贝尔生理和医学奖。1981年，Neher等继而发明了GΩ封接技术，使得记录背景噪声降低了一个数量级。同年，Hamill等发表了有关膜片钳改进技术的论文，这标志着离子通道记录技术的成熟。

膜片钳技术是以微弱电流信号测量为基础的，利用玻璃微电极与细胞膜封接可测量多种膜通道电流，其值可小到皮安量级，是一种典型的低噪声测量技术，可以说达到当今电子测量的极限。膜片钳技术发展至今，已成为现代细胞电生理研究的常规方法，并在许多领域取得了丰硕的成果，它不仅可以作为基础生物医学研究的工具，而且在间接或直接为临床医学服务方面，正在产生积极的效果。

(二) 膜片钳技术简介

膜片钳技术是一种以记录通过离子通道的离子电流来反映细胞膜上单一的(或多个的)离子通道分子活动的技术，该技术可将微电极尖端所吸附的一个至几个平方微米的细胞膜的电位固定在一个水平上，对通过通道的微小离子电流作动态或静态观察。同时通过小片膜的孤立和高电阻的形成，减小记录的背景噪声，相对增宽记录频带范围，提高分辨率。另外，它还具有良好的机械稳定性和化学绝缘性。膜片钳是一种强有力的研究通过膜通道蛋白的离子电流特性的工具。在欧美等国家，膜片钳已经成为一种标准的电生理仪器，应用于从生理、病理、药理到神经科学的广泛领域。

(三) 膜片钳技术结构及原理

光学部件，主要包括：倒置显微镜、单色光发生器等；右侧为电子学部件，主要包括：膜片钳放大器、计算机接口板、计算机、监视器(显示器)等。另外还包括机械部件、防震工作台、屏蔽罩、仪器设备架、微操纵器等及系统接地。

1. 光学部件

显微镜是膜片钳实验系统的主要光学部件。为了让玻璃电极与细胞膜接触，从而形成良好的封接，需要在显微镜下进行操作。多数电生理实验工作者使用倒置显微镜来观测单细胞标本。这是因为这种显微镜不仅具有较好的视觉效果，而且也便于将玻璃微电极与细胞的顶部接触。此外它是借助移动物镜而不是移动它的载物平台来实现聚焦的，因而具有较好的机械稳定性。传统的正向显微镜的缺点在于它是借助载物平台来实现聚焦功能，而令物镜不动，这种聚焦的方式在机械性方面稍逊。

2. 电子学部件

电子部件是实验系统中的重要组成部分，主要包括：膜片钳放大器、刺激器、数据采集和接口板、计算机系统以及电源等。

(1) 膜片钳放大器：膜片钳放大器由前置放大器、信号处理电路(含二级高频补偿、两级滤波电路)和输出放大电路组成(见图6-26)。

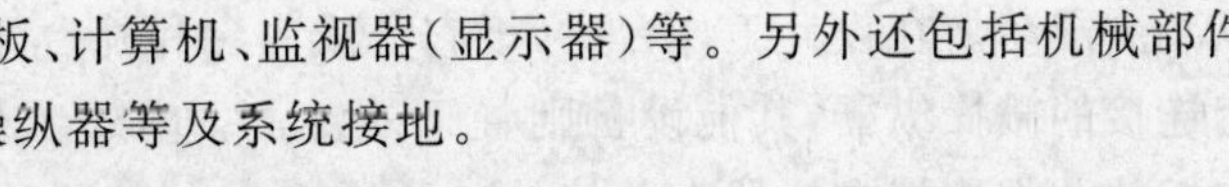

图6-26　膜片钳放大器主通道的组成框图

(2) 刺激器：通过膜片钳放大器，常将一命令电压作用于微电极，因而有时需备有一测试脉冲信号发生器。但当需用若干特殊的刺激波形，如方波、倾斜波或更为复杂的刺激脉冲时，则需用一种专用脉冲信号发生器。

通常有两种产生脉冲信号的方案，即单独的模拟或数字的刺激器和基于计算机软件方法的刺激器，后者一般是集成于数据采集和处理软件包中。当需要很高重复频率或者需要持续时间较长的脉冲时，常用模拟式刺激器。

(3) 数据采集设备：

① 数据采集硬件：在电生理实验中所得的数据，往往是幅度随时间而变化的电压波形，即模拟信号，但为便于储存、传输和分析，需要将模拟信号转换为数字信号。实现此转换功能的硬设备称为模数转换器(analog-to-digital converter，ADC)。当选用 ADC 时，有两方面的技术指标需加以考虑：首先遇到的问题是选用多少位的 ADC，在多数生理实验中，采用 12 位分辨率 ADC 已经够用；如果为了提高精度，则使用 16 位的 ADC，但后者的价格将相应地增加；其次，在运行时，采用多高的采样率也是必须考虑的。

② 数据采集软件：与数据采集硬件对应，也有不同的软件。例如，在 PC-ⅡB 型膜片钳放大器系统中，除备有 DA-Ⅱ数据采集/接口卡外，应当有 PCD 3.0 膜片钳数据采集分析软件，以控制数据采集、刺激波形产生和通道电流分析等功能。

(4) 计算机系统：一般的计算机即可，但应与各膜片钳型号相配，例如，PC-ⅡB 型膜片钳应具有 EISA 插槽。

3. 机械部件

(1) 防震工作台：工作台是放置显微镜和微操纵器等设备用的。应把它安放到实验室的角落里或靠近墙壁以减少震动。在设计工作台时，把它分成内台和外台两部分，内台放置倒置显微镜以及与之固定连接的微操纵器，其他设备则置于外台上。内外台在机械上是彼此独立的，但在电气方面，它们彼此都连接在仪器上并接地。防震工作台必须具有良好的防震性能，否则不能得到良好的实验结果。防震台有两种，气垫防震台和一般的重物加网球防震台。

(2) 屏蔽罩：大多数膜片钳系统均在工作台上装有屏蔽罩，它用铜丝网制成，网内可用塑料纱垫底，以增加强度，并与机械系统相连，然后接地以防止周围环境的杂散电场对于膜片钳放大器的探头电路的干扰。屏蔽罩内壁可装有支架或搁板，以便于放置某些小型物品或工具等。如果膜片钳实验所测试的细胞和某种物质是光敏性的，或者膜片钳实验是与光学测量联合进行而需采取光屏蔽时，则屏蔽罩的外壁用黑布遮盖或在暗室里操作以减少强光的干扰。

(3) 微操纵器：在电生理实验过程中，为了将微电极与微米量级的细胞进行良好的封接，需要一种可精密控制的微操纵器。这种部件通常制成多种类型，如机械式、机电式(含电动式、压电传感式)和液压式。微操纵器一般可制成三维调节的结构，分粗、细两挡，且具有良好的机械坚固性，其中压电传感式精密型的，性能较好。液压式的由于受温度的影响易于产生漂移误差，是其不足；至于机械式的微操纵器，它具有良好的机械稳定性，也可制成高精密型的，只是调节起来不如前两种方便。

4. 系统接地

膜片钳是一个弱电信号系统，其探头电路对外界干扰信号十分敏感，因而对它的防护需特别小心。例如，50(或 60)Hz 的电源线，从空间或其他渠道对探头的入端产生干扰。对探头和电极夹持器进行良好的屏蔽是防止干扰信号的有效措施。通常在探头的外壳上备有机壳地，它与电源电缆的地线连接在一起，这与通常的仪器处理方法相同。机壳上还有一个信号地，将信号地与机壳地用一个 10 Ω 的电阻分开，以避免地线杂散信号混入信号通道，实践证明，这是一个有效的措施。信号地通过探头电缆连接到主板上。系统中的金属部件表面对电磁信号来说，相当于一个接受天线，如倒置显微镜的移动平台、微操纵器、屏蔽罩等，因为它们与探头接近，所以均需像探头外壳一样连接到主机板上的中心地端。除了 50(或 60)Hz 的电源干扰之外，尚有计算机监视器中的磁偏传驱动电源的 35 kHz 的干扰，这只有当放大器滤波器置于高频挡时方能察觉。这些可通过改变接地线的方位或与探头电缆的距离来消除。

此外，显微镜上的灯泡盒也必须加屏蔽接地(接到显微镜上的地)，无需采用直流供电。

5. 辅助设备

(1) 微电极拉制仪：微电极作为生理学仪器探测系统的一部分，广泛应用于单细胞电活动的测量。微电极包括金属微电极(可用不锈钢丝、钨丝、铂丝等制作)和玻璃微电极。玻璃微电极技术首先由 Hogg 等(1934 年)应用于动物细胞，又为后人所完善和发展，至今已广泛应用于电生理学的研究中。使用设计合理的微电极拉制器拉制微电极十分方便而易于掌握。目前，国内外的微电极拉制器类型繁多，结构不尽一致，但拉制原理基本相同。基本分两大类：垂直型和水平型。当玻璃毛细管在固定的位置被可调的电热丝加热软化后，靠毛细管下面的重力或拉力，将毛细管拉成两根微电极，同时电热丝的电流立即被切断。一般拉制仪通常采用两步法：第一步将玻璃软化，拉长一个短距离(0.7～10 mm)，使玻璃管变细(最窄点达 200～400 μm)；随后用较小的电流对玻璃管加热作第二次拉伸，使玻璃管分成对称的两半，二者均可使用。电极尖端的直径和形状取决于第二次拉制的加热温度，加热温度越低，电极尖端的开口就越大。可见，微电极拉制主要依靠调节电热丝的电流以控制温度以及其下的重力或拉力。多数拉制器采用电磁铁产生的拉力，其优点在于拉力可以调节。在毛细管未完全软化前，拉力可以调节得较小或仅依靠一定的重力将毛细管慢慢拉长，待毛细管熔化后，再突然加大拉力，这样可以在毛细管温度较高时再迅速下拉，因而可以拉出尖端外径小于 0.5 μm 的玻璃微电极。一只合格的微电极应包括茎部、肩部、锥部和端部四部分。

(2) 抛光仪：玻璃微电极抛光需要在显微抛光仪上进行，以 400～800× 的放大率观察电极尖端。热源通常是来自铂丝或铂-铱丝通以电流。为避免金属汽化到电极上，金属丝上常在其接近电极处镀一层玻璃。为使靠近加热丝有一急剧的温度梯度，常施加空气流指向加热丝，以利于电极尖端锐利地缩小。电极经过抛光后，使电极尖端光滑、周围均匀，以提高实验过程中的封接成功率。

(3) 电极夹持器：充灌好的电极要装入电极夹持器才能使用。电极夹持器一端插入玻璃微电极，内装 Ag/AgCl 电极丝，它与放大器的探头通过 BNC 连接器插接。其具有两种基本功能：一是将电极内液与 BNC 连接器的引脚在电气方面接通；其二是便于对电极内腔施加吸引力或压力。实验中夹持器要经常用甲醇清洗以保持清洁。

(四) 膜片钳技术记录模式

在膜片钳技术记录的发展过程中，形成了四种记录模式，即细胞贴附式、全细胞、外膜外向和内膜外向。玻璃微电极与细胞构成细胞贴附式模式，此时对电极内加轻度负压使电极尖端与膜之间形成紧密接触，膜呈微凸形，离子通道亦在膜上显示出来。在电极与膜之间没有漏电流流通，当单离子通道开放时，离子电流均流过电极，通过膜片钳放大器来进行测量。在贴附式膜片的基础上，可能引出全细胞和内膜外向两种模式。在贴附式的基础上，若在电极内施加较强的脉冲式负压以吸破膜片，可得到所示全细胞模式，此时细胞膜与电极内部构成一连通的整体，这就是全细胞模式的由来。全细胞模式容许在电极与胞浆之间实现扩散性交换，从而为从电极向胞内注入某种物质提供有效途径。在全细胞模式的基础上，若将电极回撤，则膜的周边将断裂，其端口相互靠拢，随后它们又相互连接而韧化，即形成外膜外向的模式。如在细胞贴附式的基础上，将电极紧急回撤，致使膜周边断裂，然后再接合形成囊泡，此时如将囊泡暴露于空气中，最终得到内膜外向的模式。

在上述四种记录模式中，细胞贴附式、外膜外向和内膜外向三种模式主要用于作单通道记录，其中细胞贴附式更具典型性。全细胞是另一种重要的记录模式，它在研究细胞内第二信使时有着特殊的优势，可惜的是，细胞膜被吸破后，失去细胞的原形，对记录结果有不良的影响。

（五）膜片钳技术实验操作

1. 实验前的准备工作

(1) 细胞标本的制备：实验结果是否有效，在很大程度上取决于细胞的活性状态。通常采用两种基本的方法来培养细胞，即原代培养和传代培养。前者是从活体动物上提取新鲜分离并在模仿活体环境的溶液中进行培养；后者指的是细胞株，用低温冻存。需用时，将其从低温环境中取出解冻，并复苏、分化和培养。这种传代培养细胞使用较方便，但受到代数的限制，代数过多，将失去细胞原有的特性。

(2) 实验设计：由于活细胞的寿命一般比较短，因而要求实验进行得尽可能地迅速。为此，在实验前应设计一份实验任务书，包括：实验目的，材料（细胞样品、试剂、溶液制备等）和方法，预期效果以及实验中可能出现的问题等。

(3) 溶液准备：在实验中，合理选用溶液是关键问题之一。浴池溶液（细胞外液）和电极内液取决于许多因素。一般地说，浴液应当模仿自然的胞外环境，而电极内液则应当取代细胞溶质（胞液）。但有时也要考虑某种特殊情况，例如，研究人员要求单独研究某种离子电流或者增加它的幅度。在这种情况下，需要改变外液或内液或两者的离子成分。

(4) 电极拉制与充灌：电极拉制后，如条件允许，电极尖端可抛光及涂敷处理。为避免电极尖端受灰尘污染，电极经过以上处理后，应进行保存。玻璃微电极的保存方法很多，比较简而易行的方法是用大培养皿保存，即取一培养皿，下放滤纸垫底，其上放置一块宽、高约为1.5 cm、长度与培养皿直径相等的泡沫塑料，其上每隔0.5 cm切一小口。用自来水将滤纸和泡沫塑料完全浸湿，将充灌好的微电极置于泡沫塑料上的小切口内，加盖后放入冰箱中保存。用这种方法保存微电极的有效寿命大约是一周或一周以上。由于机械振动、表面张力、干燥、KCl溶液出现杂质或沉淀物等原因，试图长期保存已充灌的微电极是难以做到的，因此，应尽可能地缩短充灌微电极和进行微电极实验之间的时间。

电极使用前要进行充灌。在充灌前，电极内液要用0.2 μm的滤膜或滤纸进行过滤。利用玻璃管的虹吸作用，溶液可从电极尖端吸入，也可利用5 mL注射器在尾端加负压以实现充灌。应当注意的是，电极只部分地充灌直至溶液与电极丝接触为止。如果过充，则溶液有可能泄漏到夹持器，使其表面变湿形成薄膜从而产生热噪声。在充灌时，电极内出现的气泡可以通过轻敲电极而消失。

2. 实验步骤

在实验准备工作就绪之后，即可进行实验操作。这里主要介绍两方面的内容，一是高阻封接，另一是数据记录。

(1) 高阻封接:

电极与细胞膜形成封接的过程,可以用计算机显示器来观测当时电极施加一脉电压(2 mV)时的电极电流。在电极未入液以前,从显示器上可观测到一平坦的电流波形,当电极入液后,2 mV 的脉冲将产生 1 mA 的电流流经约 2 MΩ 的电极。当电极趋近细胞膜,并形成吉欧封接,这将进一步增加电极电阻和减小电极电流。

① 电极入液:浴池内的浴液表面是相当脏的,即使设法从浴液表面吸出某些灰尘和污染物也不够洁净。由于这个缘故,常使电极内有液体从电极尖端流出,直至电极与细胞接触;这时可细心地对电极加压力,同时实验者操纵电极进入液面后,在未形成封接之前,不要移出液面。电极进入液面后,电极电流曲线可能超越刻度之外,此时,实验者应降低放大器的增益,直至电流曲线在屏幕上再现。

② 形成吉欧封接:电极入液以后,要很快使之与细胞膜形成吉欧封接。根据实践经验,封接的成功率与电极尖端入液后的时间成反比。如果在电极内液中含肽或蛋白质一类物质,当它们覆盖电极尖端时,有碍形成封接。当电极尖端推向细胞膜,脉冲电流将变得稍小,反映封接电阻在增加。当对电极稍加负压,将促使封接电阻的进一步增加,从而促成吉欧封接。此时的现象是,电流波再次变得平坦。为证实吉欧封接的形成,可以增加放大器的增益,电流波形仍呈平坦状。

(2) 实验数据记录。

3. 注意事项

(1) 溶液

① 浴池和电极溶液渗透压和 pH 值的差异将严重影响多类离子电流,应当尽量避免,除非有意地研究它们的影响。

② 溶液中的二价离子具有屏蔽表面膜电荷的作用,因而影响离子通道的电压依赖性。
③ 为了维持细胞进行受体激活的信号传导,或避免某些离子电流的衰减,最好是在电极充灌液中加入 ATP、GTP 和其他的核苷酸,这样,在形成封接的过程中,电极内液中的 ATP、GTP 和其他的核苷酸将与细胞膜接触。

④ 溶液中外来物质的污染物可能影响离子通道,但很难完全消除。因此,溶液必须使用高纯度的化学试剂,对可能的污染源必须彻底消除和漂洗。

(2) 电极:浴池电极和玻璃电极中均由 Ag/AgCl 丝作为导体,由于玻璃电极多次更换,有可能使 AgCl 层受损,或者由于大电流通过此电极丝使之产生衰变(当 AgCl 层溶解于盐水时,它离解为 Ag^{+}、Cl^{-})。当涂敷 AgCl 层不够平整,则在实验过程中,电极电位将移动,造成测量结果欠准确。

在电极与生理盐水之间可能出现的另一个电位问题是,来自电流通路中的分流或高阻抗,这在电极入液时显得更为突出。如果在测试脉冲的作用下,没有电流或仅有很小的电流,则表明电路是断开的,这时可有以下几种情况:电极中有气泡;电极与探头之间有虚假连接;浴池电极未连通。如果出现大电流或无规律的噪声,则可能来自玻璃电极或浴池电极,例如:电极尖端破裂;浴池电极与电极夹持器或显微镜的接地不见短路;电极夹持器内溶液溢出;仪器系统接地不良。

(六) 膜片钳技术应用范围

(1) 分辨单通道电流,直接观察通道的开闭过程。

(2) 区分离子通道的离子选择及其门控性(如区分电压或化学门控性通道),发现新的离子通道及亚型。

(3) 在记录单个通道电流(i)和全细胞电流(I)的基础上,可分别计算出细胞膜上的通道数(n)和开方概率(p),公式 $I = nip$。

(4) 切割膜片,可作为一种生物控制器。

(5) 用以检测某些递质能否打开通道(外面向外膜片),或是否接受第二信使的调控(内面向外膜片)。

(6) 研究细胞膜上的信使物质对离子通道型受体的调节机制(应用全细胞钳或外面向外膜片)。

(7) 研究不同离子对通道特性的影响及细胞内信使物质如对离子通道型受体的调节机制(内面向外膜片)。

(8) 研究药物对电压或化学门控性通道的影响。

(9) 研究受体的激活态、失敏和静息态的功能。

主要参考文献

1. 苏承昌.分析仪器.北京:军事医学科学出版社,2000
2. 蒋木庚.有机分析.南京:南京农业大学出版社,1996
3. 威拉德 H.H..仪器分析学.北京:机械工业出版社,1982
4. 杨频.生物无机化学原理.北京:科学出版社,2002
5. 黄沛晟.化验员读本.北京:化学工业出版社,1998
6. 张铁垣.化验员手册.北京:水利电力出版社,1997
7. 李祖江.医学检验仪器原理使用与维修.北京:北京人民卫生出版社,1991
8. 芦圣栋.现代分子生物学实验技术.北京:中国协和医科大学出版社,1999
9. 赵南明.生物物理学.北京:高等教育出版社,2000
10. 斯佩克特 D.L..细胞实验指南(下册).黄培特译.北京:科学出版社,2001
11. 孙毓庆.分析化学(下册).北京:人民卫生出版社,2001
12. 孙彦.生物分离工程.北京:化学工业出版社,1998
13. 林万明.PCR 技术操作和应用指南.上海:上海人民军医出版社,1995
14. 刘鼎新.细胞生物学研究方法与技术.北京:北京医科大学中国协和医科大学联合出版社,1997
15. 陈竺.基因组科学与人类疾病.北京:科学出版社,2001
16. 杨福愉.生物膜膜蛋白三维结构研究的现状与展望.生物化学与生物物理进展,2000,27(6):569～575
17. 许钟麟.空气洁净技术原理.上海:同济大学出版社,1998
18. 徐光备等.制药工业的洁净与空调.北京:中国建筑工业出版社,2000
19. 常健生主编.检测与转换技术.北京:机械工业出版社,2003